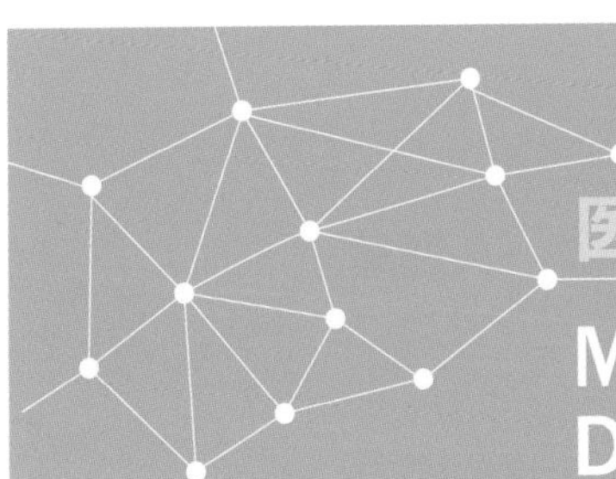

医療AIとディープラーニングシリーズ

Medical AI and Deep Learning Series

標準

《2020-2021年版》

医用画像のための ディープラーニング

入門編

藤田広志［シリーズ監修］
福岡大輔［編］

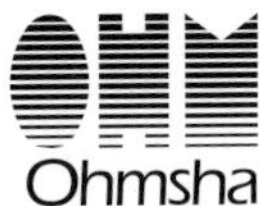

Ohmsha

医療AIとディープラーニングシリーズ

2020-2021 年版
標準　医用画像のためのディープラーニングー入門編ー

シリーズ監修：藤田　広志（岐阜大学）

編　者：福岡　大輔　　（岐阜大学 教育学部／連合創薬医療情報研究科）
著　者：福岡　大輔　　（岐阜大学 教育学部／連合創薬医療情報研究科）
　　　　川下　郁生　　（広島国際大学 保健医療学部）
　　　　高橋　規之　　（福島県立医科大学 新医療系学部設置準備室）
　　　　中山　良平　　（立命館大学 理工学部 電子情報工学科）

（執筆順）

本書に関連した内容（追加情報，修正情報等）は，下記のサイトをご参照ください．
https://www.ohmsha.co.jp/
（書名で検索）

はじめに

ディープラーニングが登場し，画像処理分野においてはディープラーニングによる画像処理が常識となりつつある．医用画像分野においても，コンピュータ支援診断システム（病変検出・診断）や，ノイズ除去，超解像など，ディープラーニングの応用は最も関心の高い分野となった．

本書では，医用画像ディープラーニングを「はじめてみよう」「体験してみよう」という方にもディープラーニングを体験して学べるように，プログラミングを行わずにディープラーニングを実現する方法を紹介する．

第1章では人工知能の歴史やニューラルネットワークのしくみ，畳み込みニューラルネットワークなどのディープラーニングの基礎について解説する．第2章ではソニーが開発したニューラルネットワーク統合開発環境であるNeural Network Consoleを紹介する．Neural Network Consoleは，ブロック状に表現されたニューラルネットワークのパーツを組み合わせるだけで，ネットワークを構成することができ，直観的な操作で高度な処理を実現できるソフトウェアとなっている．第2章では胸部X線画像を使って画像分類，領域分割，敵対的画像生成ネットワーク（GAN）による画像生成，画像の高解像化について紹介する．第3章では，ディープラーニング学習システムであるDIGITSについて紹介する．DIGITSはソフトウェアの動作環境を整えるというハードルがあるものの，簡単な画面操作でディープラーニングを実現できる．ここでは，DIGITSを使った画像分類と領域分割の紹介と評価法について解説する．第4章では，MathWorks®社が開発したMATLAB®を使った画像分類，領域分割を紹介する．第5章では，医用画像を対象としたディープラーニングを行うために必要な画像変換など，医用画像（DICOM画像）の取り扱いについて解説する．

本書では，「プログラミング言語の習得」や「難しい理論や数式の理解」といったディテールについてはあまり触れていない．まずは，ディープラーニングのその世界を気軽に体験して，ディープラーニングに興味をもっていただき，本書がディープラーニング技術習得の一助となれば幸いである．

本書執筆にあたり，貴重なご助言とご協力をいただきましたソニーネットワークコミュニケーションズ株式会社の方々に，また，NVIDIA社，MathWorks®社の方々に深く感謝申し上げます．

2020年3月

編著者として　福岡大輔

本書利用にあたっての注意事項

本書の内容は執筆段階での情報であり，予告なく内容が変更されることがあります．ソフトウェアの動作環境については，ソフトウェアのバージョンアップ等に伴い変更される場合があります．本書の内容の操作により生じた損害に関しては，出版社および監修者，著者は一切の責任を負いません．あらかじめご了承ください．

本書に関する最新情報やアップデート情報などは，以下のオーム社のサイトに公開しています．

https://www.ohmsha.co.jp/

（書名で検索）

目　次

第1章
深層学習の基礎

福岡大輔

1.1　人工知能（AI）の歴史

人工知能（AI：artificial intelligence）は**図 1.1-1** に示すように，決定木学習やクラスタリング，強化学習，サポートベクターマシン，遺伝的アルゴリズムなどの機械学習，ニューラルネットワーク，ディープラーニングなどの分野の総称となっている．ここでは，ニューラルネットワークに関する３つの大きな時代の流れ（ブーム）と現在について紹介する．

1943 年に W.S.McCulloch と W.Pitts らは生体の神経細胞をモデルにした形式ニューロンを発表した[1)]．**形式ニューロン**とは，**図 1.1-2**（a）のような神経細胞を数式モデルとして同図(b)のように表現したものである．1949 年には，D.O.Hebb はニューロンが興奮したとき，そこに刺激を伝えたシナプス結合は伝達効率が増強され，より刺激を伝えやすく変化するという「**Hebb の法則**」を発表した[2)]．1950 年代の終わりには，F.Rosenblatt が Hebb 則に基づいた解析的なニューロンモデルを使って，パターン認識を学習する**パーセプトロン**を考案した[3)]．この時代は，ニューラルネットワークの基礎となる研究が盛んに行われた時代であり，第１次 AI ブームとよばれる．しかし，当時は複雑な電子回路を作成する技術が乏しく，多くの難点を克服することができず，第１次 AI ブームは停滞した．

その後，1980 年代頃に第２次 AI ブームが起こった．1979 年に福島は視覚パターン認識に関する階層型神経回路モデルである「**ネオコグニトロン**」を発表した（ネ

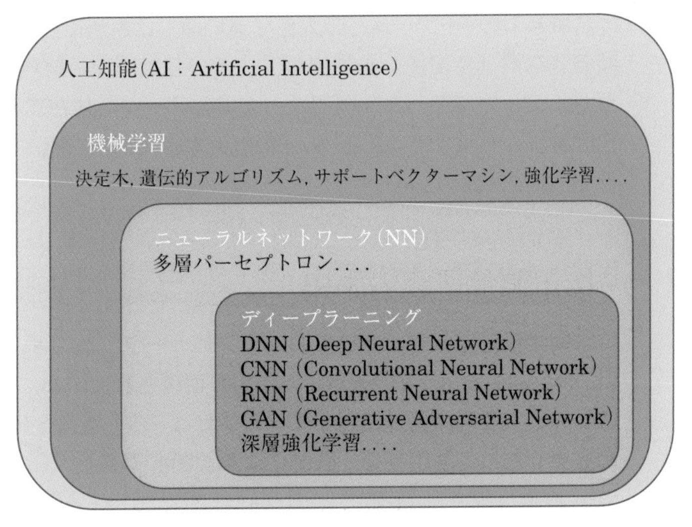

図 1.1-1　人工知能

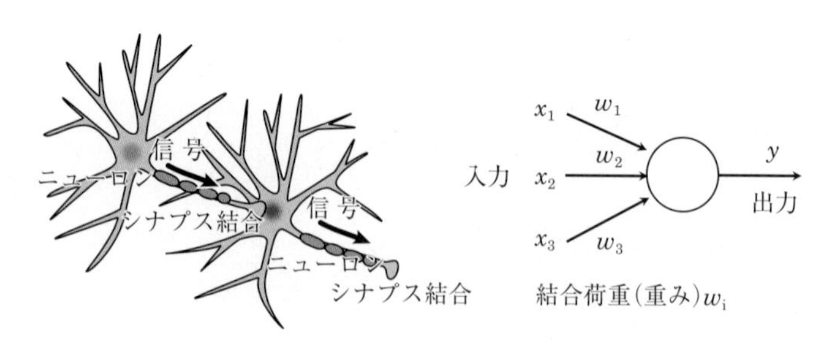

図 1.1-2　シナプス結合（生体）とモデル

オコグニトロンは後に，畳み込みニューラルネットワークの発想のもとになった）[4]．1986 年には，D.E. Rumelhart らが最急降下法に基づいてニューラルネットワークを学習させる「**誤差逆伝播法**（back propagation method）」を発表した[5]．1989 年には，LeCun らにより畳み込みニューラルネットワークを提案された．第 2 次ブームでは，ニューロコンピュータやニューラルコンピューティングといった用語が使われ始め，ニューロ・ファジィ制御など制御分野で活用されたものの，当時のコンピュータでは，３層のニューラルネットワーク程度が限界で，高度なシステムを構築できず，実用化などの期待されるような効果は得らなかった．

そして，現在の第 3 次 AI ブームでは，コンピュータの計算能力の飛躍的な向上と，大量のディジタルデータの流通・収集といった技術革新によって，大量のデータを活用した高度な AI が実現した．

2006 年に，G.E.Hinton らは一層ずつ事前学習し連結し，それを深層化する手法である Deep Belief Network[6] を発表し，ニューラルネットワークを多層構造化した**ディープラーニング（深層学習）**が登場した．その後，敵対的生成ネットワーク，深層強化学習など，さまざまなニューラルネットワークが提案され，人工知能の実用化も急速に進んだ．

音声認識，画像認識，自動運転，生体認証システムなどのセキュリティ技術や，株取引，医療などのさまざまな分野で，AI の活用が進められるようになった．

これまでの AI ブームとの大きな違いは，これまでの AI は，ヒトが画像などから特徴的な点（特徴量）を抽出して，その特徴量を AI が学習し判別するものであったが，ディープラーニングでは，大量のデータに共通する特徴量をコンピュータが自動抽出し判別する点である．特定の機能や目的においては，ヒトの能力を凌駕する AI も登場するに至った．

1.2　医用画像研究の歴史

医用画像処理分野においても，**コンピュータ支援診断**（CAD：computer-aided diagnosis）システムへの AI の応用が期待されている．CAD とは，放射線画像をはじめとする医用画像に対して，コンピュータで定量的に解析された結果を「第 2 の意見」として利用する「医師による診断」である．CAD の目的とする機能には，(1) 画像を解析し病変などの存在診断を行う **CADe**（computer-aided detection），(2) 画像を解析し医学的な診断基準に基づく質的診断を行う **CADx**（computer-aided diagnosis）の２つがある．

CADシステムの開発の歴史は古く1960年代にまで遡る．黎明期のCAD研究として，1964年のMeyersらによる胸部透視像を対象とした心臓郭比の自動計測[7]や，Beckerらによる胸部X線正面像からの特徴抽出の試み[8]，鳥脇らによる胸部X線写真の肋骨境界の自動識別の研究[9]などがある．また，乳房X線写真（以下，マンモグラフィ）においては，1967年のRadiology誌に掲載されたWinsbergらの研究がある[10]．

1980年代には，胸部X線画像やマンモグラフィを対象としたCAD研究が盛んに行われ，CAD研究は発展期をむかえ多くの研究論文が発表された．また，1990年代には，ニューラルネットワークを用いた病変検出や良悪性鑑別に関する研究も行われた．ニューラルネットワークを用いた研究報告には，Asadaらは間質性肺疾患の鑑別診断にニューラルネットワークを適用した[11]．Zhangらは，マンモグラフィ上の微小石灰化クラスタ検出にニューラルネットワークを用いた[12,13]．Fujitaらは SPECTやマンモグラフィにニューラルネットワークを適用した[14,15]．また，2000年代にはSuzukiらは，Massive training artificial neural network（MTANN）を用い胸部X線画像やCT画像の病変検出について報告している[16,17]．

そして，現在ではディープラーニングを用いたCAD研究が大きなトレンドとなり，画像分類（良悪性鑑別），病変検出，領域抽出，画像変換，超解像，画像生成，放射線医学と遺伝子情報を組み合わせたRadiogenomicsなど，ディープラーニングの医用画像への応用は多岐に及んでいる．

1.3　ニューラルネットワークに関する知識

1.3.1　学習と認識

入力層（input layer），**中間層**または**隠れ層**（hidden layer），**出力層**（output layer）の階層構造をもつ**多層パーセプトロン**（少なくとも３層からなるネットワーク）を**図1.3-1**に示す．同図（a）のように，学習用データとして，入力データと**教師データ**をあらかじめ与え，ネットワークから出力される値と教師データとの誤差がもっとも少なくなるように，ノード間の結合の重みづけ（**結合荷重**または**結合係数**）を更新する．この重みを更新する作業が「**学習**」とよばれる処理である．この更新作業を何度も繰り返して行い，最適な重みづけを行う(最適化という)．また，

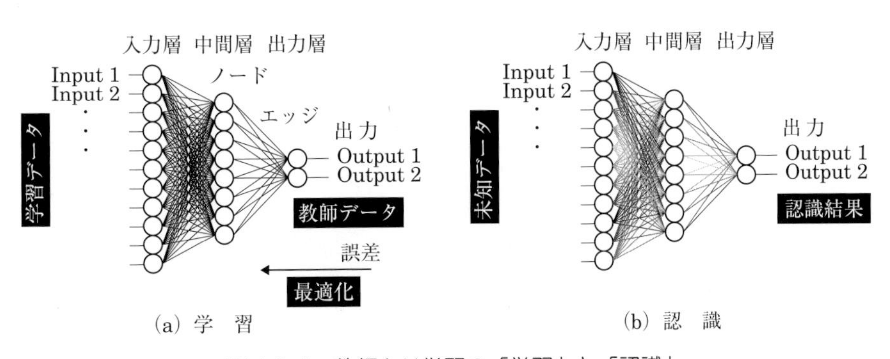

図1.3-1　教師あり学習の「学習」と「認識」

学習により得られた重みづけ（学習済みネットワーク）を用いて，同図（b）のように未知データを入力して出力を得ることを「**認識**」や「**推論**」という．

1.3.2　回帰問題と分類問題

回帰問題は，入力データから連続的な数値を予測する問題である．あるガン病変の画像をニューラルネットワークに入力し，その悪性度を 0.0〜1.0 の連続した数値で答えるような問題は回帰問題となる．

分類問題は，入力データがどのクラスに属するかを予測する問題である．あるガン病変の画像をニューラルネットワークに入力し，カテゴリー1（異常なし），カテゴリー2（良性），カテゴリー3（良性しかし悪性も否定できず），カテゴリー4（悪性疑い），カテゴリー5（悪性）に分類する問題は分類問題となる．

1.3.3　活性化関数（activation）

ニューラルネットワークの各ノードの出力は，**図 1.3-2** に示すように，前の層の各ノードの各出力 $x_0 \dots x_m$ と，結合の重み $w_0 \dots w_m$ の重みづけ総和とバイアス定数 b，**活性化関数** ϕ により出力が決定される．この活性化関数 ϕ は，あるノードが，接続された次のノードに信号を伝達するか否かを決定する役割をもつ．以下に，いくつかの活性化関数を紹介する．

〔1〕シグモイド（sigmoid）関数

図 1.3-3（a）に示す**シグモイド関数**はロジスティクス関数ともよばれ，式（1.3.1）であらわされる．出力値として 0〜1.0 までの値を得る場合に使用される．

$$\phi(x) = \frac{1}{1 - \exp(-x)} \tag{1.3.1}$$

〔2〕ReLU：(rectified linear unit)：ランプ関数

図 1.3-3（b）に示す **ReLU** はランプ関数ともよばれ，0 より小さい出力値をすべて 0 にする関数である．式（1.3.2）のようにあらわされ，閾値（ここでは 0）以上の部分だけを意味のある情報として次の層に送るはたらきをする．畳み込みフィルタや全結合層の後に置かれ，抽出された特徴をより強調する．また，ReLU の類似の関数として，CReLU, ELU などがある．

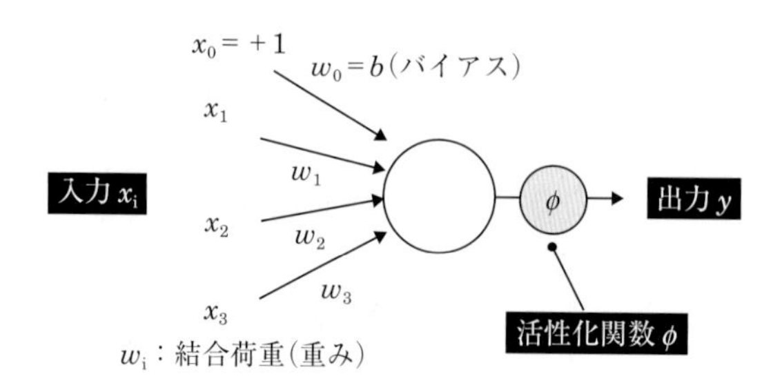

図 1.3-2　ニューロンモデルと活性化関数

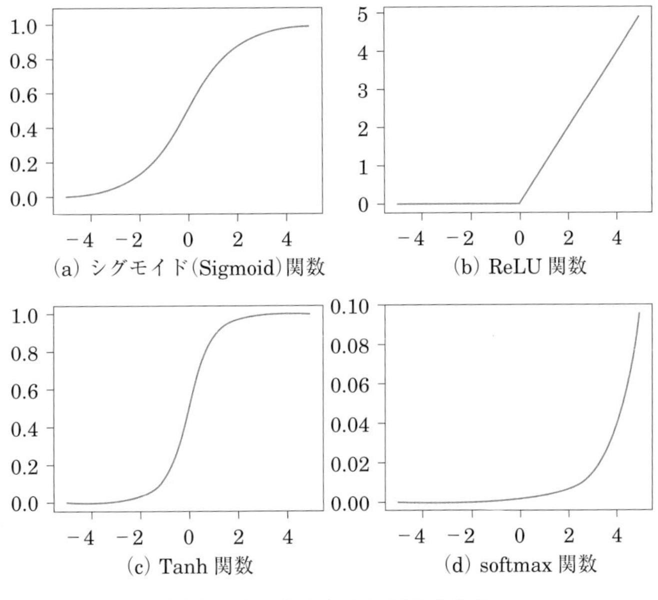

図 1.3-3　さまざまな活性化関数

$$\phi(x) = \max\{0, x\} \tag{1.3.2}$$

〔3〕Tanh（双曲線正接）関数

図 1.3-3（c）に示す**双曲線正接関数**（Tanh）は，式（1.3.3）であらわされる．

$$\phi(x) = \tanh(x) \tag{1.3.3}$$

〔4〕softmax 関数

図 1.3-3（d）に示す **softmax 関数**は，入力に対して 0.0〜1.0 かつ合計が 1.0 となる値を出力する．クラス分類に使われる関数で，式（1.3.4）であらわされる．なお式において，x_i はある入力値，N はデータ数を示す．

$$\phi(x_i) = \frac{\exp(x_i)}{\sum_{k=N} \exp(x_k)} \tag{1.3.4}$$

1.3.4　損失関数（誤差関数）

損失関数（loss function）は**誤差関数**（error function），**コスト関数**（cost function），**目的関数**（objective function）ともよばれ，ネットワークの出力と教師データの値の誤差を計算するための関数である．学習においては，この損失（誤差）を最小化するように，重み係数などのパラメータが更新される．損失関数には，交差エントロピー関数，二乗誤差関数，Huber ロス関数，絶対誤差関数などがある．

〔1〕クラス分類（分類問題）に用いられる損失関数

(1)　交差（クロス）エントロピー（cross entropy）

交差エントロピーは多クラス分類問題の場合に用いられる．2 クラス分類（0 or 1）の場合は，バイナリクロスエントロピーともよばれる．

〔2〕回帰問題に用いられる損失関数

連続値を出力するようなニューラルネットワーク（回帰）において利用される損失関数には，二乗誤差関数，Huber ロス関数，絶対誤差，ε-感度損失関数などがある．

図 1.3-4 において，横軸は真値 t と変数 x との差を表し，縦軸はそれぞれの損失関数の出力値を示す．

(1)　二乗誤差関数（squared error）

二乗誤差関数は真値（正解値）t とすると変数 x との損失は，式（1.3.5）のようにあらわされる．

$$L(x) = (t - x)^2 \tag{1.3.5}$$

(2)　Huber ロス関数（Huber loss）

Huber ロス関数は，二乗誤差が一定値 δ 以上になると直線的に損失が増加する損失関数である．二乗誤差損失が外れ値に対しても二乗で作用するのに対し，Huber 関数は外れ値に対して敏感ではないため，ロバスト（堅牢）な推定が可能となると言われている．

真値（正解値）t とすると変数 x との損失は，式（1.3.6）のようにあらわされる．

$$L(x) = \begin{cases} (t-x)^2/2 & if\, |t-x| \leq \delta, \\ \delta(|t-x| - \delta/2) & otherwise. \end{cases} \tag{1.3.6}$$

(3)　絶対誤差（absolute error）

絶対誤差は真値（正解値）t とすると変数 x との損失は，式（1.3.7）のようにあらわされる．

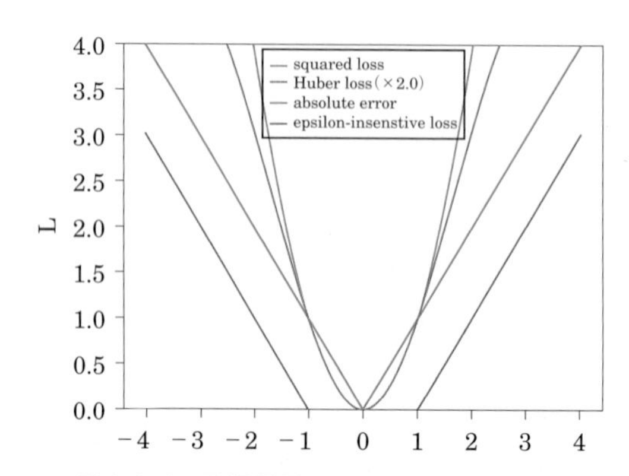

図 1.3-4　回帰問題に用いられる損失関数
（Huber loss：δ=1.0，epsilon-insensitive loss：ε=1.0）

$$L(x) = |t - x| \tag{1.3.7}$$

（4） ε-感度損失関数（ε-insensitive loss）

ε-感度損失関数は，ある範囲 ε の損失は0とし，ε 以上となると絶対誤差となる損失関数で，真値（正解値）t とすると変数 x との損失は，式（1.3.8）のようにあらわされる．

$$L(x) = \begin{cases} 0 & if\,|t - x| < \varepsilon, \\ |t - x| - \varepsilon & otherwise. \end{cases} \tag{1.3.8}$$

1.3.5 最適化アルゴリズム（オプティマイザ）と学習率

損失関数が減少するように，重み係数などのパラメータを調整（最適化）する方法に勾配法が用いられる．深層学習でよく用いらる手法には，確率的勾配降下法（SGD：stochastic gradient descent），Momentum（慣性），AdaGrad（adaptive gradient），AdaDelta，Adam（adaptive moment estimation），RMSprop などがある．

学習率（または**学習係数**）とは，ニューラルネットワークの学習において，重み係数のパラメータの更新を，「どの程度更新させるか」を決定する係数である．学習率が小さいと，重み係数パラメータはなかなか更新されず，学習の収束には時間を要し，逆に学習率が大きすぎると，パラメータが更新されすぎて学習できない場合がある．

学習率のような，ニューラルネットワークの挙動を制御する重要なパラメータは，**ハイパーパラメータ**とよばれる．

1.4 層（レイヤー）

1.4.1 全結合層（fully-connected, Affine layer）

全結合層は，**図 1.4-1**（a）のように前後の層ですべてニューロン間が結合されている層である．ランダムに初期化された結合の重みは，学習によって，最適化され **図 1.4-1**（b）のようにニューロン間の結合の重みとバイアスが変化する．後述する畳み込み層とは異なり，全結合層はすべてのニューロンが結合しているため，出力には入力の座標（位置）情報がない．このため，全結合層は，ノイズ除去や領域分割などの画像出力を行うネットワークには使用されず，分類問題や回帰問題に使用される．

1.4.2 畳み込み層

畳み込みとは，カーネルサイズが 3×3 の場合，**図 1.4-2** のように入力データの注目座標の近傍の 3×3 の領域を切り出し，**カーネル** K と畳み込み演算を行い，注目座標の出力データに格納する（画像処理のフィルタ処理と同様である）．

これを，位置をずらしながら（ストライドしながら）入力全体を走査する．画像

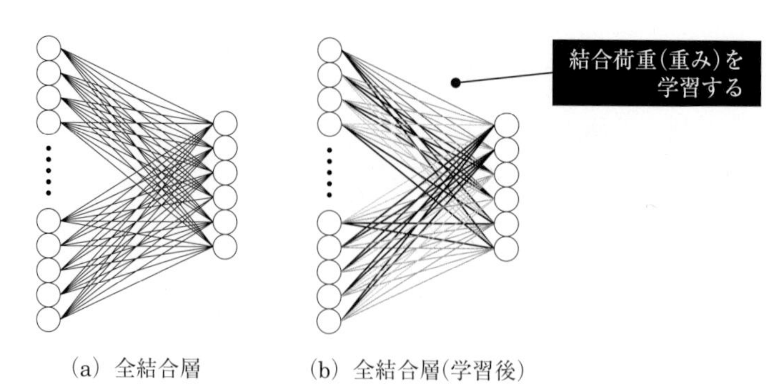

図 1.4-1　全結合層のイメージ
(全結合層は学習すると結合の重みやバイアスが変化する)

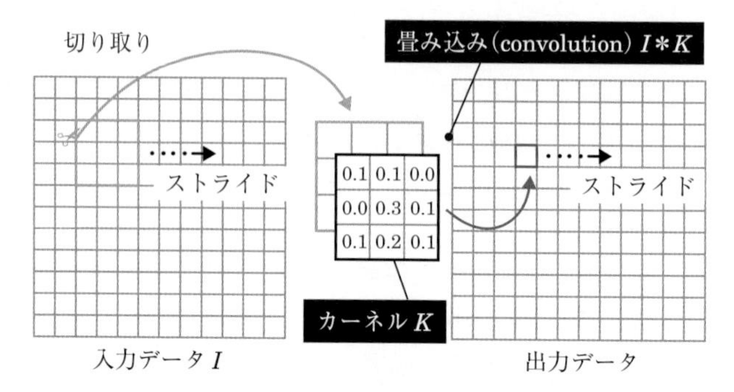

図 1.4-2　畳み込みのイメージ(カーネルサイズ 3×3 のとき)
(畳み込み層ではカーネルの要素の値を学習する)

の境界（縁）については，カーネルがはみ出してしまい計算できないため，**パッディング**を設定して対応する.

畳み込み層のカーネル K の要素の値は，ランダムな初期状態からスタートし，学習によって最適化される．また，畳み込み層は，複数のカーネルをもつことができるため，畳み込み層がもつカーネルの数の分だけ出力データが生成される.

1.4.3　プーリング層（pooling layer）

プーリング層には，MaxPooling，AveragePooling，SumPooling，Unpooling がある（**表 1.4-1**）．プーリング層はデータサイズを変化させる層で，学習を行わない．Max，Average，Sum については，近傍の入力値から代表値を算出し出力値とする．画像処理の画像縮小と似ており，データを小さくするはたらきがある．Unpooling については，逆に 1 つの入力値を近傍にコピーする処理を行う．画像処理の画像拡大と似ており，データを大きくするはたらきがある.

例えば，Max Pooling でカーネル（フィルタ）サイズが 2×2 であった場合，入力データの 2×2 の 4 つの値から最大値を求め出力とする．これを，位置をずらしながら（ストライドしながら）入力全体を走査する．画像の境界（縁）については，カーネルがはみ出してしまい計算できないため，パッディングを設定して対応する.

表 1.4-1 プーリング層

名 称	機 能
MaxPooling	近傍の入力値の最大値を出力し，データを縮小する
AveragePooling	近傍の入力値の平均値を出力し，データを縮小する
SumPooling	近傍の入力値の加算値を出力し，データを縮小する
Unpooling	入力値を近傍にコピーして，入力データより大きなデータを生成する

1.5 さまざまなネットワーク

1.5.1 畳み込みニューラルネットワーク

畳み込みニューラルネットワーク（CNN：Convolutional Neural Network）とは，畳み込み層やプーリング層とよばれる中間層をもつネットワークである．**図 1.5-1** に示すように，大きく 2 つの基本的なタイプに分けることができる．ここでは，この 2 つのタイプを分類・回帰型と画像出力型とよぶ．

同図（a）のように，分類・回帰型ではネットワークの入力は画像で，出力は数値（カテゴリーや実数値）となる．分類問題や回帰問題を目的とするネットワークに用いられ，入力層側に畳み込み層とプーリング層をもち，出力層側に全結合層をもつ．前半の畳み込み層とプーリング層では，画像の特徴抽出を行い，後半の全結合層では得られる特徴量からクラス分類を行う．一般的な話に例えるならば，ある液体 A の正体を知りたいときに，液体 A の不純物を取り除き濃縮液を生成し，その濃縮液の成分分析をして判別する作業を行うが，濃縮作業は畳み込みとプーリング層，成分分析は全結合層の役割となる．

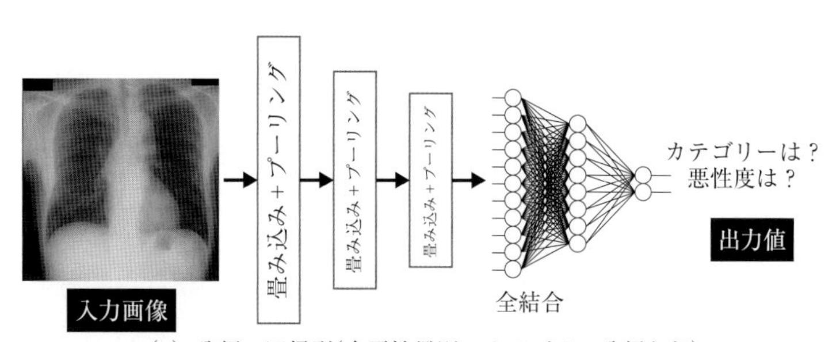

（a）分類・回帰型（良悪性鑑別，カテゴリー分類など）

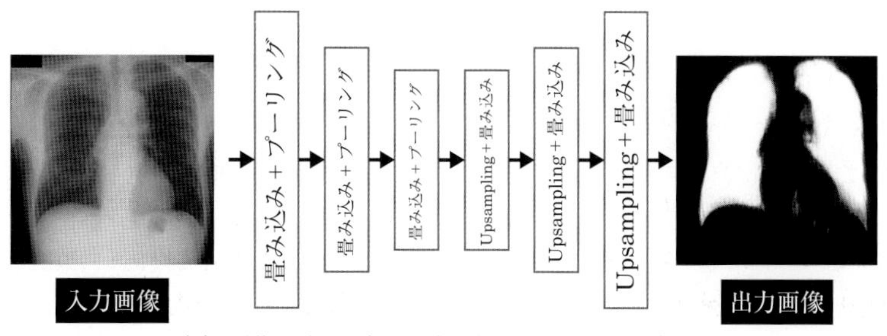

（b）画像出力型（ノイズ除去，領域分割など）

図 1.5-1 ネットワークの構成

同図（b）のように，画像出力型の入力は画像で出力も画像となる．ノイズ除去や領域分割などを目的とするネットワークに用いられる構造で，畳み込み層とプーリング層によって構成され，**エンコーダ**，**デコーダ**とよばれる仕組みをもつ．入力画像をダウンサンプリングし次元数を減らし．その後，次元数を増やしアップサンプリングする．一般的な話に例えるならば，液体 A に似た液体 B を作る場合に，液体 A の不純物を取り除き濃縮液を生成し，その後，違うフレーバーを少量混ぜ，希釈し液体 B をつくる．濃縮を作るのは畳み込み層とプーリング層，希釈はアップサンプリングとしてデコンボリューション層などが用いられる．

1.5.2　GAN（generative adversarial network）：敵対的生成ネットワーク

敵対的生成ネットワーク（GAN）は，学習画像データと似た画像を生成するネットワークモデルで，2014 年に I.J.Goodfellow ら[18] によって提案された．Facebook の AI 研究所所長の Yann LeCun 氏は，GAN について「機械学習分野において，この 10 年で最も面白いアイデア」と称している．

GAN は偽札製造によく例えられる．初期の偽札は質が悪く，警察に簡単に見破られる．そこで，偽造者は偽札の製造技術を向上させ，警察に見破られないようにする．すると，警察も鑑定精度を向上させる．すると，偽造者は，警察に見破られないように，さらに精巧な偽札を製造するようになる．すると，警察もそれを見破るための鑑定技術をさらに向上させる..... 偽造者と警察が「イタチごっこ」を繰り返すうちに，最終的には，本物と区別がつかない偽札ができる．

GAN は，**図 1.5-2** に示すように**生成器**（generator）と**識別器**（discriminator）のニューラルネットワークで構成され，生成器は学習データに似た Fake 画像を生成する役割を担う（先ほどの例え話の偽造者に相当する）．識別器は本物の学習データである Real 画像か生成された Fake 画像かを真贋判定する役割を担う（先ほどの例え話の警察に相当する）．初期の Fake 画像はランダムに近い画像であるが，生成器と識別器が敵対的に学習を進めるうちに，精巧な Fake 画像が生成される．

GAN をさらに発展させたネットワークもあり，**DCGAN**（deep convolutional generative adversarial network）[19] や，2 つの学習データ間の変換を学習する CicleGAN[20] などが提案されている．**CicleGAN** は，ウマ⇔シマウマ，写真⇔絵画調などの画像変換のデモンストレーションで有名である．

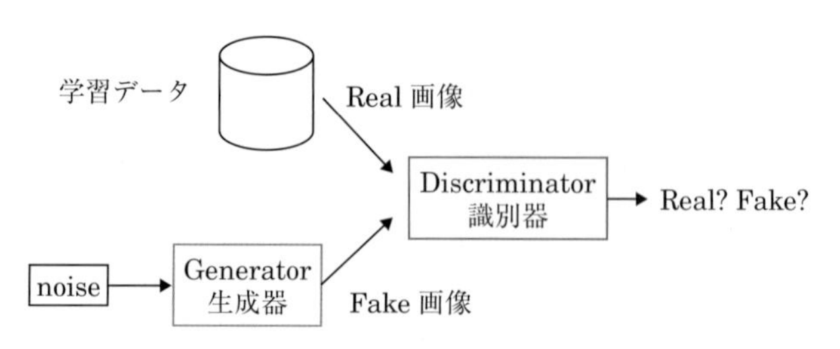

図 1.5-2　敵対的生成ネットワーク（GAN）のイメージ

1.6 学習に関する知識

1.6.1 教師あり学習と教師なし学習，強化学習

〔1〕教師あり学習（supervised learning）

教師あり学習は，正解ラベルのある学習データを利用して，中間層の重みなどのパラメータを更新する学習方法で，出力層では誤差が計算される．本書で紹介するネットワークは，敵対的生成ネットワーク（GAN）以外はすべて教師あり学習である．

〔2〕教師なし学習（unsupervised learning）

教師なし学習は，正解ラベルのない学習データから，中間層のパラメータを更新する学習法である．教師なし学習で有名なものとして，オートエンコーダや敵対的生成ネットワーク（GAN）がある．

〔3〕強化学習（reinforcement learning）

機械学習の一つである**強化学習**は，その行動の成功率を報酬として受け取り，受け取った総報酬量が最大になるように複数の行動の候補から選択することを学習する学習法である．正解がない状況で試行錯誤しながら，うまくいった行動を強化する方法である．コンピュータ囲碁ソフト AlphaGO にも用いられていることで有名で，近年では，ディープラーニングと強化学習を組み合わせた**深層強化学習**が注目されている．

1.6.2 ミニバッチ学習，エポック，バッチ学習，オンライン学習

ディープラーニングでは，数万，数十万のデータを取り扱うこともあり，この時，データセットをすべてメモリ上に展開し学習を行うと，計算機に膨大なメモリ空間が必要となる．N 個の学習データを適当な大きさの「**ミニバッチ**」とよばれるデータに分割して学習を行う方法を**ミニバッチ学習**という．ミニバッチ学習では，分割されたグループごとに損失を計算し重みを更新する．ミニバッチに分割する際のデータ数を**バッチサイズ**という．ミニバッチ１つを処理することを１イテレーションといい，すべてのミニバッチ（つまり，データセット全体）を処理することを１**エポック**という．

また，N 個の学習データすべてを使って損失を計算し，重みを更新する方法を**バッチ学習**といい，N 個の学習データのうちの，１つの学習データから求まる損失を用いて重みを更新する方法を**オンライン学習**（逐次学習）という．

1.6.3 学習（過剰適合）とドロップアウト層，バッチ正規化層

過学習（overfitting）または過剰適合とは，学習データだけがもつ特徴に対して，過剰な最適化が行われることにより，学習データ以外のデータに対する正解率が下がってしまうような学習である．過学習の原因として，ニューラルネットワークの規模に対して，学習データ数が十分ではない場合などに生じやすく，過学習を低減するためには，学習データ数を増やす必要がある．

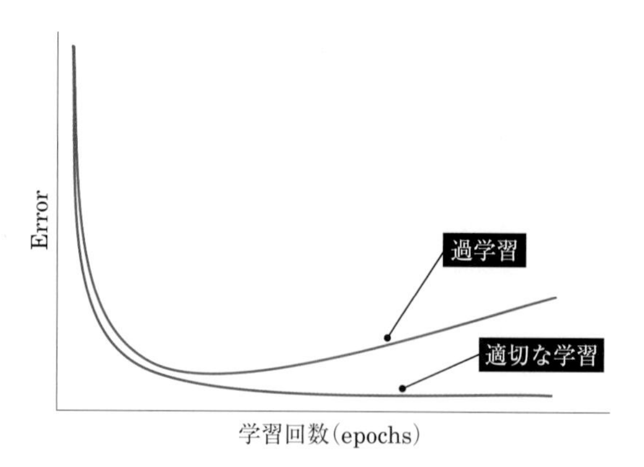

図 1.6-1　過学習の学習曲線

適切な学習が行われれば **図 1.6-1** のように学習回数が進むと誤差は低下し，収束に向かう．しかし，過学習が生じた場合には，学習回数がある程度進み，誤差は一旦低下するものの，その後，誤差の増加がみられる．過学習の対策として，過学習が生じる前に，適当なところで学習を**早期打ち切り**（early stopping）させることも有効である．また，過学習を抑制するために**ドロップアウト**（dropout）層も用いられる．ドロップアウト層は，与えられた確率（ドロップ率）で，ランダムに入力要素をゼロに置き換えて，次の層へ伝達する．また，最近ではドロップアウトに代わり，各層でのデータ分布を正規化する**バッチ正規化**（batch normalize）層[21] が用いられることが多い．

1.6.4　データ拡張（data augmentation）

ニューラルネットワークは，多くのデータから共通点を見出し最適な解を導き出す手法であるため，学習に用いるデータセットは，学習に有効なデータが多いほうがよいと言われている．しかし，現実問題として医用画像は一般画像に比べ，データ収集が困難で大規模なデータベースを構築することが難しい．少ない学習データセットでも，効率的に学習を行うための方策として，学習データを「水増し」する「**データ拡張**」が用いられる．入力画像のコントラストなどの階調処理や回転，拡大，移動，反転などの画像加工を施して，データ量を水増しすることができる．

1.6.5　転移学習（transfer learning）

転移学習は，あらかじめ大量の画像（例えばシミュレーション画像や自然画像）で事前学習し学習済みネットワークをつくり，出力側の層だけを少量の実際の画像（例えば医用画像）で学習させる学習方法である．エッジや形状抽出などの基礎的な学習はあらかじめ事前学習で行い，少量の画像で出力側の層を学習させることで，少ないデータでも高い精度の学習が期待できる．また，ファインチューニングは，事前学習した学習済みネットワークを使い，別のデータセットで学習を再開する方法となっている．

転移学習とファインチューニングはいずれも，事前学習した学習済みネットワークを用いることで，少ないデータ数でも効率的な学習を行うことができる．

1.7 システムや実装に関する知識

1.7.1 プログラミング言語 Python

Python（パイソンと読む）とは，簡潔で読みやすい文法が特徴的な，汎用の高水準プログラミング言語の一つである．パッケージ（モジュール）が豊富に提供されており，機能性が高くプログラムの生産性も高いため広く普及している．ディープラーニングの開発においても，多くの深層学習フレームワークが Python 環境を対象として提供されているため，ディープラーニングを深く知るためには，Python の習得は必須である．Python のバージョンとして，バージョン 2.x とバージョン 3.x があるが，バージョン 2.x と 3.x では互換性がない．

1.7.2 深層学習フレームワーク（deep learning framework）

ディープラーニングに関する基礎的なライブラリなどを集めた深層学習フレームワークが数多く提供されている．**フレームワーク**を一切用いずに，まったくゼロの状態からニューラルネットワークを開発することは非効率的で非常に困難である．効率的という観点からも，「車輪の再発明」や「四角い車輪の再発明」といったムダな行いをしないことも大切で，既存フレームワークやライブラリを積極的に活用することは重要である．ニューラルネットワークの開発はフレームワークを用いるのが一般的である．

フレームワークには，有名なもので Google 社が開発した Caffe や TensorFlow, Microsoft 社が開発した CNTK(Computational Network Toolkit), ソニーが開発した Neural Network Libraries (NNabla), Theano, Chainer, torch など，さまざまなフレームワークが公開されている．

フレームワークによる開発では，フレームワークごとに関数の使い方が異なっている．このため，フレームワーク間の互換性を高め，コードの可読性を向上するために，上位**ラッパー**（もとの機能を包み込むという意味）とよばれる API（Application Programming Interface）が提供されている．上位ラッパーとして有名な Keras では，TensorFlow バックエンド，CNTK バックエンド，Theano バックエンドをサポートしている．**図 1.7-1** に Keras を用いたプログラミングの一例を示す．

```
from keras.models import Sequential
from keras.layers import Dense

model = Sequential()
model.add(Dense(units=64, activation='relu', input_dim=100))
model.add(Dense(units=10, activation='softmax'))
model.compile(loss='categorical_crossentropy',
          optimizer='sgd',metrics=['accuracy'])
```

図 1.7-1 Keras を用いたプログラミングの一例（モデル作成の様子）

1.7.3　Deep Learning ツール

前節のような Python などのプログラムコードを必要としない，ディープラーニングツールも提供されている．GUI（graphical user interface）を用いたニューラルネットワークの開発を行うことができ，ソフトウェア操作も，視覚的にわかりやすく直感的な操作で行うことができる．

本書では，第 2 章において Neural Network Console を紹介し，第 3 章において DIGITS を紹介している．

1.7.4　CPU と GPU

中央処理演算装置（CPU：central processing unit）は，コンピュータの演算装置である．近年では，1 つのパッケージ内に複数のプロセッサコア（演算処理を行う中核）を搭載したマルチコア CPU が普及している．例えば，Intel 社の Intel Core i7-6700K Processor では，4 つのコアをもつ．

GPU（graphics processing unit）は，グラフィックボードやビデオカードとよばれる拡張ボードに搭載され，画面表示，画像処理や 3DCG に特化した演算を行うプロセッサである．GPU は，もともと 3DCG などグラフィクス用途で用いられてきたが，近年では，物理シミュレーションなどの科学技術計算や最適化問題，信号処理，人工知能（機械学習）など，汎用な数値演算装置として利用されるようになり，**GPGPU**（general purpose GPU）や **GPU コンピューティング**とよばれるようになった．

GPU の大きな特徴の一つに搭載されているコア数が多いことが挙げられる．例えば，NVIDIA 社の GeForce RTX 2080 Ti では，NVIDIA CUDA コアとよばれるプロセッサコアを 4352 コア搭載し，高速な並列演算を実現している．また，GPU には高速なメモリが搭載されており GPU メモリとよばれる．GeForce RTX 2080 Ti では，11 GB の GPU メモリを搭載している．深層学習では，画像サイズが大きい場合やバッチサイズが大きい場合などには，この GPU メモリが不足し計算できないことがあるため，十分なメモリを確保する必要がある．

GPU のメーカーは各社あるものの，多くの深層学習用フレームワークが，NVIDIA 社の GPU 用のライブラリである CUDA と CuDNN に依存しているため，深層学習には NVIDIA 社の GPU が多く用いられている．

第2章

Neural Network Console を使った深層学習と医用画像処理

福岡大輔

2.1 本章の概要

ソニーが開発した深層学習の統合開発環境である Neural Network Console を使って，深層学習による医用画像処理を行う．本章では，Neural Network Console の入手とインストール，サンプルプログラムによる手書き数字の画像分類，LeNet を使った胸部 X 線画像の画像分類，U-Net を使った胸部 X 線画像の肺野領域の領域分割，Deep Denoising Super Resolution CNN による疑似的な低解像画像からの高解像化，GAN による画像生成を行う．

2.2 Neural Network Console とは

Neural Network Console は，ソニーが開発した深層学習の統合開発環境である．グラフィカルなユーザインターフェース（GUI）により，Python などのプログラムコードを必要とせず，ブロック状に表現されたレイヤーを接続し簡単な設定をするだけで，ニューラルネットワークの設計開発ができるソフトウェアとなっている．ソフトウェア操作は，視覚的にもわかりやすく直感的な操作で行うことができる．また，Python などのプログラムのコーディングでは気づきにくいレイヤー間の接続のミスといった初歩的なエラーも，ソフトウェアが指摘してくれるため，ディープラーニングをはじめてみたいという方にとっても，最適なソフトウェアとなっている．

Neural Network Console は，NVIDIA 社の CUDA 対応の GPU（graphics processing unit）による高速な演算にも対応しており，CPU では数時間かかるような計算を，GPU 上では数分程度で行うことができるため，複雑なネットワークを構成することができ，学術研究や開発を目的として利用することもできる．

Neural Network Console は，ソニーが開発したニューラルネットワークのライブラリである NNabla（Neural Network Libraries）をベースとして作られており，Neural Network Console で構築したニューラルネットワークを，Python 環境上で NNabla を使って動作させることができる．また，さまざまなフレームワークを共通化するために開発された共通フォーマットである ONNX 形式にも対応し，拡張性が高いことも特徴の一つとして挙げられる．また，本書では詳しく触れないが，Neural Network Console には，ネットワークの構造自動探索機能もあり，精度が高くより効率的なネットワーク構造を自動探索することができる．

Neural Network Console は，2017 年 8 月に Windows アプリ版として Version1.0.0 が登場し，その後，2019 年 12 月に Version1.6.0 がリリースされている（本書では Version1.6.0 について解説しているが，さらに新しいバージョンがリリースされた場合には，本書で「160」と記されたバージョン番号の箇所を，最新版のバージョン番号に読み替えいただきたい）．また，クラウド版の「Neural Network Console Cloud」も登場しており，macOS や Linux などの OS 環境上でも，Google Chrome ブラウザでインターネットに接続できる環境であれば，深層学習を行うことができる．クラウド版では CPU 演算による無料利用枠のほかに，有償サービス（従量制）としてマルチ GPU を用いた高速な実行環境を利用することもできる．

2.3　Neural Network Console の入手と設定

Neural Network Console の Windows アプリ版をソニーネットワークコミュニケーションズ株式会社のサイトから，入手することができる．Neural Network Console の Windows アプリ版の動作 OS として，Windows 8.1 または Windows 10 の 64 bit 版が必要となる．

2.3.1　Neural Network Console のダウンロード

Neural Network Console のサイトの URL は以下のとおりである．

https://dl.sony.com/ja/

ソニーネットワークコミュニケーションズ社のサイトにアクセスすると**図 2.3-1**（a）のような画面が表示される．Neural Network Console はクラウド版と Windows アプリ版が提供されているが，本書では，「Windows アプリ版」を，手元の Windows パソコン（Windows8.1 または Windows10 の 64 bit 版）にインストールして使用するため，上記のサイトの最下部にある「Windows 版」をクリックする．

次に表示される**図 2.3-1**（b）の画面で「ダウンロード」ボタンをクリックし，zip 圧縮ファイル（neural_network_console_160.zip）をダウンロードする．

2.3.2　Visual Studio 2015 の Visual C++ 再頒布パッケージのインストール

Neural Network Console の動作環境として Microsoft 社が提供する「Visual Studio 2015 の Visual C++ 再頒布パッケージ」が必要となる．これは，Visual C++ ライブラリのランタイム コンポーネントで，以下の Microsoft のサイトより 64 bit 用の「vc_redist.x64.exe」をダウンロードしてインストールする．

URL：https://www.microsoft.com/ja-jp/download/details.aspx?id=52685

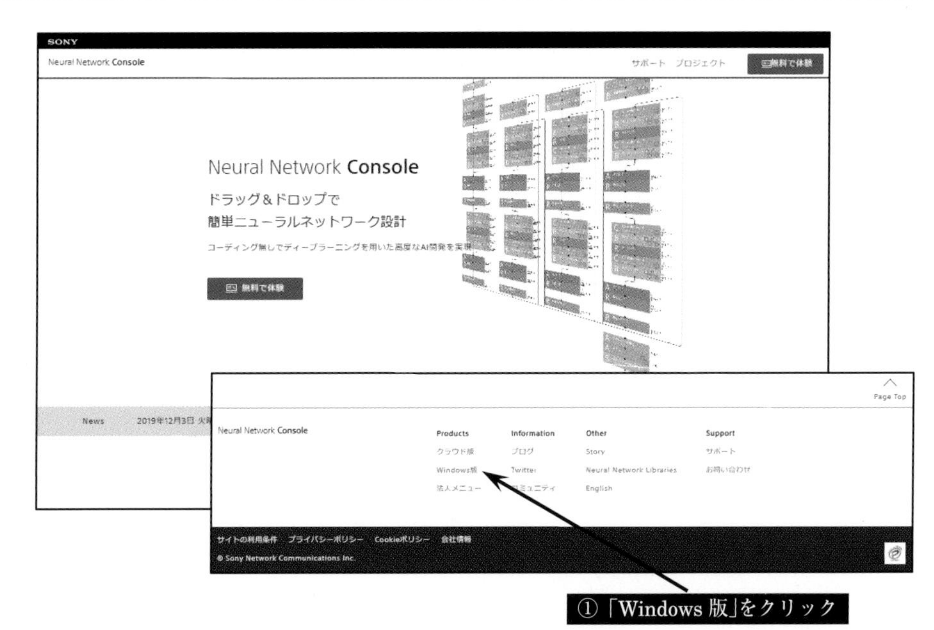

(a) Neural Network Console のサイト

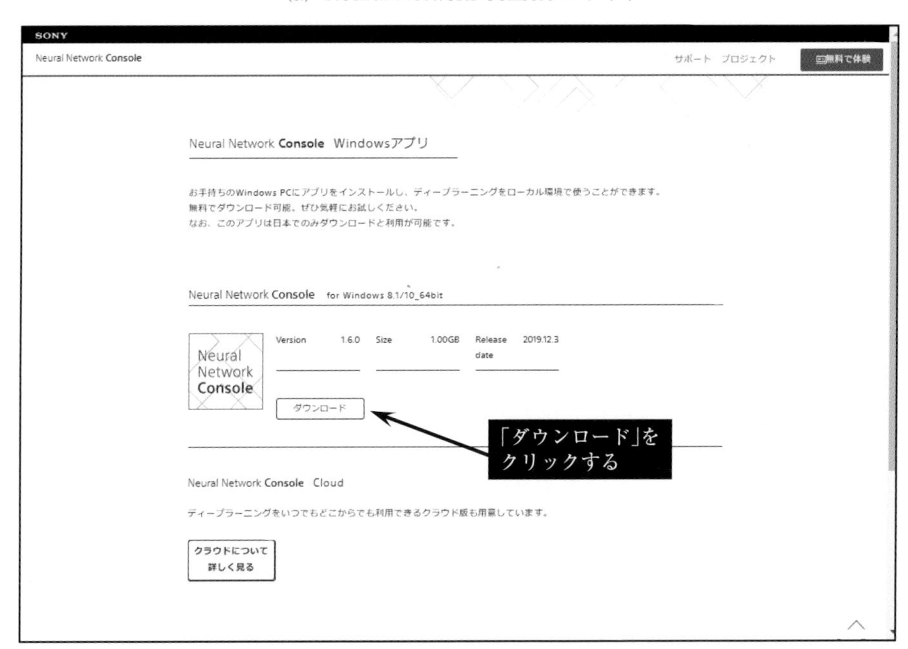

(b) Neural Network Console（Windows アプリ）のサイト

図 2.3-1　Neural Network Console（Windows アプリ）のサイト
（出典：ソニーネットワークコミュニケーションズ株式会社サイトより　URL：https://dl.sony.com/ja/）

2.3.3　Neural Network Console のインストール

項 2.3.1 でダウンロードした zip 圧縮ファイルを，ファイル圧縮・解凍ソフトを用いて展開する．zip 圧縮ファイルを展開すると，「neural_network_console_160」というフォルダができる．この展開後のフォルダを，C ドライブ直下にフォルダごと移動する．（各自の環境に合わせ任意のフォルダに移動してもよいが，neural_network_console_160フォルダは，2バイトのパス（全角文字など）が含まれず，アプリケーションからの書き込み権限があるパス上に配置する必要がある．WindowsのProgram Filesフォルダ内は，アプリケーションから書き込みできないため，Neural Network Consoleの実行には適さない．）

neural_network_console_160のフォルダ内には，**図2.3-2**のように，libs, samples, settingのフォルダと，PDF形式の日本語マニュアルファイル（manual_ja.pdf）[22]と，Neural Network Consoleの実行ファイル（本体）である「neural_network_console.exe」がインストールされ，そのほかに以下のフォルダが配置されていることを確認できる．

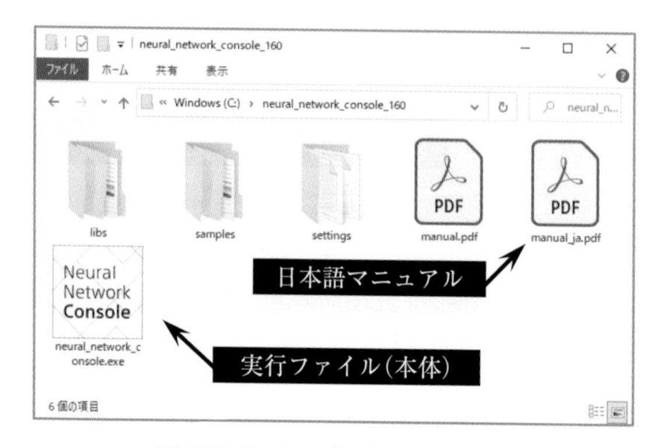

図2.3-2　ソフトウェアの配置
（本書ではCドライブ直下にneural_network_console_160フォルダを配置）

①libsフォルダ

NNabla（ナブラ）フォルダ内にはNeural Network Librariesが含まれる．Neural Network Librariesは，Neural Network Consoleのベースとなる深層学習ライブラリである．また，MiniConda3フォルダ内にはPythonの動作環境であるMiniconda3がインストールされる．

②samplesフォルダ

sample_datasetフォルダ内には，サンプルプロジェクトで用いるMNIST（エムニスト：Mixed National Institute of Standards and Technology）やCIFAR（Canadian Institute For Advanced Research）データセットなどが，サンプルプロジェクトを開いた段階で，ダウンロードされて保存される．

sample_projectフォルダ内には，サンプルプロジェクトが配置されている．tutorialフォルダのbasicフォルダ内には，「01_logistic_regression.sdcproj」などのサンプルプログラムが保存されている（拡張子が.sdcprojであるものは，Neural Network Consoleのプロジェクトファイルである）．

本書を読み進めると，これらのサンプルプロジェクトを編集し作業を行うため，初期状態のサンプルプロジェクトは上書きされ失われる．このため，初期状態のサンプルプロジェクトを保存しておきたい場合は，現時点でsamplesフォルダのバックアップ（コピー）を作成することをおすすめする．

③ settings フォルダ
Neural Network Console の設定ファイルが保存される．

2.3.4 アプリケーションの起動と Setup 画面

前項 2.3.3 において展開したフォルダ内の「neural_network_console.exe」をダブルクリックしてソフトウェアを起動する．初回起動時には，Visual Studio 2015 Visual C++ 再頒布パッケージのインストールと，NVIDIA 社の CUDA インストールの情報ダイアログが表示され，**図 2.3-3** のような「Setup」画面が表示される．以下の手順でソフトウェアの設定を行い，「Apply」ボタンを押して設定を完了する．

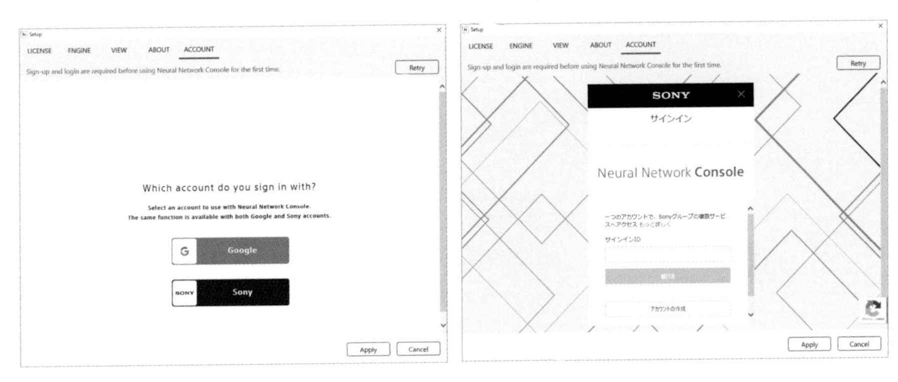

(a) サインイン

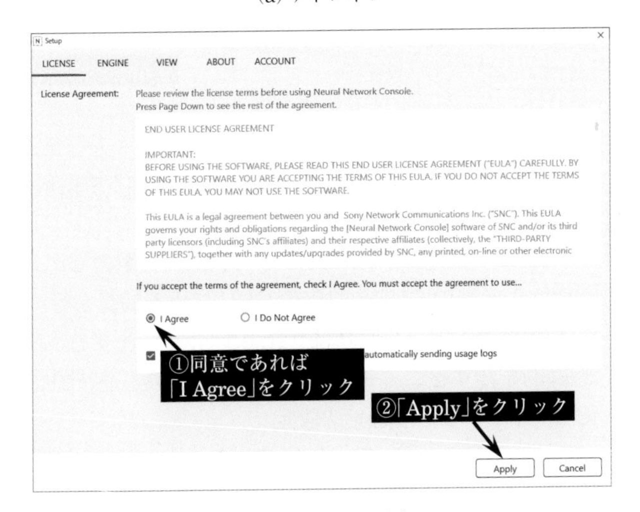

(b) ライセンス同意

図 2.3-3　Setup 画面

[1] 手順 1（ACCOUNT タブ）：

ソフトウェア初回起動時には**図 2.3-3**(a) のような利用アカウント入力画面が表示される．サインインには，Google アカウントまたは Sony アカウントが利用でき，Sony アカウントの場合は同図右のような画面が表示される．

〔2〕　手順２（LICENCEタブ）：

「LICENCE」タブにおいて，END USER LICENSE AGREEMENTをよく読み，**図2.3-3**(b) のラジオボタン「I Agree」をクリックする．

〔3〕　手順３（ENGINEタブ）：

「ENGINE」タブにおいて，各自の環境にあわせ，以下のプロセッサ設定とネットワーク設定を行う．

（1）　プロセッサの選択

CPU環境でニューラルネットワークの学習などの演算を行う場合は，**図2.3-4**のSetup画面の「ENGINE」のタブにおいて，Processor Typeのラジオボタンが「CPU」となっていることを確認し，Setup画面右下の「Apply」ボタンを押して設定を完了する．

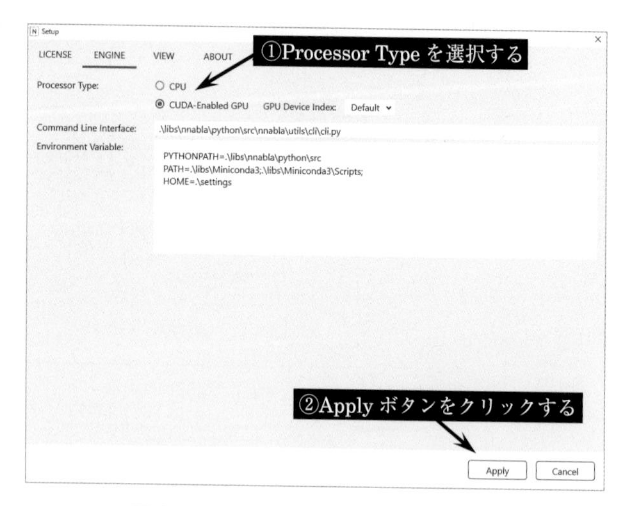

図2.3-4　Setup画面：ENGINEタブ

Neural Network ConsoleはNVIDIA社製のGPUによる演算に対応している．NVIDIA社製のCUDA対応のGPUによる演算を行う場合は，Processor Typeのラジオボタンを「CUDA-Enabled GPU」とする．GPUの使用により，膨大な処理時間を要するニューラルネットワークの処理時間を劇的に短縮できる．

（2）　ネットワーク環境の設定

Neural Network Consoleのサンプルプロジェクトにおいては，データセットとしてMNISTなど，インターネット上の公開データベースをダウンロードして利用するため，インターネットに接続できるネットワーク環境が必要となる．職場や学校などでプロキシサーバを介してインターネットに接続する場合には，Environment Variableの欄に，

HTTP_PROXY=http://(HTTPプロキシサーバのアドレス)：(ポート番号)

HTTPS_PROXY=https://(HTTPSプロキシサーバのアドレス)：(ポート番号)

を追記することにより，プロキシサーバ経由の通信が可能になる．

2.4　Neural Network Console の画面構成

Neural Network Console は，プロジェクト管理画面，データセット管理画面，プロジェクト画面から構成されており，プロジェクト管理画面には，EDIT，CONFIG, TRAINING, EVALUATION のタブがある．

2.4.1　プロジェクト管理画面（PROJECT）

画面左上の Home ボタン（⌂）を押し PROJECT をクリックし，**図 2.4-1** のようなプロジェクト管理画面を開くことができる．プロジェクト管理画面では，プロジェクトリストから既存プロジェクトの選択と，画面上部の「＋New Project」では空の新規プロジェクトを作成することができる．

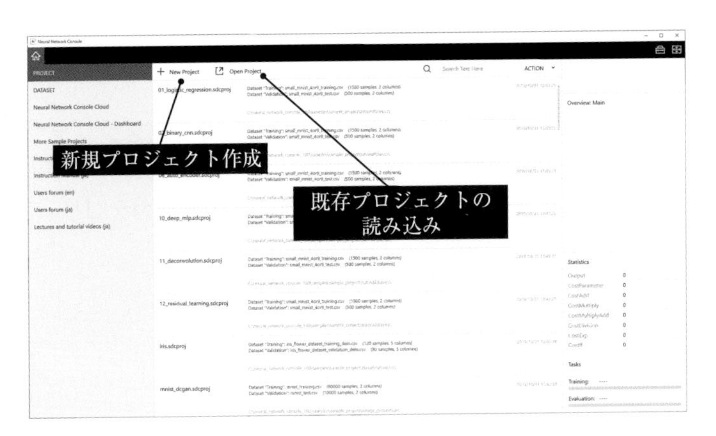

図 2.4-1　プロジェクト管理画面

2.4.2　データセット管理画面（DATASET）

画面左上の Home ボタン（⌂）を押し DATASET をクリックすることで，**図 2.4-2** のようなデータセット管理画面を開くことができる．リストから既存データセットを選択しプレビュー表示を行うことができ，プロジェクトで使用するデータセットの確認ができる．また，Dataset Preview 画面で画像をダブルクリックすると，画像ビューワソフトが起動し画像データを 1 枚ずつ確認することができる．

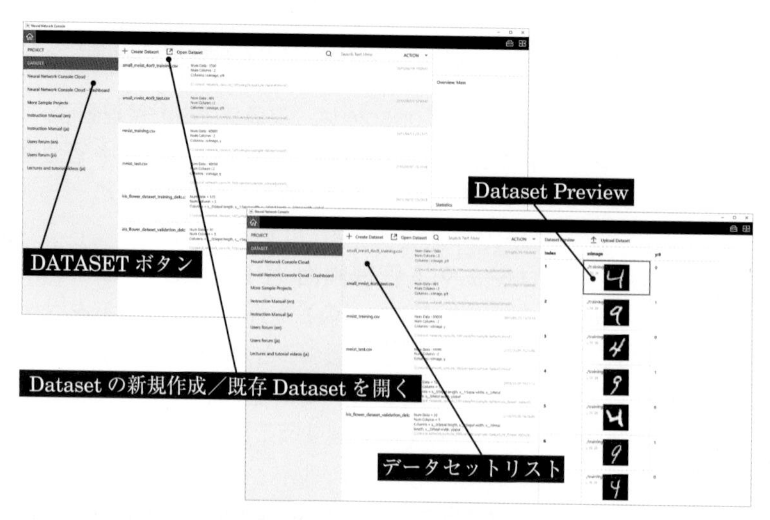

図 2.4-2　データセット管理画面

画面上部の「＋ Create Dataset」ボタンをクリックすると，**図 2.4-3** に示す Create Dataset ダイアログが表示される．これは，画像分類用のデータセットを自動で作成することができる機能で，画像をカテゴリーごとにフォルダ分けすることにより，データセットを自動作成できる．

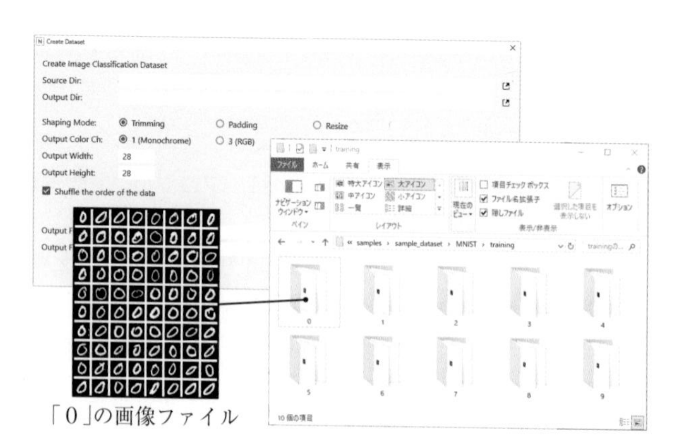

図 2.4-3　Create Dataset ダイアログ（データセットの新規作成）
画像をカテゴリーごとにフォルダ分けしたデータを読み込んでデータセットを自動生成できる

2.4.3　プロジェクト画面

プロジェクト画面には，プロジェクトのネットワーク編集（EDIT タブ），設定（CONFIG タブ），学習の結果表示（TRAINING タブ），評価の結果表示（EVALUATION タブ），データセット設定（DATASET タブ）がある．以下にそれぞれのタブについて解説する．プロジェクト画面で設定変更後は，画面右上の Save ボタン（💾）をクリックすることで設定を保存できる．また，画面右上の Train, Evaluate の実行ボタン（Run）をクリックすることで，学習，評価を開始することができる．

[1]　EDIT タブ

選択されたプロジェクトで用いられるニューラルネットワークの構成を EDIT タブで編集することができる．ネットワークの構成は，**図 2.4-4** のようにネットワークグラフとして表される．ネットワークグラフ上のブロック状に表されたレイヤーをクリックすると，画面左下のレイヤープロパティのリストに詳細が表示され，レイヤーのプロパティ値（設定値）を変更できる．ネットワークを構成する各種レイヤーは，コンポーネントリストに表示され，コンポーネントリストからレイヤーをドラッグ&ドロップして，ネットワークグラフに連結させてニューラルネットワークの構成を編集する．画面右上には学習実行(Train Run)ボタンが配置されている．

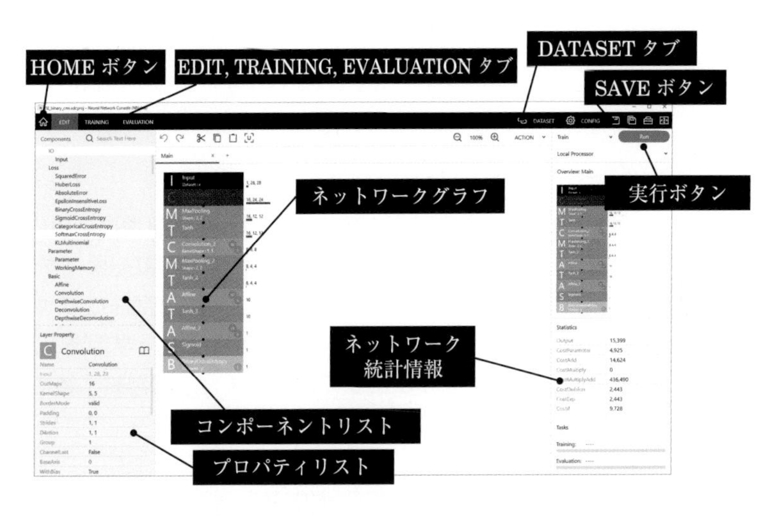

図 2.4-4　プロジェクト画面（EDIT タブ）

[2]　CONFIG タブ

プロジェクトのエポック数（学習回数）やバッチサイズ，ネットワーク構造の自動最適化を，**図 2.4-5** に示す Global Config で設定することができる．また，評価実行時に用いるネットワークやデータセットの設定を，画面左の Executor において設定することができる．

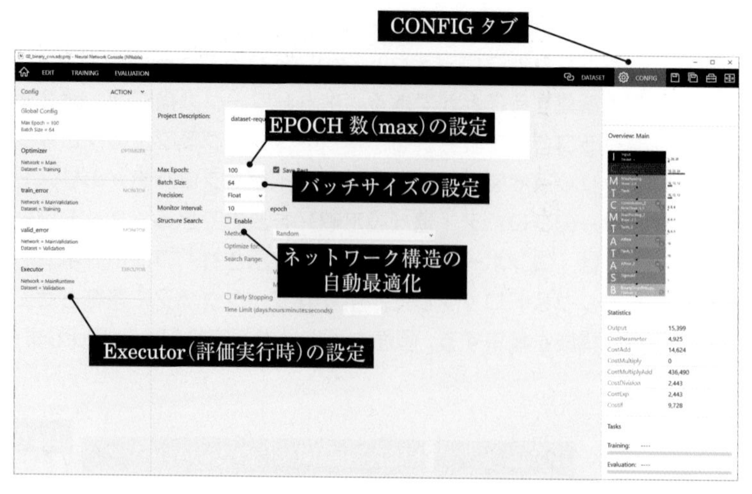

図2.4-5　プロジェクト画面（CONFIGタブ）

〔3〕　TRAININGタブ

図2.4-6に示すTRAININGタブでは，学習処理終了後に画面左に学習結果リスト（履歴）が表示され，グラフモニタには，学習結果（学習曲線）が表示される．また，TRAININGタブを表示している状態で画面右上のネットワークビューワの全結合層，畳み込み層をダブルクリックすると，学習済みパラメータ（Weightなど）を表示し確認することができる．また，学習終了後には画面右上に評価実行(Evaluate Run)ボタンが表示される．

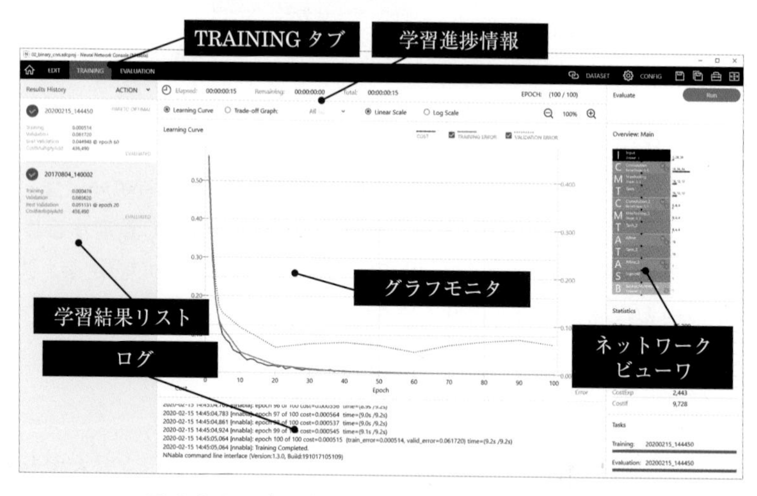

図2.4-6　プロジェクト画面（TRAININGタブ）

〔4〕　EVALUATIONタブ

EVALUATIONタブでは，**図2.4-7**に示すように評価結果が表示される．結果表示選択のラジオボタンで，評価結果表示をOutput ResultまたはConfusion Matrixに切り替えることができる．

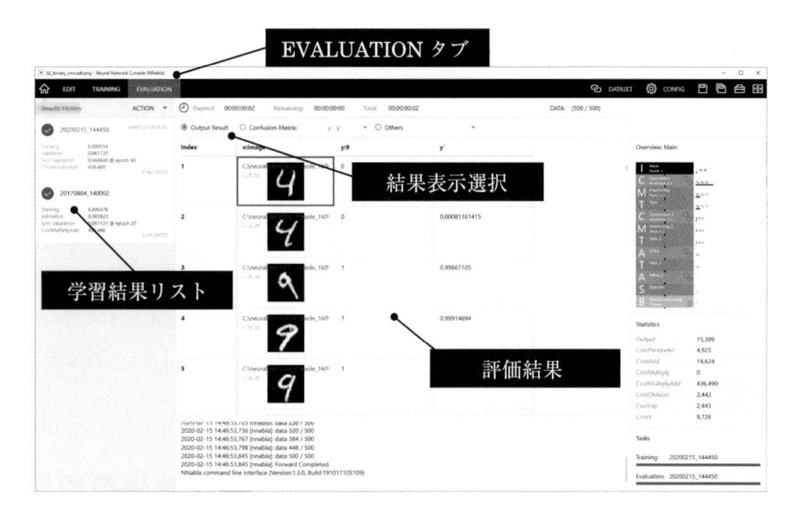

図 2.4-7 プロジェクト画面（EVALUATION タブ）

[5] DATASET タブ

DATASET タブでは，プロジェクトで使用するデータセットを設定することができる．画面左のデータセットリストでデータセットを選択すると，**図 2.4-8** に示すようにデータセットビューワでデータの詳細な情報を確認できる．

プロジェクト使用するデータセットを変更する場合は，データセット指定（Open Dataset）ボタンをクリックし，データセットを変更することができる．

また，Training／Validation／Test データの 3 つのデータセットを使って実験を行う場合には，ACTION メニューで Add をクリックすることで新規のデータセット（Test）を追加することができる．

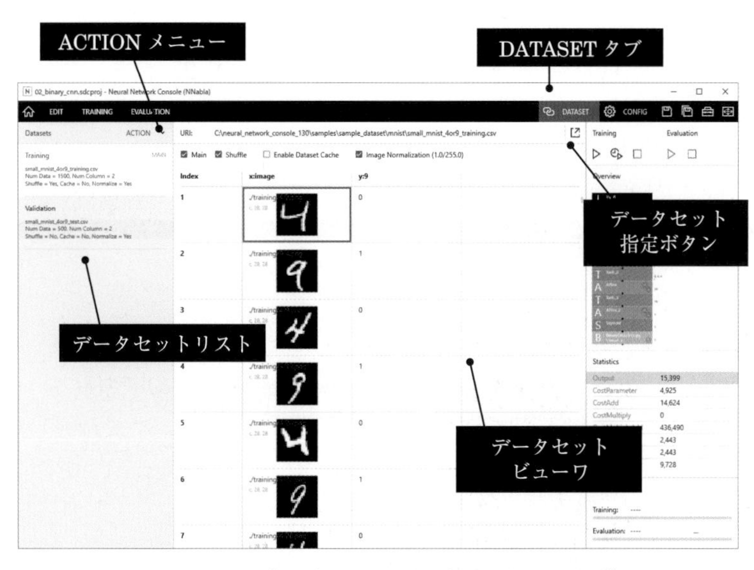

図 2.4-8 プロジェクト画面（DATASET タブ）

2.5　サンプルプロジェクトを実行する（02_binary_cnn.sdcproj）

Neural Network Console にあらかじめインストールされているサンプルプロジェクト「02_binary_cnn.sdcproj」を用いて，手書き数字の画像分類を行う．このサンプルプロジェクトは，**図 2.5-1** のような MNIST の手書き数字の画像の一部を用いて，「4」,「9」の 2 クラスに分類を行う畳み込みニューラルネットワークとなっている．

学習（Training）では，マトリックスサイズ 28×28 の「4」と「9」の画像 1500 枚を使用し，評価（Validation）では，「4」の画像：250 枚，「9」の画像 250 枚を使用する．

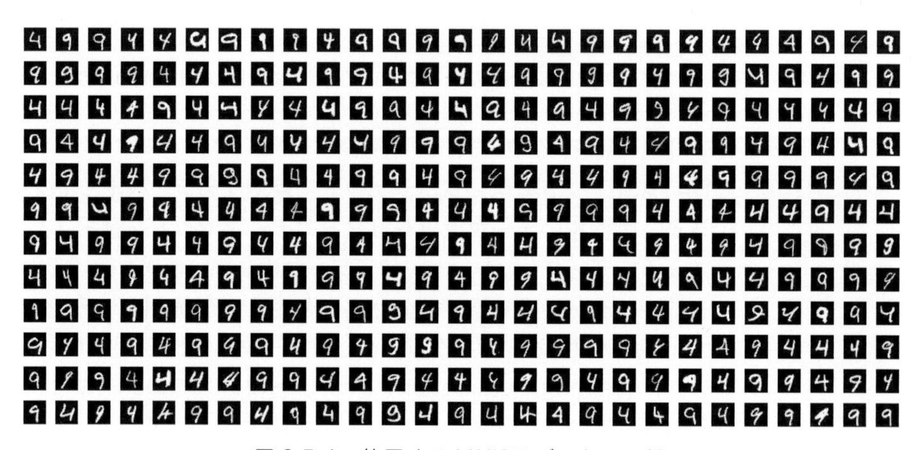

図 2.5-1　使用する MNIST データの一部

2.5.1　プロジェクトの選択

プロジェクト管理画面の画面（**図 2.5-2**）から，プロジェクト「02_binary_cnn.sdcproj」をクリックして選択する．この時，PC 内に MNIST データがダウ

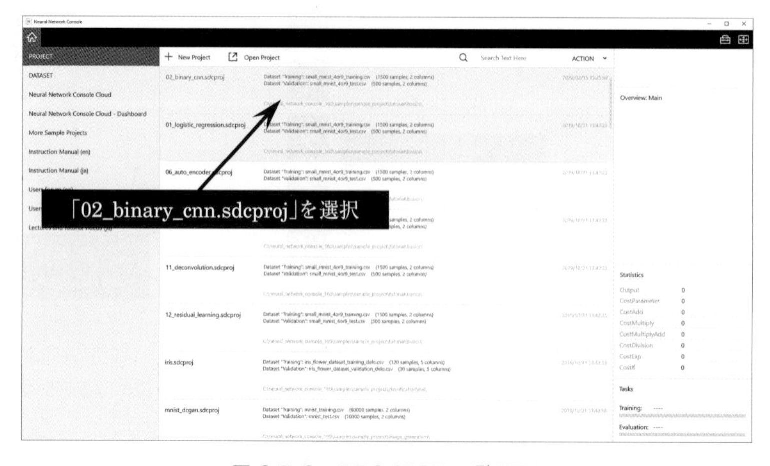

図 2.5-2　PROJECT 一覧画面

ンロードされていない場合には，**図 2.5-3**（a）のようなダウンロード確認画面が表示される．同図（a）において「はい」をクリックすると MNIST データセットのダウンロードが開始され，同図（b）のようなダウンロードの進捗が表示される（ネットワーク環境により異なるが，ダウンロードには数分間要する）．

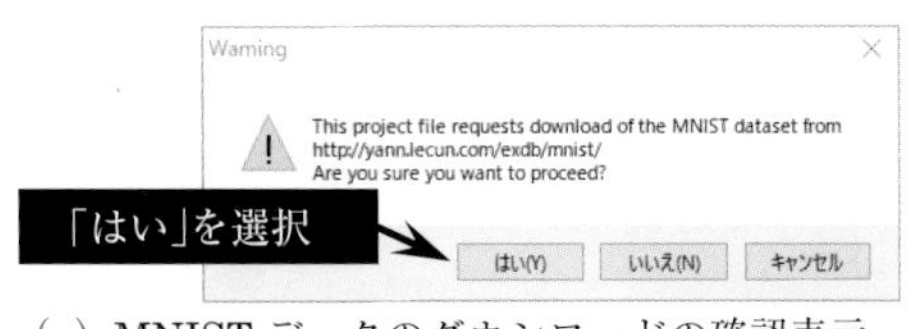
Warning
This project file requests download of the MNIST dataset from
http://yann.lecun.com/exdb/mnist/
Are you sure you want to proceed?
「はい」を選択
はい(Y)
いいえ(N)
キャンセル

（a）MNIST データのダウンロードの確認表示

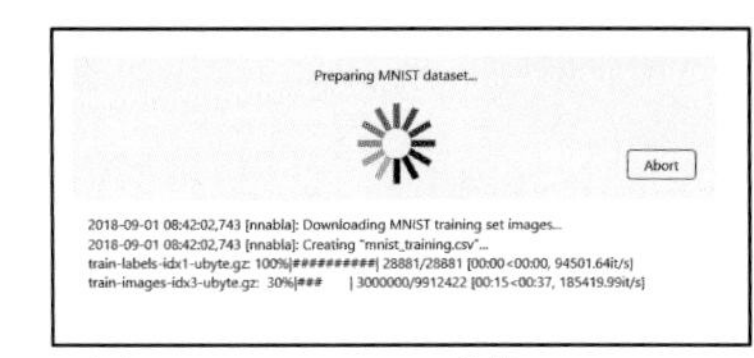

（b）ダウンロードの進捗

図 2.5-3　MNIST データのダウンロード

MNIST データセットのダウンロードが終了すると **図 2.5-4** のようなプロジェクト画面の EDIT タブが表示される．

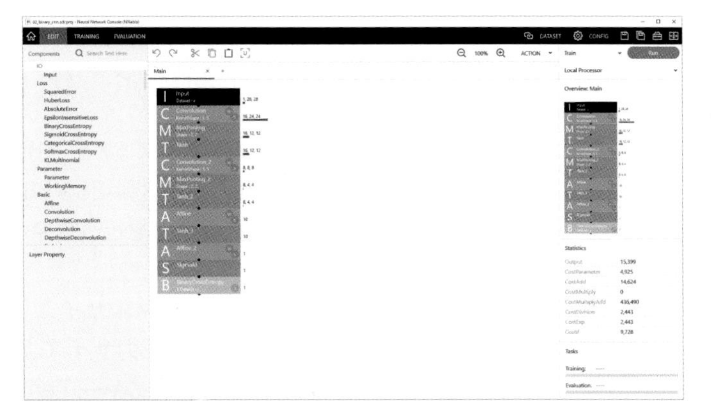

図 2.5-4　プロジェクト画面（EDIT タブ）

2.5.2　ネットワークの構成を確認する（EDIT タブ）

［1］　ネットワークの構成

プロジェクト画面の Edit タブにおいて，ネットワークの構成を確認することができる． Neural Network Console では，ネットワークは **図 2.5-5**（a）のように，ネットワークグラフで表現される．これをイメージ図として表すと，ニューラルネットワークの構造は同図（b）のようになる．両者を見比べると，ネットワークの構成は 2 層の「畳み込み（Convolution レイヤー）＋プーリング（MaxPooling レイヤー）」と 2 層の「全結合層（Affine レイヤー）」から構成される畳み込みニューラルネットワークとなっていることが確認できる．

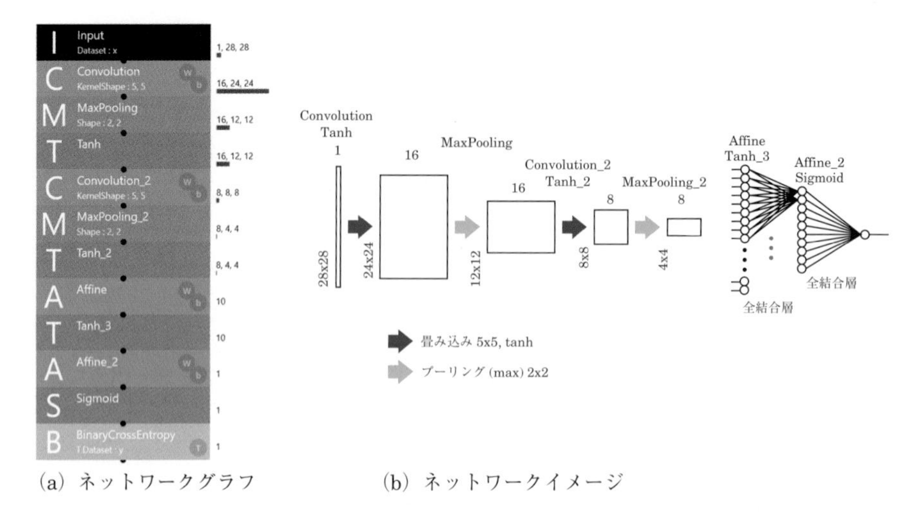

(a) ネットワークグラフ　　(b) ネットワークイメージ

図 2.5-5　ネットワークの構成（畳み込みニューラルネットワーク）

(1)　入力層（レイヤー Input）

ネットワークグラフ上の入力層（レイヤー Input）をマウスでクリックし，EDIT タブの画面左下に表示されるプロパティリストで，「Input」の項目を確認すると，入力層のサイズが「1,28,28」となっていることが確認できる．これは，入力画像がグレースケール（色チャンネル数 1）で，マトリックスサイズ 28×28 であることを示している．

(2)　畳み込み層（レイヤー Convolution），プーリング層（レイヤー MaxPooling），活性化関数（レイヤー Tanh）

レイヤー Convolution ではカーネルサイズ 5×5，出力マップ数 16 で畳み込みを行う．レイヤー Convolition の入力サイズは 28×28 であるが，畳み込み後の出力サイズが 24×24 となるのは，畳み込みを行う際のパッディングによるものである．

次に，レイヤー MaxPooling では，カーネルサイズ 2×2 で最大値プーリングを行う．2×2 サイズのプーリングにより，出力サイズは入力サイズの半分の 12×12 となる．レイヤー MaxPooling の次のレイヤー Tanh は，レイヤー Convolution の活性化関数が双曲線正接関数（tanh 関数）であることを示している．畳み込み層の活性化関数がプーリングの後に指定されているのは，プーリングによるサイズ縮小後に活性化関数による演算を施したほうが，計算量を少なくできるためである．

(3)　畳み込み層（レイヤー Convolution_2），プーリング層（レイヤー MaxPooling_2），活性化関数（レイヤー Tanh_2）

前項（2）と同様に畳み込みとプーリングを行う．

(4)　全結合層（レイヤー Affine），活性化関数（レイヤー Tanh_3）

レイヤー Affine は全結合層（入力ノード数：8×4×4=128，出力ノード数：10）で，活性化関数には双曲線正接関数（レイヤー Tanh_3）を用いる．

(5) 全結合層（レイヤー Affine_2），活性化関数（レイヤー Sigmoid）

レイヤー Affine_2 は，全結合層（入力ノード数：10，出力ノード数：1）で，活性化関数としてシグモイド関数（Sigmoid レイヤー）を用いる．

(6) 出力層（レイヤー BinaryCrossEntropy）

出力と教師データとの交差エントロピーを算出し，損失（誤差）の計算を行うための出力レイヤーである．このサンプルプログラムで用いられている BinaryCrossEntropy レイヤーは，２クラスの分類の際に使用される損失関数である．

ネットワーク全体の構成は，前半部分の (2)，(3) は畳み込み層とプーリング層から構成され，後半部分の (4)，(5) は全結合層により構成されている．前半部分では，画像からの特徴抽出を行い，後半部分では前半で抽出された画像特徴をもとに判別を行っている．分類問題に対するネットワークの構成には，過学習を抑制するために「Dropout 層」や，「BatchNormalization 層」を用いるもの，使用する活性化関数の違いなど，多くのバリエーションがある．例えば，サンプルプロジェクトの「LeNet.sdcproj」は，0〜9 の数字の分類を行うカテゴリー（多クラス）分類を行うネットワークである．用いる活性化関数の違いや，カテゴリー分類の出力層である「CategoricalCrossEntropy」が用いられているといった違いはあるが，基本的な構成としては，本サンプルプログラム（02_binary_cnn.sdcproj）と同じように構成されている．

〔2〕ネットワーク全体の統計情報

ネットワーク全体の計算量などの統計情報を，**図 2.5-6** に示す EDIT タブ画面の右下のネットワーク統計情報で確認することができる．例えば，Output は計算過程で保持する必要があるバッファ数（≒ネットワークを構成する要素の数）を表し，CostMultiply は計算で必要な乗算回数，CostMultiplyAdd は乗加算回数を表している．ネットワーク統計情報に表示されている各項目をクリックすることによって，選択した項目の，各レイヤーに占める割合をネットワークグラフ上に表示することができる．

Statistics	
Output	15,399
CostParameter	4,925
CostAdd	14,624
CostMultiply	0
CostMultiplyAdd	436,490
CostDivision	2,443
CostExp	2,443
CostIf	9,728

図 2.5-6 ネットワーク全体の統計情報

2.5.3　データセットの確認（DATASET タブ）

図 2.5-7（a）に示す画面右上の「DATASET」をクリックすると，DATASET タブが表示される．DATASET タブでは，現在開いているプロジェクトに使用されるデータセットを確認することができる．同図(b)のように，画面左のデータセッ

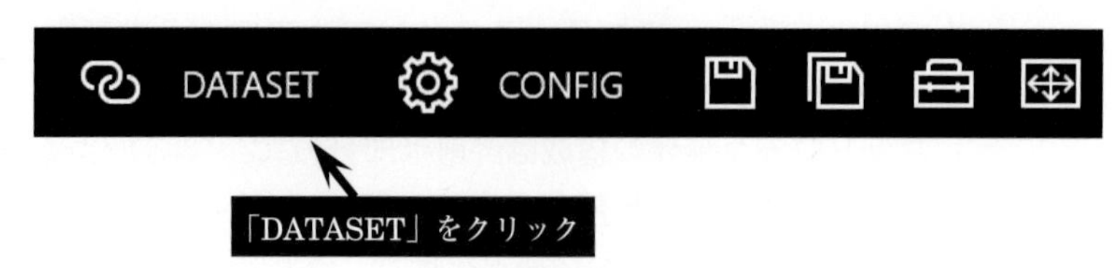

（a）DATASET ボタン

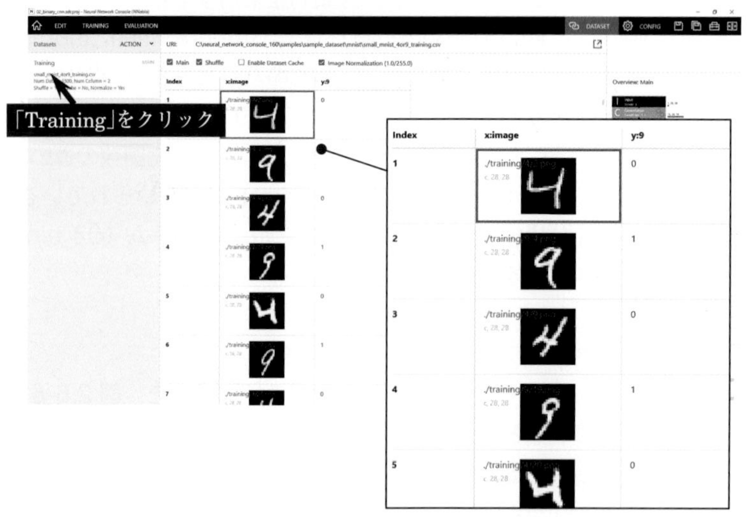

（b）Training データの確認

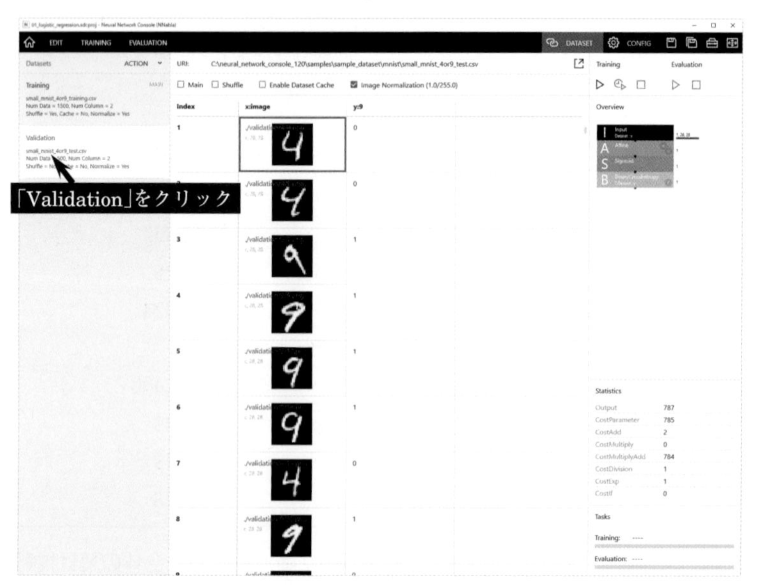

（c）Validation データの確認

図 2.5-7　プロジェクトで使用するデータセットの確認

トリストから，「Training」を選択すると，データセットビューワが表示され，学習用の Training データセットを確認することができる．データの「Index」の列には通番が振られ，「x : image」の列には，画像ファイルのパスと画像が表示され，「y : 」の列には，画像が「9」であれば「1」,「4」であれば「0」のラベル（教師データ）が付けられていることが確認できる．また，同様にデータセットリストの「Validation」を選択すると，同図（c）のように，使用する Validation データセットの内容を確認することができる．

DATASET タブのビューワで表示される各画像をダブルクリックすると，画像ビューワが起動し，画像を 1 枚ずつ表示し確認することができる．

2.5.4　学習（Training）

［1］　学習を実行する

図 2.5-8（a）のように EDIT タブ右上の学習実行（Train Run）ボタンをクリックすると学習処理を開始することができる．学習結果（TRAINING）タブのグラフモニタ上には，学習が進むと，同図（b）のような学習曲線（Learning Curve）が表示される．このグラフの横軸は学習世代数であるエポック数，左縦軸は学習データによるコスト関数の値（COST：最適化段階でのロス関数の出力値），右縦軸は学習データおよび評価データにおけるロス関数の出力値（TRAINING ERROR,VALIDATION ERROR）を示している．

同図（b）の例では，横軸のエポック数が増加するにしたがって，TRAINING

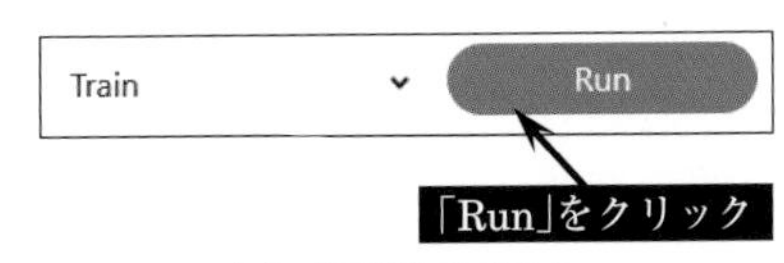

（a）学習開始ボタン

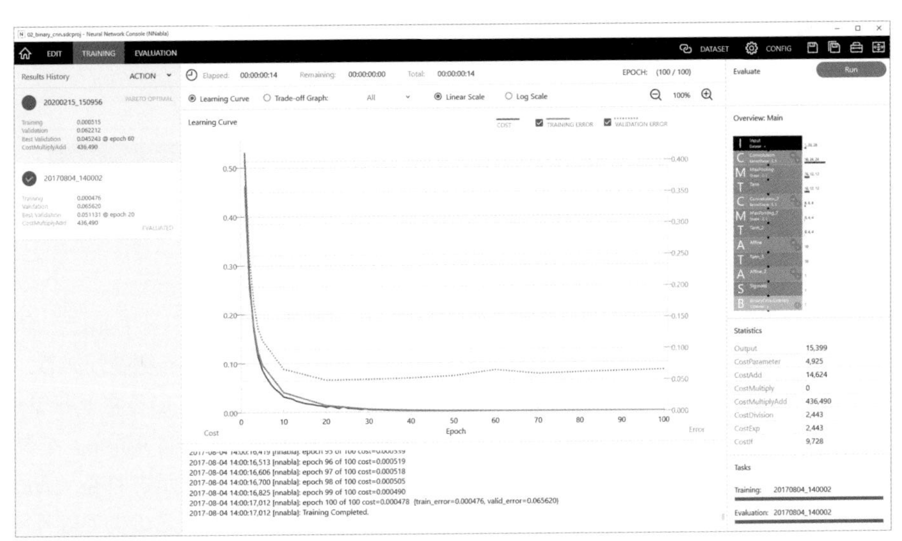

（b）学習曲線の表示

図 2.5-8　学習開始と学習曲線の表示

ERROR, VALIDATION ERROR, COSTの値が，減少しており適切な学習が行われたことが確認できる．このようにグラフモニタのグラフの推移（形状）は，過学習（Overfitting/High variance），未学習（Underfitting/High bias）などの学習状態を判断することに用いられる．

［2］　学習済みパラメータを確認する（＝Weight（重み）を可視化する）

（1）　学習済みパラメータファイル（results.nnp）

ニューラルネットワークの学習処理では，全結合層（Affine）のエッジの重み係数や，畳み込み層のカーネルの重み係数は，ニューラルネットワークの出力と教師データとの誤差が小さくなるように更新される．この重み係数の更新こそが「学習」である．Neural Network Consoleでは，学習終了時に「results.nnp」という名前のファイルに，この重み係数などの学習済みパラメータが保存される．

学習済みパラメータファイル（results.nnp）は，**図2.5-9**のように学習結果リストの項目上（学習履歴）で，マウスを右クリックして「Open Result Location」を選択し，表示されるフォルダ内に保存される．

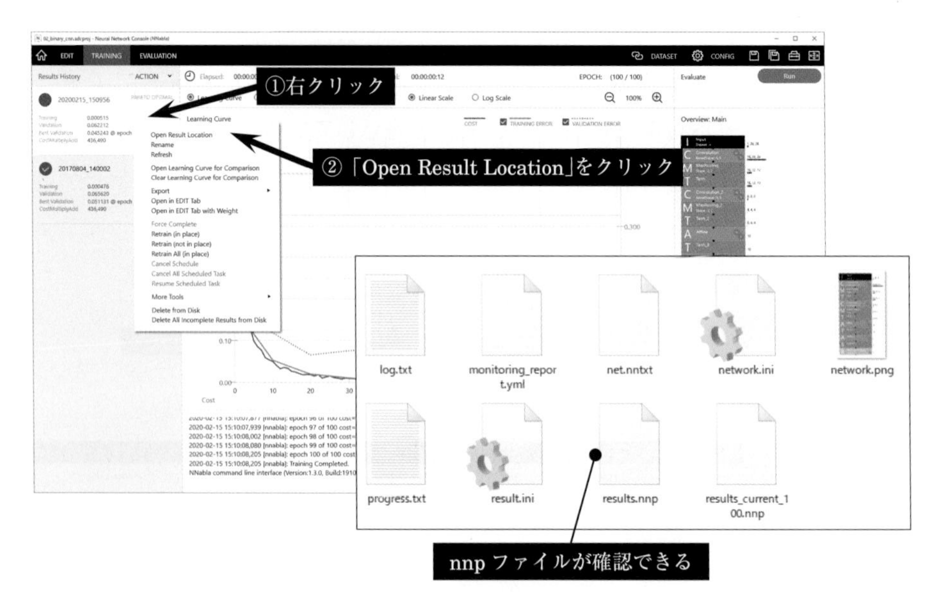

図2.5-9　学習したパラメータが保存されたファイル（results.nnp）

（2）　学習済みパラメータの可視化

Neural Network Consoleでは，画面上でグラフィカルに，全結合層または畳み込み層の学習済みパラメータを可視化して表示する機能がある．

学習結果（TRAINING）タブの右上に表示されているネットワークビューワで，**図2.5-10**（a）のように，全結合層であるレイヤー「Affine」をダブルクリックすると，同図（b）のような全結合層の重み係数が表示される．Weight表示の列成分は，入力ニューロンに掛け合わされる重み行列（この例では4×4×8＝128列）を表し，行は出力ニューロンに対応している（この例では10行）．

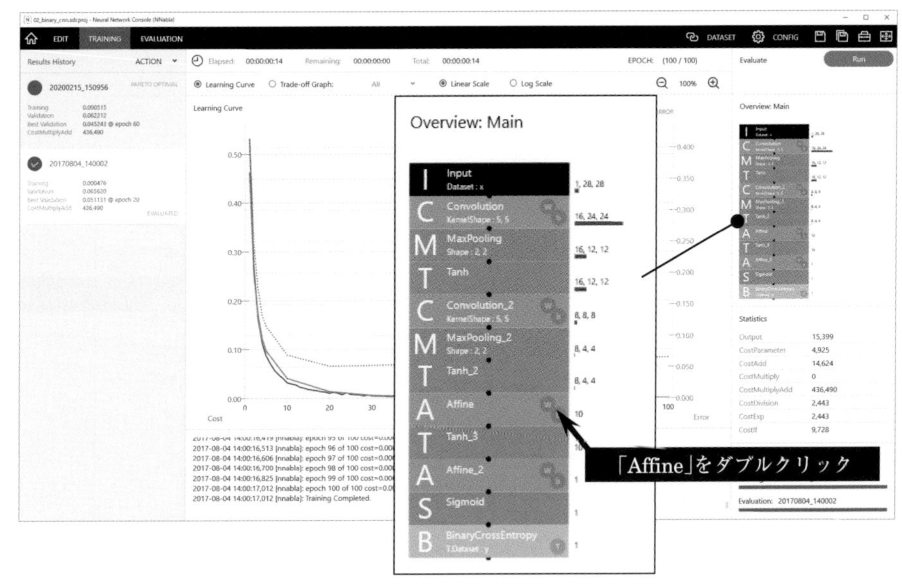

(a) ネットワークビューワでレイヤー「Affine」をダブルクリック

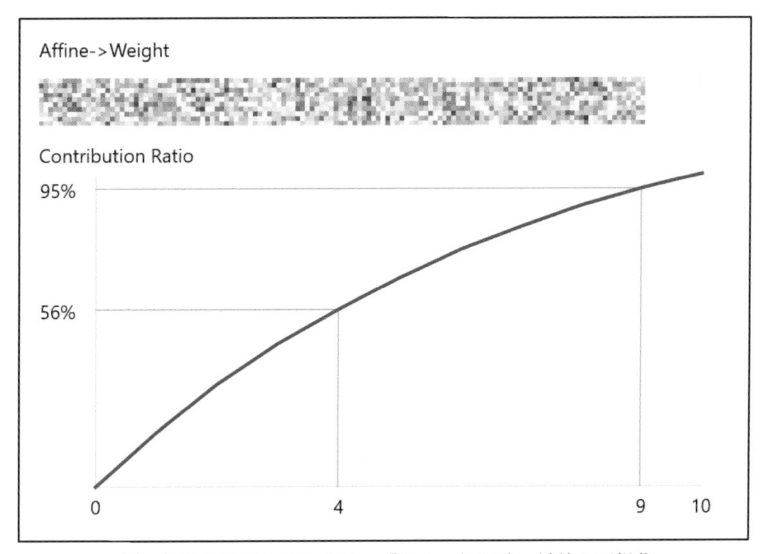

(b) 全結合層であるレイヤー「Affine」の重み係数の可視化

図 2.5-10　全結合層の重み（Weight）の可視化

また同様に，**図 2.5-11**（a）のように，ネットワークビューワで，畳み込み層であるレイヤー「Convolution」をダブルクリックすると，同図（b）のように，畳み込み層のカーネルが表示される．レイヤー「Convolution」では，サイズ 5x5 のカーネル 16 個を確認することができる．

Weight 表示の下のグラフ（Contribution Ratio）は，パラメータの主成分分析結果から求めた寄与率を表しており，横軸はパラメータの次元数，縦軸は累積寄与率を表している．

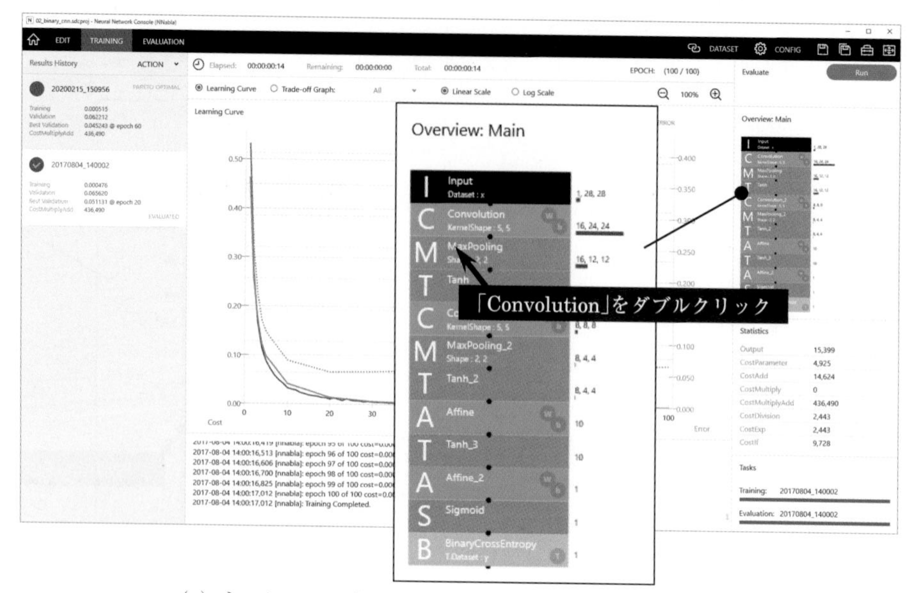

(a) ネットワークビューワでレイヤー「Convolution」を選択

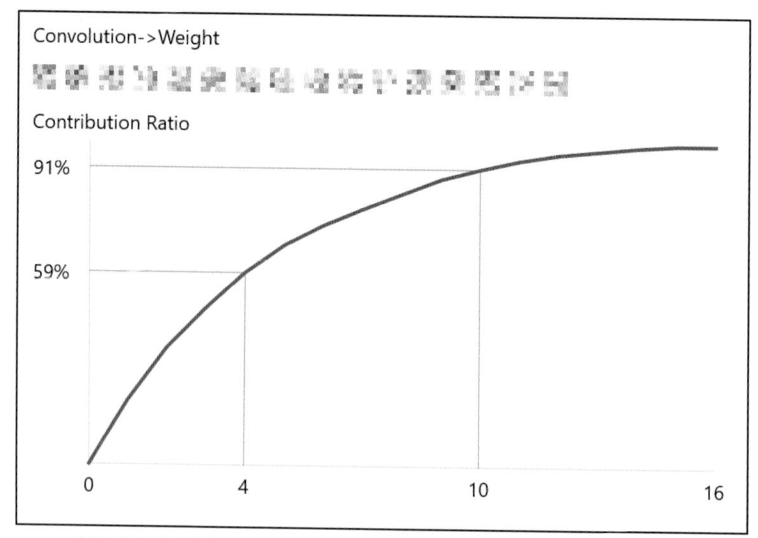

(b) 畳み込み層であるレイヤー「Convolution」の重み係数の可視化

図 2.5-11　畳み込み層の重み（Weight）の可視化

2.5.5　評価（Evaluation）

図 2.5-12（a）のように，TRAINING タブ右上の評価実行（Evaluate Run）ボタンをクリックすると，評価用データセットに対して評価処理が開始される．評価処理終了後には同図（b）のように画像と結果が表示され，EVALUATION タブの y' の欄には，それぞれの画像が「9」であると推定される確率が表示される．

例えば，同図（b）の Index（通番）1 の画像では，「4」の手書き文字に対して，算出された y' の値（「9」である確率）は 0.00075795315 となり，ほとんど「9」ではない（＝「4」である）ことを表している．

次に，Confusion Matrix のラジオボタンをクリックすると，同図（c）のよう

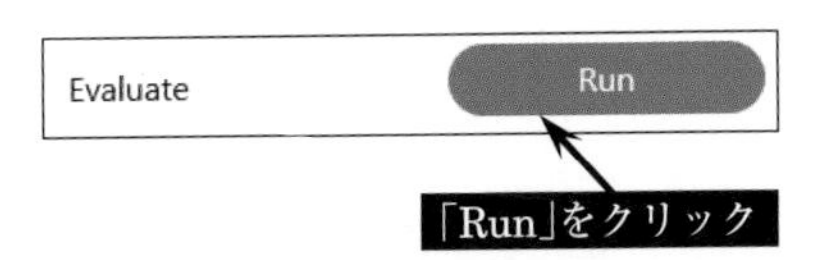

(a) 評価実行ボタン

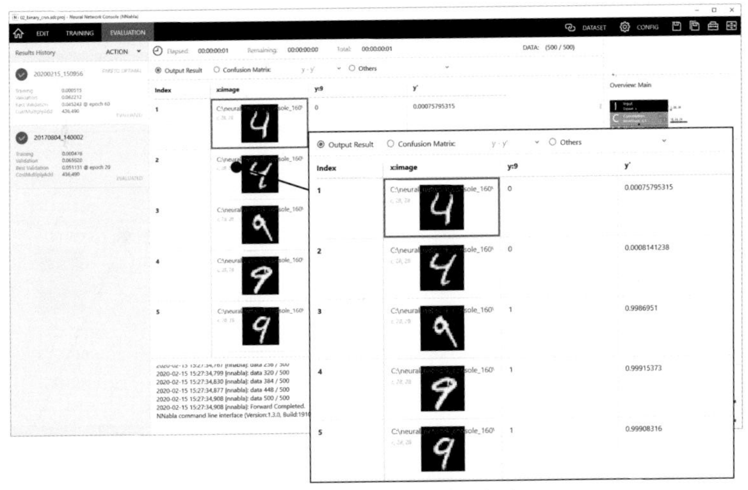

(b) Output Result の結果表示
（y' 列には入力 x が 9 である確率が表示される）

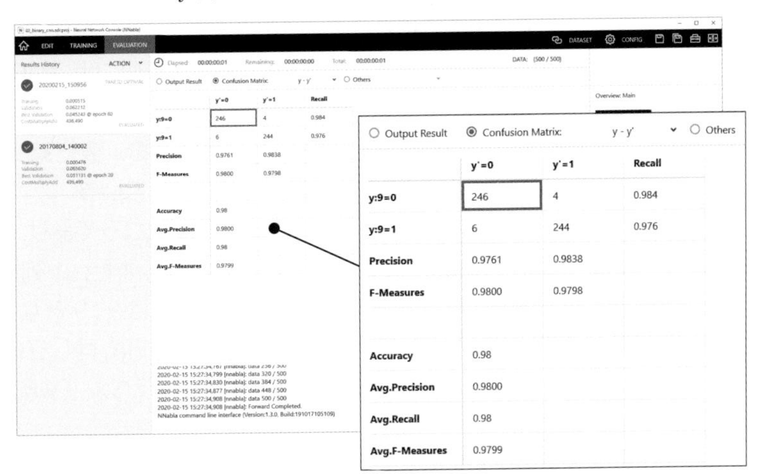

(c) Confusion Matrix（混同行列）の結果表示

図 2.5-12　評価開始と結果表示

に**混同行列**（Confusion Matrix）が表示される．同図（c）の場合,「4（カテゴリー0)」を正しく「4（カテゴリー 0)」と判別したものは 250 例中 246 例, 同様に「9（カテゴリー 1)」を正しく「9（カテゴリー 1)」と判別したものは 250 例中 244 例であることを示している．また, Accuracy の欄を見ると分類精度は 0.98（98%）であることが確認できる．

これら評価結果は，output_result.csv，confusion_matrix_y.csv というファイルに保存される．**図 2.5-13** のようにしてフォルダを開くと，output_result.csv，confusion_matrix_y.csv ファイルが保存されていることが確認でき，Excel などの表計算ソフトを用いて，それぞれのファイルの内容を確認することができる．

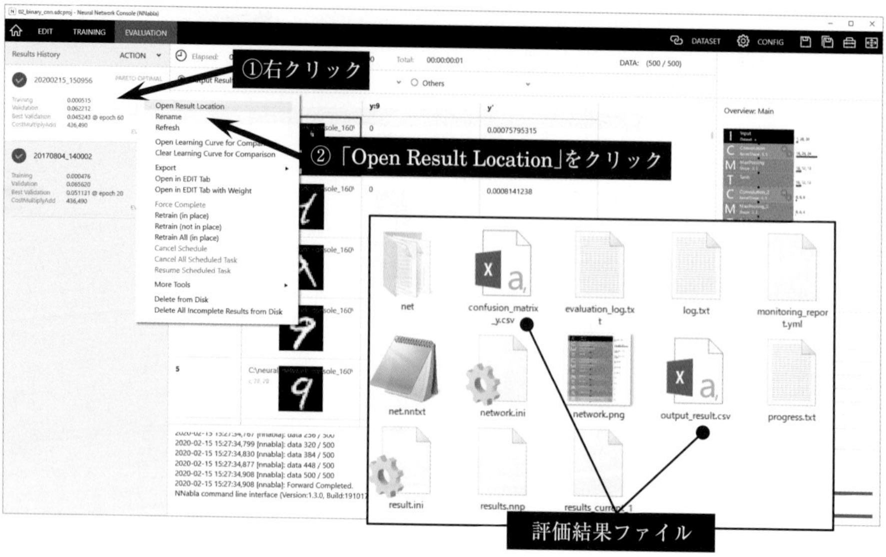

図 2.5-13　評価結果（output_result.csv, confusion_matrix_y.csv）ファイル

2.5.6　データセットの構造を理解する

図 2.5-14 に示すように DATASET タブの上部には，「URI：」につづいて，データセット（CSV ファイル）のパスが表示されている．表示されているファイルパスの small_mnist_4or9_training.csv ファイルを，表計算ソフト Excel で開くと，CSV ファイルの内容は**図 2.5-15** のようになっている．

CSV ファイルの 1 行目 1 列目は x：image となっており，この列が変数名 x で，そのラベルが image であることを表している．また，1 列目の 2 行目以降は，画像ファイルのパスを表している．1 行目 2 列目は y：9 となっており，変数名 y でラベルが「9」となっている．2 列目の 2 行目以降は，同じ行の 1 列目のファイルが，「4」であれば「0」，「9」であれば「1」というラベル（教師データ）が記載されている．

変数名については，入力層（レイヤー Input）のプロパティリストには，「Dataset x」と設定されており，変数 x が入力層に入力される変数であることが分かる．また，出力層（レイヤー BinaryCrossEntropy）のプロパティリストでは，「T.Dataset y」と設定されており，変数 y は出力として期待される変数（＝教師データ）であることが確認できる．

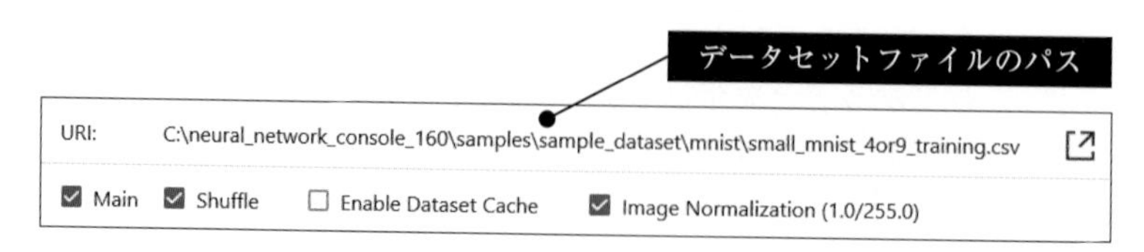

図 2.5-14　DATASET タブに表示されているデータセットファイルの絶対パス

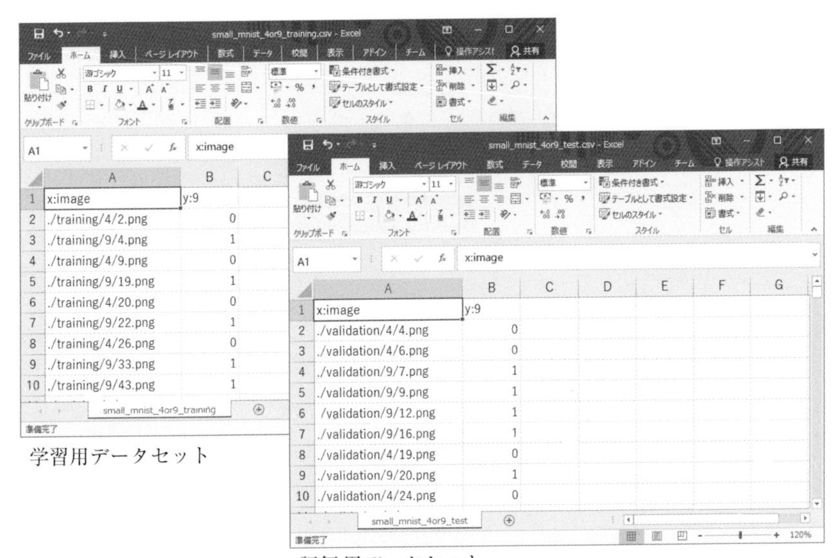

図 2.5-15　データセット（CSV ファイル）

データセットは \samples\sample_dataset\MNIST フォルダ内の学習用データセット：small_mnist_4or9_training.csv／評価用データセット：small_mnist_4or9_test.csv

2.5.7　テスト（TEST）データ，未知データに対して推論する

このサンプルプロジェクトでは，Training データ，Validation データの２つのデータセットを使って学習と評価を行った．一般的に，評価は独立したデータで行うため，学習に用いない Test データを別に用意して，学習用に Training と Validation データ，評価用に Test データと３つのデータセットで，学習と評価が行われる．また，学習したニューラルネットワークで，プロスペクティブな推論を行う場合や，教師データがない未知データが入力となる場合もある．

評価実行（Evaluate Run）ボタンをクリックした時に使用するデータセットは，CONFIG タブの「Executor」で設定することができる．

まず，Executor の「□ Need Back Propagation」のチェックボックスのチェックが外れていることを確認（デフォルトで外れている）し，「Executor」の Network の欄が「MainRuntime」となっていることを確認する．MainRuntime とは誤差計算を行わない特別なネットワークで，評価実行時に Main ネットワークから自動生成されるネットワークである．

MainRuntime は損失（誤差）計算を行わないため，入力データには正解ラベル（教師データ）がなくても動作し推論を行うことができる．（ただし，正解ラベルがないと混同行列などの集計は行われない．）

また，評価実行時に使用するデータセットは，**図 2.5-16** のように Dataset の欄で評価用データセットを指定することができる．例えば，３つのデータセット（Training,Validation,Test）があり，Train,Validation で学習，Test で評価を行う場合には，プロジェクトに，データセット Test を追加し，Excecutor の Dataset 欄で Test と指定する．

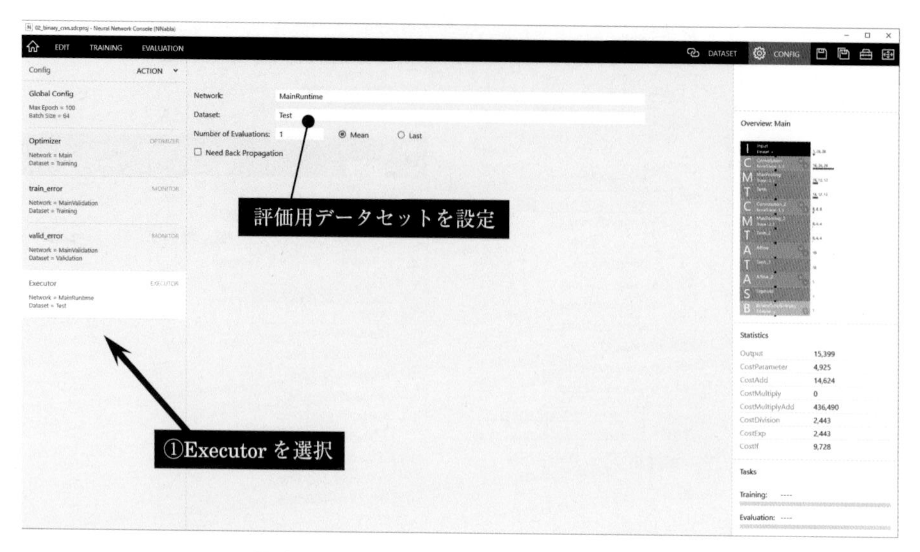

図 2.5-16　CONFIG（Executor）の設定

2.6　医用画像データベースの利用

2.6.1　miniJSRT_database について

本章で用いる医用画像データベースは，日本放射線技術学会の「標準ディジタル画像データベース［胸部腫瘤陰影像］」にもとづいて作成された miniJSRT_database を利用する．

この miniJSRT_database は，医用画像を対象としたディープラーニングの研究を始めようという初学者のために公開されたデータベースで，日本放射線技術学会の画像部会サイト（**図 2.6-1**）に公開されており，以下の URL から，画像データセットをダウンロードして利用することができる．

URL：http://imgcom.jsrt.or.jp/minijsrtdb/

miniJSRT_database のデータベースは，画像分類，領域分割，超解像など目的別にデータセットが構成されており，深層学習に関する研究をはじめやすいように，画像形式は PNG 形式となっており，各データセットは，train, test のフォルダにデータが分けられている．また，画像分類においては，画像のカテゴリーごとにあらかじめフォルダ分けされている．各データセットは画像には，8 bit グレースケール，RGB カラー，Index カラーの 3 種類がそれぞれ提供されているが，本章では 8 bit グレースケールのみを用いる．

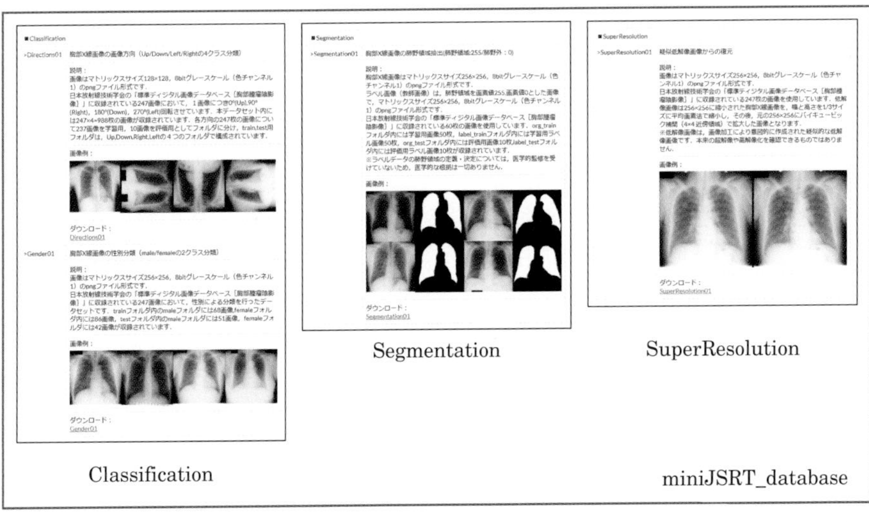

図 2.6-1　miniJSRT_database のサイト（日本放射線技術学会　画像部会サイトより）
出典：http://imgcom.jsrt.or.jp/minijsrtdb/

［1］ 画像方向の画像分類に関するデータセット（Direction01）

miniJSRT_database 内の Directions01 データセットは，247 枚の胸部 X 線画像を 1 画像につき 0°(Up)，90°(Right)，180°(Down)，270°(Left) の 4 通り回転させ，合計 247×4＝988 枚の画像で構成されている．各方向 247 枚の画像は，学習用（train）画像 237 枚と評価用（test）画像 10 枚にフォルダ分けされている．

［2］ 領域分割に関するデータセット（Segmentation01）

miniJSRT_database 内の Segmentation01 データセットは，胸部 X 線画像と肺野領域（ラベル）画像が一組になっており，胸部 X 線画像は画像サイズ 256×256[pixel]，8 bit グレースケール（色チャンネル 1）の png ファイルである．また，ラベル画像（教師画像）は，肺野領域を画素値 255，画素値 0 とした画像で，画像サイズ 256×256[pixel]，8 bit グレースケール（色チャンネル 1）の png ファイルである．このデータセットには，60 組の画像が収録されており．org_train フォルダ内には学習用画像 50 枚，label_train フォルダ内には学習用ラベル画像 50 枚，org_test フォルダ内には評価用画像 10 枚 ,label_test フォルダ内には評価用ラベル画像 10 枚が収録されている．また，画像サイズを 64×64[pixel] とした Segmentation01_small データセットも公開されている．

［3］ 超解像／高解像化データセット（SuperResolution01）

miniJSRT_database 内の SuperResolution01 のデータセットは，胸部 X 線画像と疑似低解像画像が一組になっている．画像は画像サイズ 256×256 [pixel]，8 bit グレースケール（色チャンネル 1）の png ファイルで，データセットには，胸部 X 線画像と疑似低解像画像が 247 組含まれている．

このデータセットの低解像画像は 256×256[pixel] に縮小された胸部 X 線画像

を，幅と高さを 1/3 サイズに平均画素法で縮小し，その後，元の 256×256[pixel] にバイキュービック補間（4×4 近傍領域）で拡大した疑似的な低解像画像となっている．画像加工により意図的に作成された疑似的な低解像画像であり，本来の超解像や高解像化を確認できるものではないが，基礎的な実験用として利用できる．

2.6.2　日本放射線技術学会「標準ディジタル画像データベース［胸部腫瘤陰影像］」の紹介

本書で利用する miniJSRT_database の元となっているオリジナルの画像データベースは，日本放射線技術学会の「標準ディジタル画像データベース［胸部腫瘤陰影像］」[23] である．この標準ディジタル画像データベースは，画像サイズ 2048×2048[pixel]，12 bit（4096 階調）グレースケール，RAW 形式フォーマットの画像を 247 症例（腫瘤陰影あり：154 症例，陰影なし：93 例）収録している．日本放射線技術学会サイトの，以下の URL よりダウンロードすることができ，年齢，性別，良悪性診断結果，腫瘤陰影の座標情報などの病変に関するクリニカルなアノテーションデータも入手することができる．

URL：http://db.jsrt.or.jp/eng.php

また，オリジナルの RAW 形式の画像にピクセル値の変換処理を施して，DICOM フォーマット形式とした「標準ディジタル画像データベース［胸部腫瘤陰影像］【DICOM 版】」は，日本放射線技術学会画像部会サイトである以下の URL からダウンロードすることができる．

URL：http://imgcom.jsrt.or.jp/download/

2.7　画像分類（LeNet を使った胸部 X 線画像の方向分類）

図 2.7-1 のような胸部 X 線画像の，画像方向を分類し Up/Down/Left/Right の 4 クラス分類するネットワークを構築する．ここでは，サンプルプロジェクト (LeNet.sdcproj)を用いて画像分類を行う．このサンプルプロジェクトでは，畳み込みニューラルネットワークとして有名な **LeNet**[24] が用いられている．

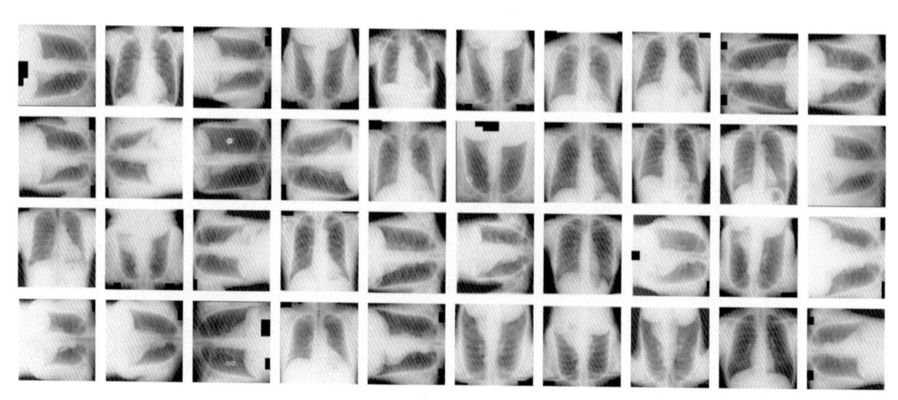

図 2.7-1　miniJSRT_database Directions01 データセットの一例

2.7.1 データセットの作成

データセットは，日本放射線技術学会のminiJSRT_databaseのDirections01のデータセットを用いる．画像は画像サイズ128×128[pixel]で，8 bitグレースケール（色チャンネル数：1），png形式の胸部X線画像である．

日本放射線技術学会の「標準ディジタル画像データベース［胸部腫瘤陰影像］」に収録されている247画像について，1画像につき0°(Up)，90°(Right)，180°(Down)，270°(Left)の4通りの画像回転を行っており，データセット内には247×4=988枚の画像が収録されている．各方向247枚の画像は，学習用（train）データセット237画像，評価用（test）データセット10画像で構成されており，train,testのそれぞれのフォルダは，Up/Down/Right/Leftのカテゴリーごとにフォルダ分けされている．

［1］ Direction01データセットのダウンロード

URL：http://imgcom.jsrt.or.jp/minijsrtdb/

上記のURLにアクセスし，Direction01データセット（128×128,Gray：8 bit)のデータセットをダウンロードしzip圧縮ファイルを展開する(※ダウンロードの際は，Direction01で128×128，Gray：8 bitであることを確認すること)．展開後にできるDirections01フォルダは，C:\neural_network_console_160フォルダ内に保存する．

［2］ データセットの分割（Training/Validation/Test）

ダウンロードしたデータセット（train/test）を，**図2.7-2**に示すように，Trainingデータセット758枚，Validationデータセット190枚，Testデータセット40枚として使用する．このデータセットの分割作業は，Neural Network Consoleの画像分類用データセットの自動生成機能を利用して，次項［3]，［4］の手順で作成する．

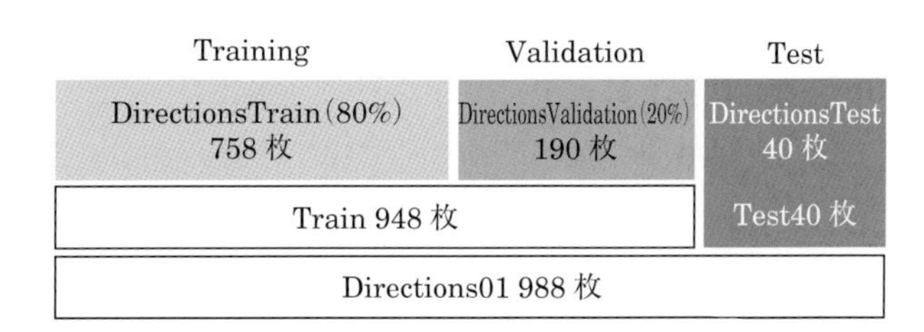

図2.7-2 Directions01データセットの分割

［3］ Training, Validationデータセットの作成

（1）手順1

C:\neural_network_console_160フォルダ内に「Dataset」フォルダを作成する．

(2) 手順 2

C:\neural_network_console_160\Dataset フォルダ内に，「DirectionsTraining」フォルダを作成する．

(3) 手順 3

Neural Network Console の DATASET 管理画面を開き「+Create Dataset」を押して，Create Dataset ダイアログを開く．**図 2.7-3** のように値を設定し，「Apply」ボタンをクリックする．

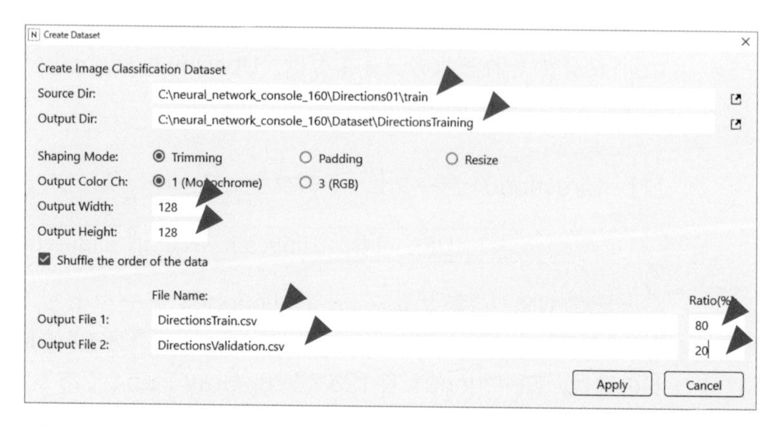

図 2.7-3　Training, Validation 用のデータセットファイル（csv ファイル）の自動生成

Train フォルダ内の画像を 80％と 20％の割合で，Training データ（DirectionsTrain.csv）と Validation データ（DirectionsValidation.csv）に分割する．

これは，ダイアログの設定は，train フォルダ内の画像を 80％と 20％の割合で，Training データセット（DirectionsTrain.csv）と，Validation データセット（DirectionsValidation.csv）に分割し，DirectionsTraining フォルダ内に保存することを意味している．

[4]　Test データセットの作成

(1)　手順 1

C:\neural_network_console_160\Dataset フォルダ内に，「DirectionsTest」フォルダを作成する．

(2)　手順 2

Neural Network Console の DATASET 管理画面を開き「+Create Dataset」を押して，Create Dataset ダイアログを開く．**図 2.7-4** のように設定し，「Apply」ボタンをクリックする．

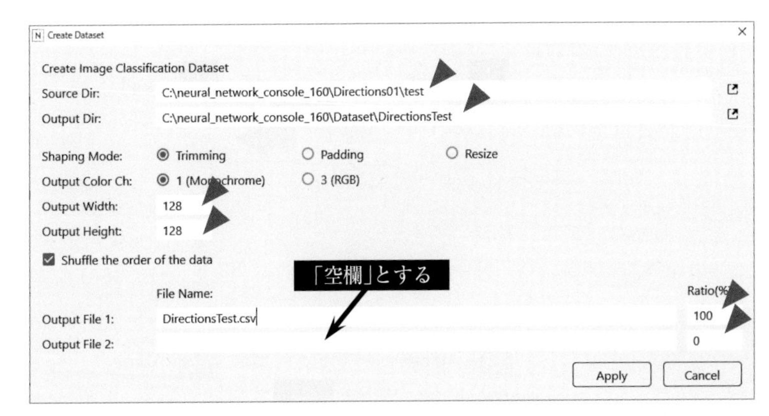

図2.7-4　Test用のデータセットファイル（csvファイル）の自動生成をする

2.7.2　ネットワークグラフの編集

PROJECT管理画面でサンプルプロジェクト「LeNet.sdcproj」を選択し開く．サンプルプロジェクトLeNet.sdcprojは，LeNetとよばれる畳み込みニューラルネットワークで，Fashion MNISTデータ（入力画像サイズ28×28）を0~9のクラスに画像分類（10クラス分類）することを目的としている．

ここでは，このLeNetに胸部X線画像（画像サイズ128×128）を入力し，Up./Down/Left/Rightの4クラスの画像分類を行うように変更を加える．変更点は，入力層のサイズと，出力されるカテゴリー数の変更である．

［1］　入力層（Inputレイヤー）のサイズ変更

EDITタブのネットワークグラフ上で，入力層（Inputレイヤー）をクリックし，**図2.7-5**（a）のようにプロパティリストのSizeの欄を「1,28,28」から「1,128,128」に変更する．

［2］　全結合層（Affine_2レイヤー）の出力の変更

EDITタブのネットワークグラフ上で，全結合層（Affine_2レイヤー）をクリックし，**図2.7-5**（b）のようにプロパティリストのOutputShapeを「10」から「4」に変更する．

［3］　ネットトラークグラフの確認

EDITタブのネットワークグラフが，**図2.7-5**（c）のように変更されたことを確認し，画面右上のSaveボタン（💾）をクリックして保存する．

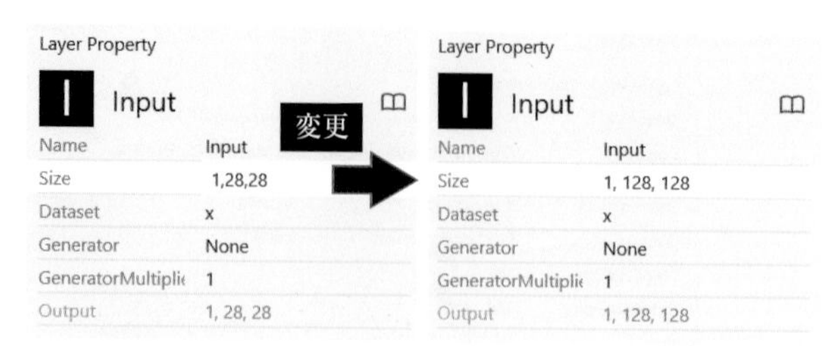

(a) Input レイヤーの Size の変更(1, 28, 28 → 1, 128, 128)

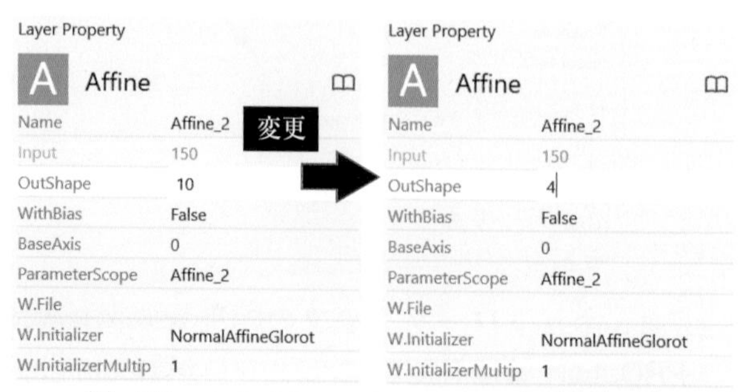

(b) Affine_2 レイヤーの OutShape の変更(10 → 4)

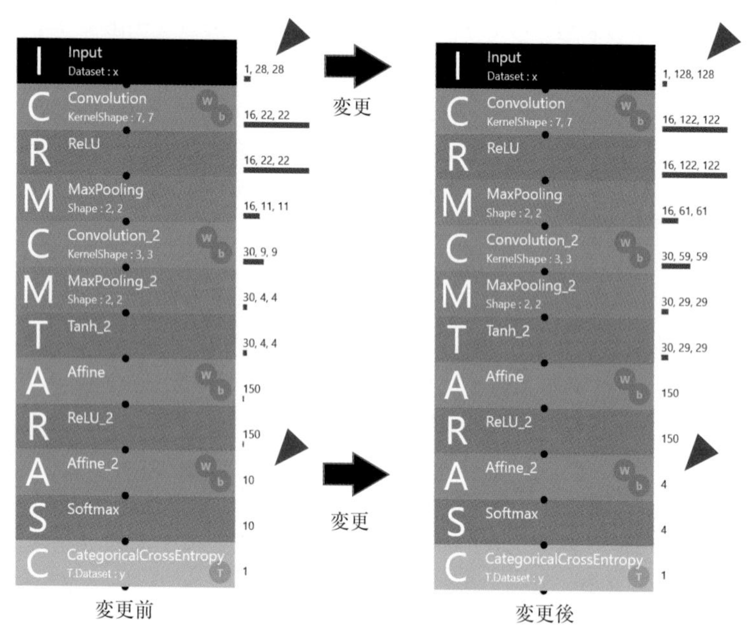

(c) ネットワークグラフの確認
(三角は変更点を示す)

図 2.7-5　レイヤープロパティの変更

2.7.3　プロジェクトで使用するデータセットを指定する(DATASET タブ)

このプロジェクトでは Training,Validation,Test の 3 つのデータセットを用いる．プロジェクトで使用するデータセットを以下のように指定する．

［1］ Trainingデータセットの設定

図2.7-6のようにDATASETタブを開き，データセットリストからTrainingを選び，データセット指定ボタン（[↗Open Dataset）をクリックする．表示されるリストから節2.7.1で作成した「DirectionsTrain.csv」を選択する．

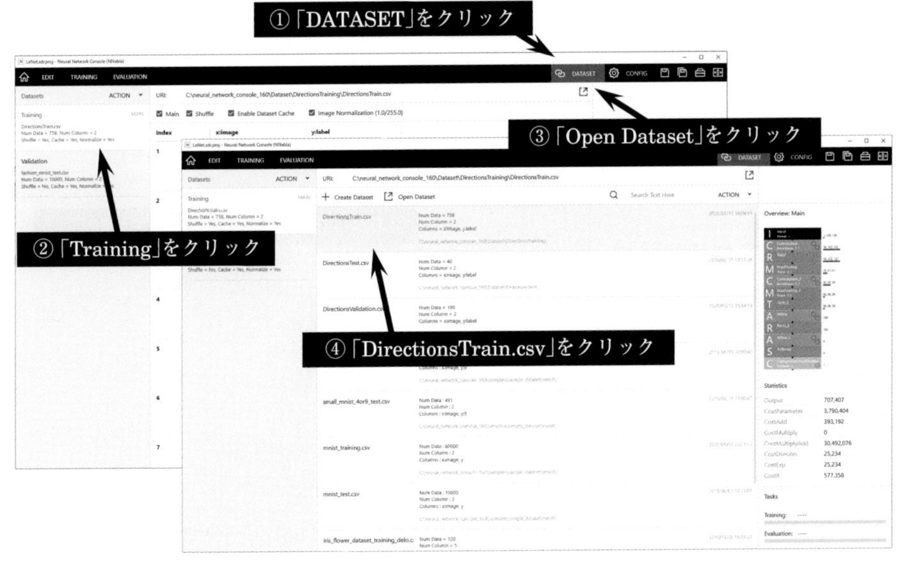

図2.7-6　プロジェクトで使用するTrainingデータセットの設定
（Validationデータセットも同様にDirectionsValidation.csvを選択する）

［2］ Validationデータセットの設定

Validataionデータセットのついても，Trainingデータの場合と同様に，データセットリストからValidationを選び，データセット指定ボタン（[↗Open Dataset）をクリックし，表示されるリストから節2.7.1で作成した「DirectionsValidation.csv」を選択する．

［3］ Testデータセットの設定

図2.7-7に示すようにデータセットリスト上部の「ACTION」からAddを選び，空のデータセットを追加する．追加されたデータセット名は「Dataset_1」となっているが，データセット名を「Test」へ変更する（データセットリストの「Dataset_1」と表示されているところをマウスで選択すると名称を変更できる）．

Testデータセットについても，これまでと同様に，データセットリストからTestを選び，データセット指定ボタン（[↗Open Dataset）をクリックし，表示されるリストから節2.7.1で作成した「DirectionsTest.csv」を選択する．また，この時，Testデータについて DATASETタブ画面上部の「Shuffle」のチェックが外れていることを確認する．

［4］ データセットの確認と保存

DATASETタブにおいて，使用するTrain, Validation, Testの3つのデータセッ

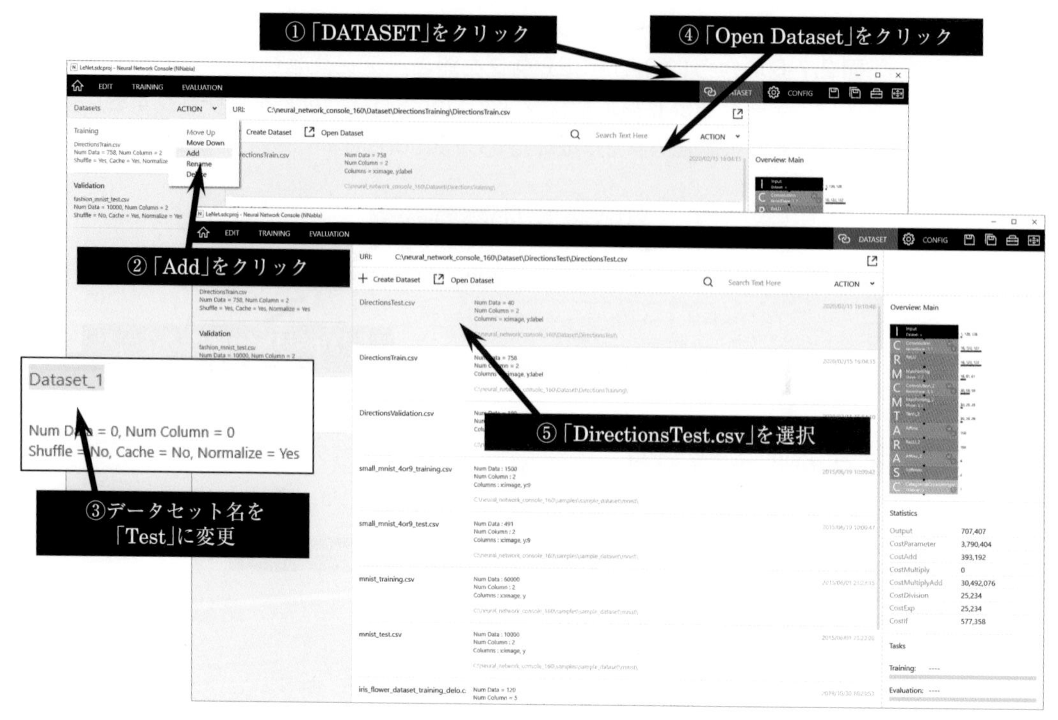

図 2.7-7　プロジェクトで使用する Test データセットの設定

トをそれぞれクリックし，データセットプレビュー画面で確認を行い画像が正しく読み込まれていれば，画面右上の Save ボタン（💾）をクリックして保存する．

2.7.4　CONFIG タブ

［1］「Executor」Dataset の設定

CONFIG タブの Executor で，評価実行ボタン（Evaluate Run）が押された際に使用するデータセットを設定する．評価実行ボタン（Evaluate Run）が押された時には，Test データセットを用いて評価を行うため，**図 2.7-8** のように，Executor の Dataset の欄を「Test」とする（デフォルトでは Validation となっている）．変更後，画面右上の Save ボタン（💾）をクリックして設定を保存する．

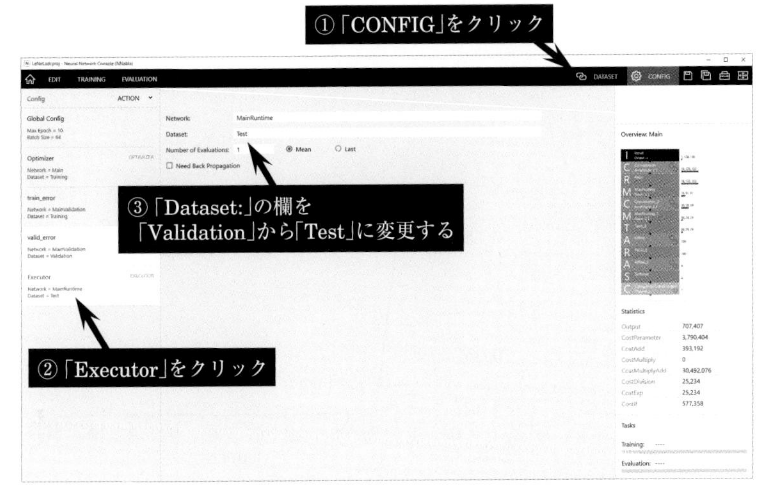

図 2.7-8　CONFIG タブ Executor の Dataset 設定

［2］「Global Config」の確認

CONFIG タブの Global Config を開き，**図 2.7-9** に示すように，設定されているエポック数（Max Epoch），バッチサイズ（Batch Size）を確認する．エポック数やバッチサイズを変更する場合は，これらの数値を変更する．

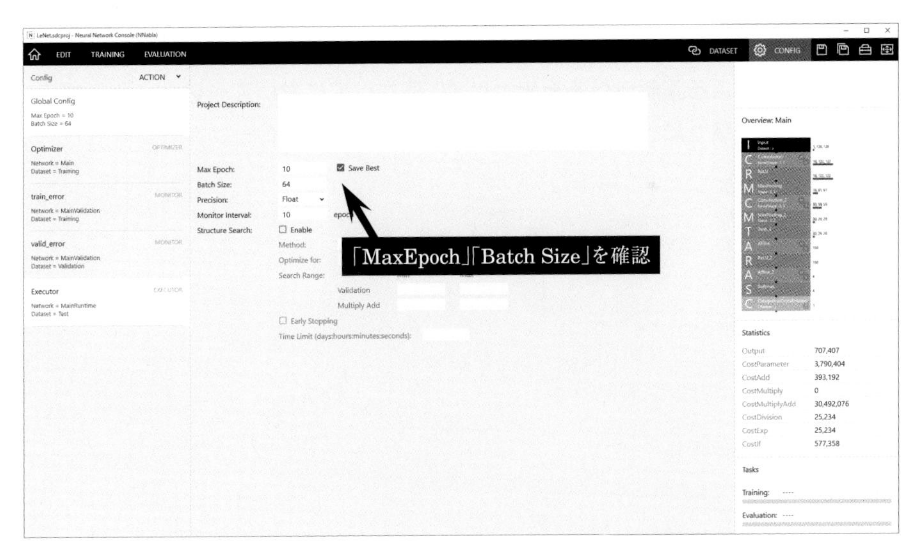

図 2.7-9　Batch Size 設定（CONFIG タブ：Global Config）

2.7.5　学習の実行

EDIT タブの学習実行ボタン（Train Run）をクリックし，学習処理を開始するとグラフモニタには**図 2.7-10** に示すような学習曲線が表示される．

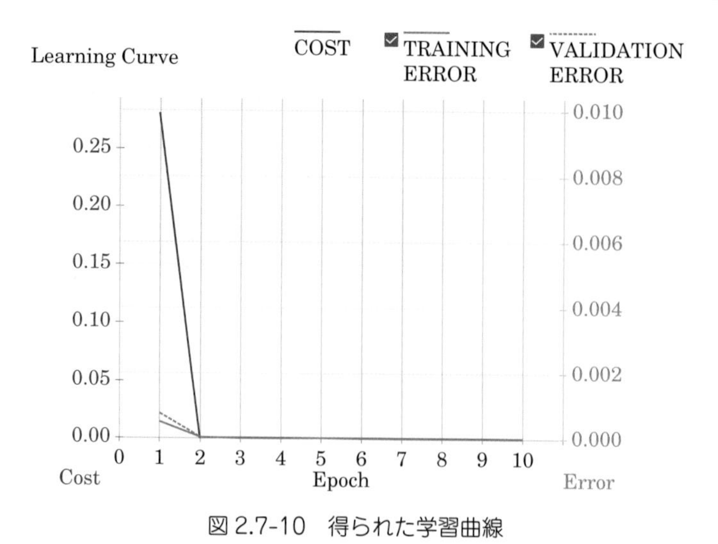

図 2.7-10　得られた学習曲線

2.7.6　評価の実行

TRAINING タブの評価実行ボタン（Evaluate Run）をクリックし，評価を開始する．得られた結果を**図 2.7-11** に示す．ラベルは，Down:0，Left:1，Right:2，Up:3 となっており，同図（a）では，y'_0 列は Down である確率，y'_1 列は Left である確率，y'_2 列は Right である確率，y'_3 列は Up である確率を表している．

また，同図（b）に結果の混同行列を示す．Test データに対し評価を行ったところ正解ラベルと出力は 40 例すべてにおいて一致し，判別精度は 1（100%）となった．

Index	x:image	y:label	y'_0	y'_1
1	C:\neural_network_console_160\ c, 128, 128	3	3.8880912e-10	9.728812e-10
2	C:\neural_network_console_160\ c, 128, 128	2	5.6194276e-09	1.094138e-09
3	C:\neural_network_console_160\ c, 128, 128	3	1.4799489e-08	1.0914301e-10
4	C:\neural_network_console_160\ c, 128, 128	2	1.6288266e-11	5.4863596e-11
5	C:\neural_network_console_160\ c, 128, 128	3	4.3762398e-08	4.899186e-07

(a) Output Result

	y'_0	y'_1	y'_2	y'_3	Recall
y:label=0	10	0	0	0	1
y:label=1	0	10	0	0	1
y:label=2	0	0	10	0	1
y:label=3	0	0	0	10	1
Precision	1	1	1	1	
F-Measures	1	1	1	1	
Accuracy	1				
Avg.Precision	1				
Avg.Recall	1				
Avg.F-Measures	1				

(b) Confusion Matrix（混同行列）

図 2.7-11　得られた評価結果（Test データ）

2.8 U-Netを使った領域分割

本節では，miniJSRT_database の Segmentation01_small と Segmentation01 データセットに収録されている**図 2.8-1** のような胸部 X 線画像と肺野領域のラベル（教師）画像を用いて，肺野領域の領域分割を行うニューラルネットワークを構築する．ラベル画像は肺野内が画素値 255，肺野外領域が画素値 0 の 2 値画像である．

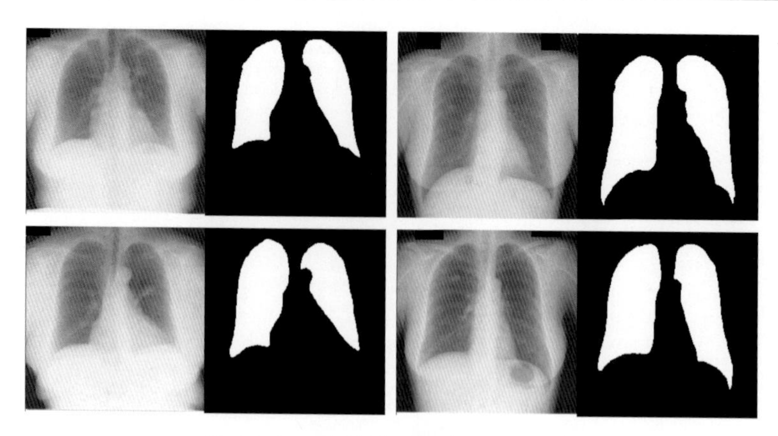

図 2.8-1　胸部 X 線画像とラベル画像

ここではネットワークモデルとして医用画像の領域分割（セグメンテーション）のために提案されたネットワークである **U-Net**[25] を用いる．U-Net は **図 2.8-2** のような構造をしており，ネットワーク構造が U 字型の形状から U-Net とよばれる．同図の構造を見ると，入力から「畳み込みと max プーリング（2×2）」を繰り返し行い，ダウンサンプリングを行い，その後，アップサンプリングを行っている．また，ダウンサンプリングされた同等サイズものと，アップサンプリングされたものを結合（Concatenate）するネットワーク構造となっている．

本節では，はじめに構造が簡略化された U-Net を使って領域分割を行い，その後，**図 2.8-2** のネットワークモデルを使って領域分割を行う．なお，本書ではアップサンプリングとしてアンプーリング層を用いている．発表論文により近い，逆畳み込み層(デコンボリューション)を用いる方法については，サンプルプロジェクトに「unetlike_125px_person.sdcproj」があるので，こちらを参考にするとよい．

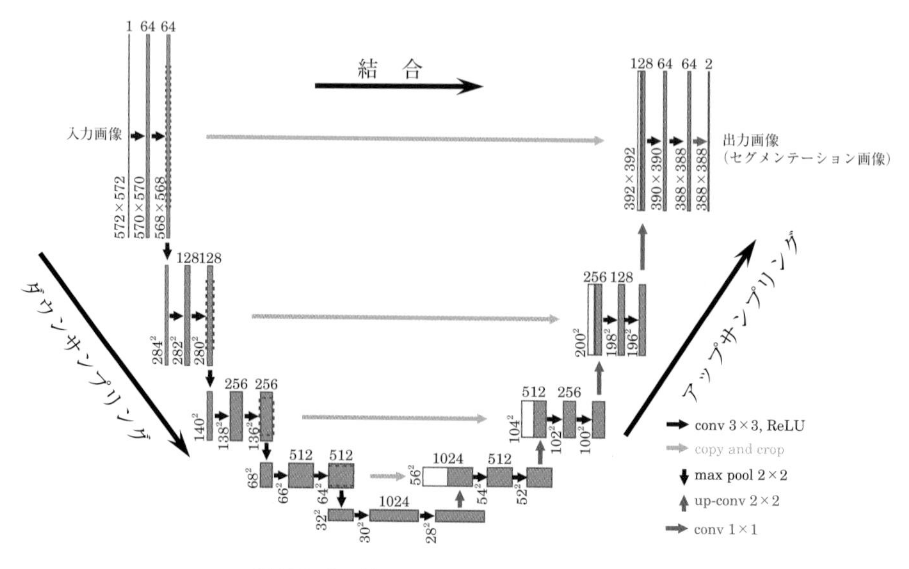

図 2.8-2　U-Net のネットワークモデル
出典：https://arxiv.org/abs/1505.04597

2.8.1 データセットの作成

データセットは，日本放射線技術学会のminiJSRT_databaseのSegmentation01_smallデータセットを用いる．画像は画像サイズ64×64[pixel]で，8bitグレースケール（色チャンネル数：1），png形式の胸部X線画像とラベル画像である．

Segmentation01_smallデータセットには，50枚の学習用画像（org_train）と50枚の学習用ラベル画像（label_train），10枚の評価用画像（org_test）と10枚の評価用ラベル画像（label_test）が収録されている．

［1］ Segmentation01_smallデータセットのダウンロード

URL：http://imgcom.jsrt.or.jp/minijsrtdb/

上記のURLにアクセスし，データセットファイルSegmentation01_small.zipをダウンロードし圧縮ファイルを展開する（※ダウンロードの際は，Segmentation01_smallで，64×64,Gray：8bitであることを確認すること.）

展開後にできるSegmentation01_smallフォルダを，C:\neural_network_console_160\Datasetフォルダ内に保存する（Datasetフォルダが存在しない場合はフォルダを新規作成する）.

［2］ データセットの分割（Training/Validation/Test）

ダウンロードしたデータセット（train,test）を，**図2.8-3**のようにTrainingデータセット40例，Validationデータセット10例，Testデータセット10例として使用する．節2.7で行った画像分類では，Neural Network Consoleのデータセット生成機能を使って，フォルダ分けされた画像からデータセットの自動生成を行ったが，今回の領域分割では，出力が画像となるため，自動生成の機能を利用することはできない．

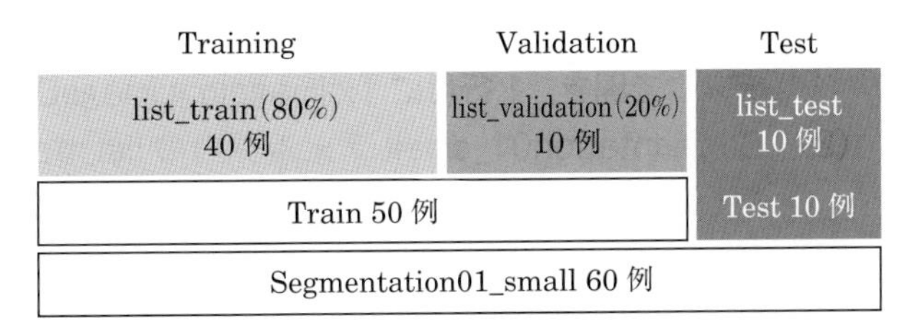

図2.8-3 Segmentation01_smallデータセットの分割

このため，データセットのファイルは**図2.8-4**のように3つのテキストファイルを直接編集して，データセットファイル（ファイルリスト）を，次項［3］，［4］の手順に従って作成する．

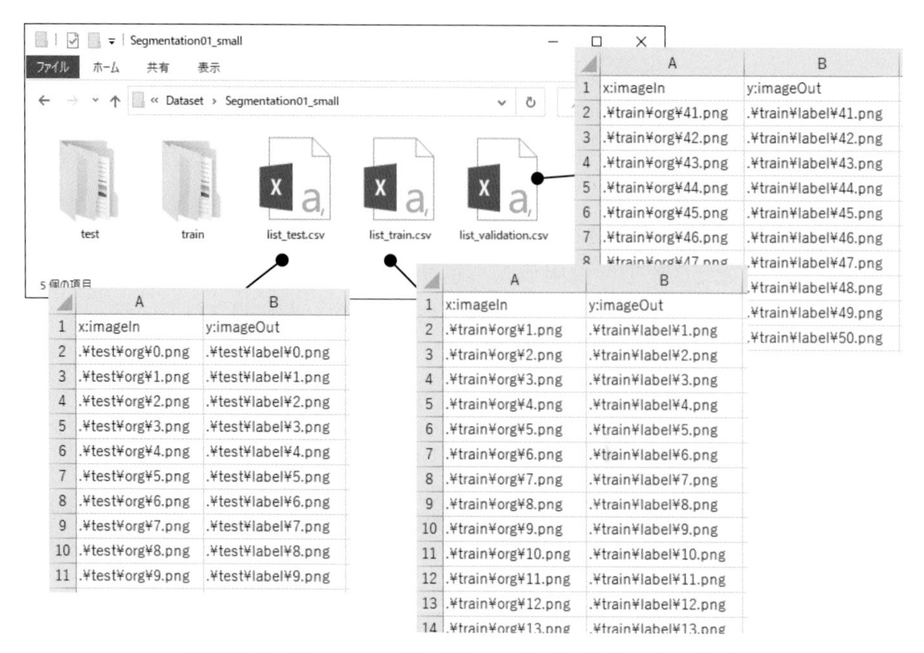

図 2.8-4　Segmentation01_small データセットの作成

C:\neural_network_console_160\Dataset\Segmentation01_small フォルダ内に，list_train.csv，list_validation.csv，list_test.csv を作成する．

ダウンロードした Segmentation01_small フォルダ内には，ファイルリストとして list_train.txt ファイルと list_test.txt ファイルが収録されているので，これらのファイルを編集しデータセットファイルを作成する．

［3］　Traing,Validation データセットの作成

C:\neural_network_console_160\Dataset フォルダ内の Segmentation01_small フォルダで以下の作業を行う．

（1）　Segmentation01_small フォルダ内の list_train.txt ファイルをテキストエディタで開き，1 行目に「x:imageIn,y:imageOut」を挿入し保存する．

（2）　Segmentation01_small フォルダ内の list_train.txt ファイルをコピーし，同じ場所に複製を作成してファイル名を list_validation.txt とする．

（3）　Segmentation01_small フォルダ内の list_train.txt ファイルをテキストエディタで開き，後半の 10 データ分は Validation データとするため削除し保存する．その後，ファイルの拡張子を txt から csv に変更する．

（4）　Segmentation01_small フォルダ内の list_validation.txt ファイルをテキストエディタで開き，前半の 40 データ分は Training データで用いるため削除し保存する．その後，ファイルの拡張子を txt から csv に変更する．

［4］　Test データセットの作成

（1）　Segmentation01_small フォルダ内の list_test.txt ファイルをテキストエディタで開き，1 行目に「x:imageIn,y:imageOut」を挿入し保存する．その

後，ファイルの拡張子を txt から csv に変更する．

[5] Neural Network Console にデータセットを読み込む

これまでに編集して作成した list_train.csv，list_validation.csv，list_test.csv の３つのデータセットファイルを，**図 2.8-5** に示す手順で，Neural Network Console にデータセットの読み込みを行う．

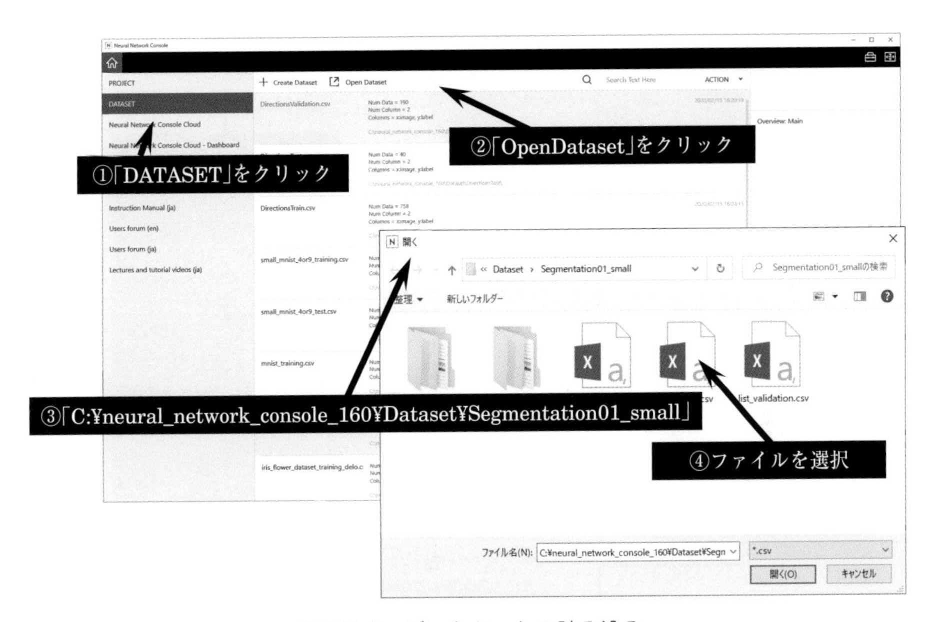

図 2.8-5 データセットの読み込み
（list_train.csv，list_validation.csv，list_test.csv）

(1) list_train.csv ファイルの読み込み

データセット管理画面から，「Open Dataset」をクリックして既存のデータセットの読み込みを行う．

C:\neural_network_console_160\Dataset\Segmentation01_small のフォルダ内の list_train.csv を選択し，「OK」をクリックする．

(2) list_validation.csv ファイルの読み込み

(1) と同様に，list_validation.csv ファイルを読み込む．

(3) list_test.csv ファイルの読み込み

(1) と同様に，list_test.csv ファイルを読み込む．

2.8.2 簡易版 U-net のネットワークを作成する

ここでは，**図 2.8-6** に示すような，CPU 環境でも計算可能な２段の簡易的な U-Net を作成し領域分割を行う．

まず，プロジェクト管理画面で「+New Project」をクリックし，空のプロジェクトを作成する．

EDIT タブにおいて，コンポーネントリスト（部品リスト）から，Input レイヤー

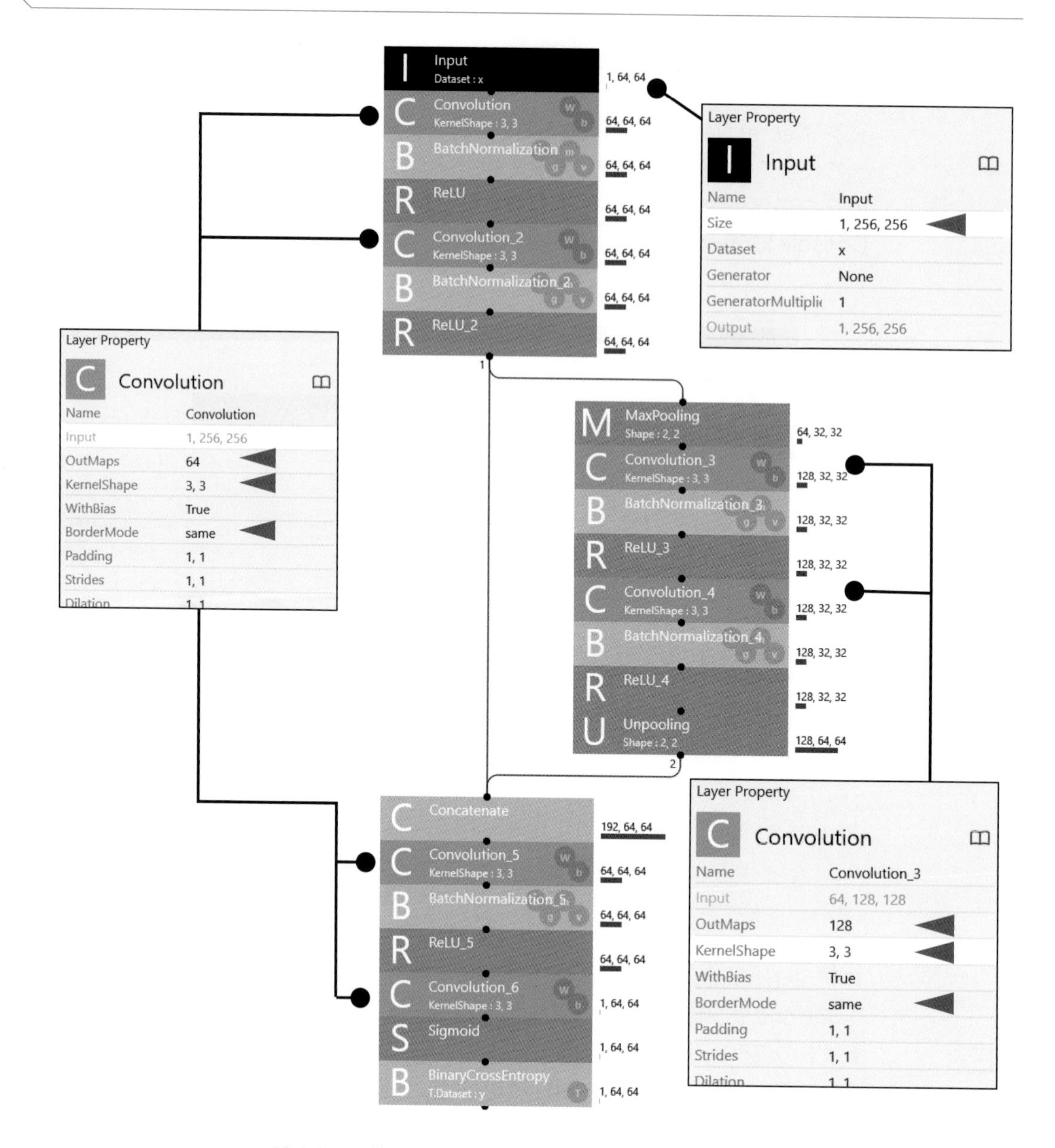

図 2.8-6　簡易的な U-Net（ネットワークグラフの作成）

を，ネットワークグラフのエリアにドラッグ&ドロップし配置する．Input レイヤーをマウスクリックし，レイヤープロパティの Size を「1,28,28」から「1,64,64」に変更する．

次に，Convolution レイヤーを接続し，レイヤープロパティの OutMap を「64」，KernelSize を「3,3」，BorderMode を「same」とする．BorderMode については，畳み込みを行う際のパッディングに関する項目である．続いて，ReLu レイヤーを接続し，その後，BatchNormalizaton レイヤーを接続する．

基本的な構造として U-Net は，「Convolution＋BatchNormalization+ReLu」の３つのレイヤーが繰り返し使われている．効率的にネットワークを作成するため，ネットワークグラフをコピーして他の部分に用いる．これまで作成した「Convolution＋BatchNormalization＋ReLu」の３つのレイヤーを，コントロール(Ctrl)キーを押しながら左クリックし選択し，右クリックのメニューで表示されるPasteを選ぶと複数のレイヤーをコピーすることができる．また，各畳み込み層のレイヤープロパティを**図2.8-6**に示すように設定する．

ネットワークの作成が終了したら，画面右上のSaveボタン（💾）を押し保存する．プロジェクトのファイル名は「smallUnet」として，C:\neural_network_console_160フォルダ内に「Project」フォルダを作成し保存する（任意）．

2.8.3　プロジェクトで使用するデータセットを指定する（DATASETタブ）

このプロジェクトで使用するデータセットを指定する．このプロジェクトではTraining,Validation,Testの３つのデータセットを用いる．以下の手順でNeural Network Consoleにデータセットを読み込む．

［1］　Trainingデータセットの設定

図2.8-7のようにDATASETタブを開き，データセットリストからTrainingを選び，データセット指定ボタン（Open Dataset）をクリックし，表示されるリストから「list_train.csv」を選択する．

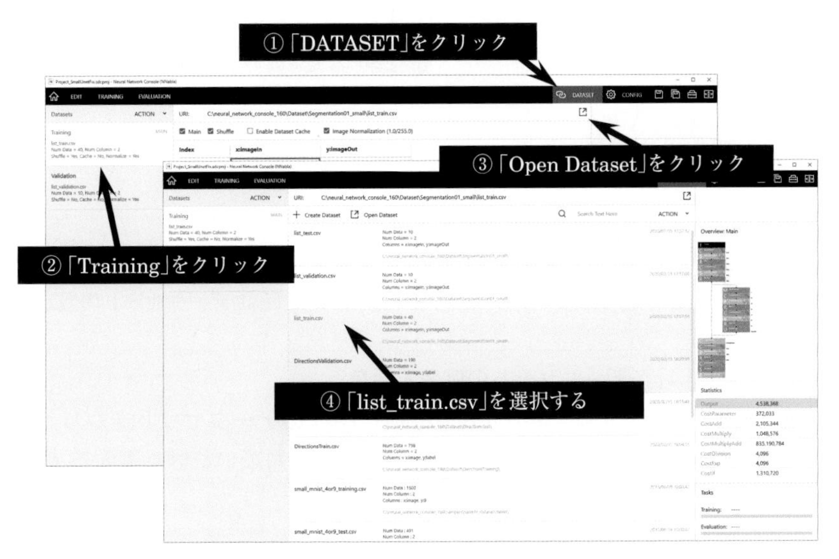

図2.8-7　プロジェクトで使用するTrainingデータセットの設定
（Validationデータセットも同様にlist_validation.csvを選択する）

［2］　Validationデータセットの設定

Validationデータセットについても，Trainingデータの場合と同様に，データセットリストからValidationを選び，データセット指定ボタン（Open Dataset）をクリックし，表示されるリストから「list_validation.csv」を選択する．

［3］Testデータセットの設定

図2.8-8に示すようにデータセットリスト上部の「ACTION」からAddを選び，空のデータセットを追加する．追加されたデータセット名は「Dataset_1」であるが，これを「Test」へ変更する（Dataset_1と記されているところをマウスで選択すると変更できる）．Testデータセットについても，これまでと同様に，データセットリストからTestを選び，データセット指定ボタン（Open Dataset）をクリックし，表示されるリストから「list_test.csv」を選択する．また，この時，Testデータについて DATASETタブ画面上部の「Shuffle」のチェックが外れていることを確認する．

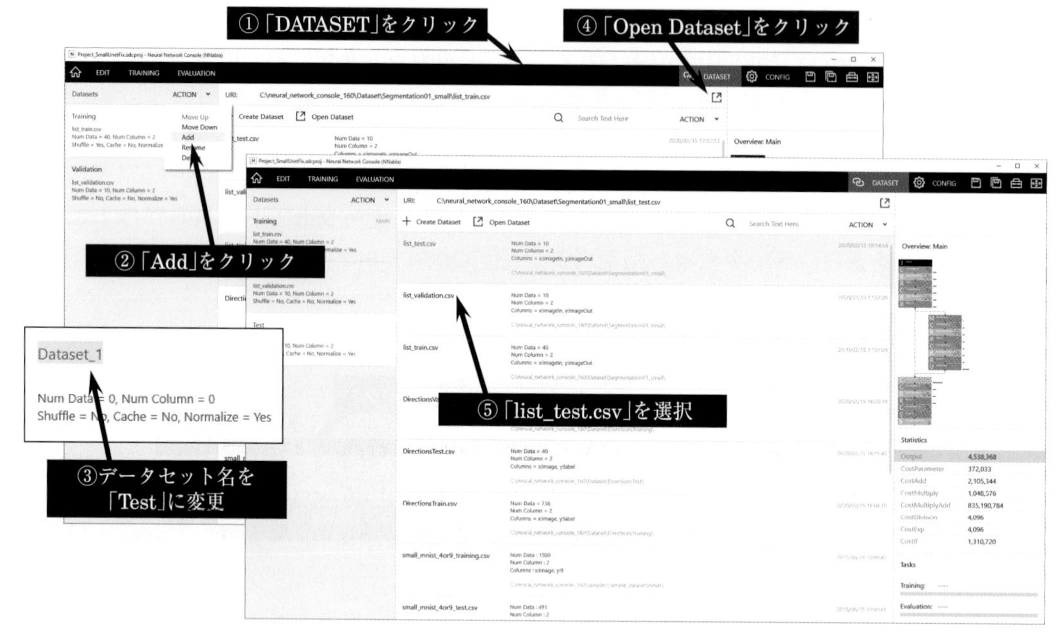

図2.8-8　プロジェクトで使用するTestデータセットの設定

［4］データセットの確認と保存

使用するTrain/Validation/Testのデータセットをクリックし，プレビュー画面で確認を行い画像が正しく読み込まれていれば，画面右上のSaveボタン（）をクリックして保存する．

2.8.4　CONFIGタブ

［1］「Executor」Datasetの設定

CONFIGタブのExecutorで，評価実行ボタン（Evaluate Run）が押された際に使用するデータセットを設定できる．今回は評価実行ボタン（Evaluate Run）が押された時には，Testデータセットを用いて評価を行うため，ExecutorのDatasetの欄を「Test」と変更する．変更後，画面右上のSaveボタン（）をクリックして設定を保存する．

［2］「Global Config」Batch Size の設定

CONFIG タブの Global Config の Batch Size の設定を「8」として，Max Epoch の値を「20」とする．変更後，画面右上の Save ボタン（💾）をクリックして設定を保存する．

2.8.5　学習・評価の実行（1）

学習実行ボタン（Train Run）を押し，**図 2.8-6** の簡易的な U-Net で学習（Epoch 数：20）を行うと **図 2.8-9** のような学習曲線が得られる．学習処理には，CPU 環境（Intel Core i7-6700K, Memory：32 GB）において 6 分を要した．また，評価実行ボタン（Evaluate Run）を押し Test データ 10 例を用いて評価を行った結果を **図 2.8-10** に示す．

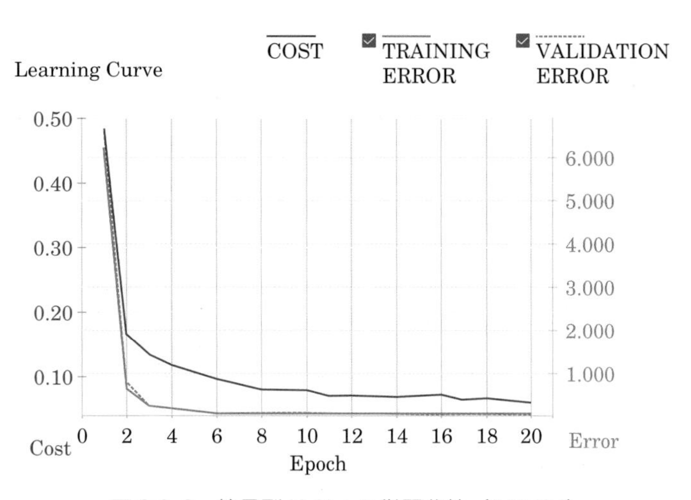

図 2.8-9　簡易型 U-Net の学習曲線（64×64）

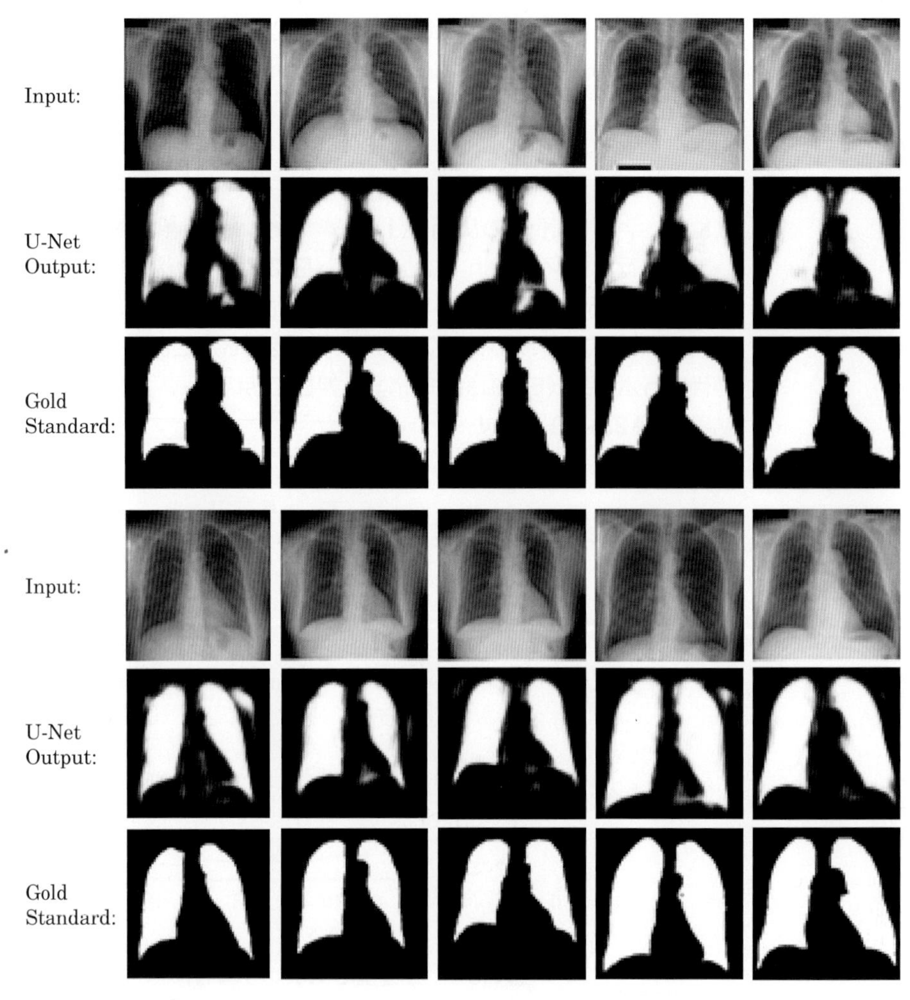

図2.8-10　簡易型U-Netによる領域分割（64×64）：10例
上段は入力画像，中段は領域分割の結果，下段はラベル（教師）画像を示す．

2.8.6　学習・評価の実行（2）

2.8.5項においては，画像サイズ64×64のSegmentation01_smallデータセットで学習評価を行ったが，次に，画像サイズ256×256のSegmentation01データセットを用いて学習・評価を行う．

URL　http://imgcom.jsrt.or.jp/minijsrtdb/

上記のURLにアクセスし，データセットファイルSegmentation01.zipをダウンロードし圧縮ファイルを展開する（※ダウンロードの際は，Segmentation01で256×256，Gray：8 bitであることを確認すること）．

展開後にできるSegmentation01フォルダを，C:\neural_network_console_160\Datasetフォルダ内に保存する．（Datasetフォルダが存在しない場合はフォルダを新規作成する）．

データセットの準備と読み込みを2.8.1項と2.8.3項と同様に行う（**図2.8-3**の

テキストファイルは，データのファイル名が同じであるためコピーして利用できる）．前節のSegmentation01_smallデータセットとは画像サイズが異なるため，**図2.8-6**の入力層であるレイヤーInputのプロパティのSizeについて，1,64,64を1,256,256と変更する（**図2.8-11**）．

Layer Property

Input

Name	Input
Size	1, 256, 256
Dataset	x
Generator	None
GeneratorMultipli	1
Output	1, 256, 256

図2.8-11　入力層のサイズ変更
（64×64→256×256）

図2.8-6の簡易型U-NetでSegmentation01データセットに対し学習（Epoch数：20）を行ったところ，CPU環境（Intel Core i7-6700K, Memory：32GB）において，学習時間には約2時間を要し，GPU環境（NVIDIA社製1080Ti）においては22秒を要した．得られた学習曲線を**図2.8-12**に示す．また，Testデータ10例を用いた評価（領域分割）結果を**図2.8-13**に示す．画像サイズが256×256となり，**図2.8-10**と比べ，良好な結果が得られていないことがわかる．

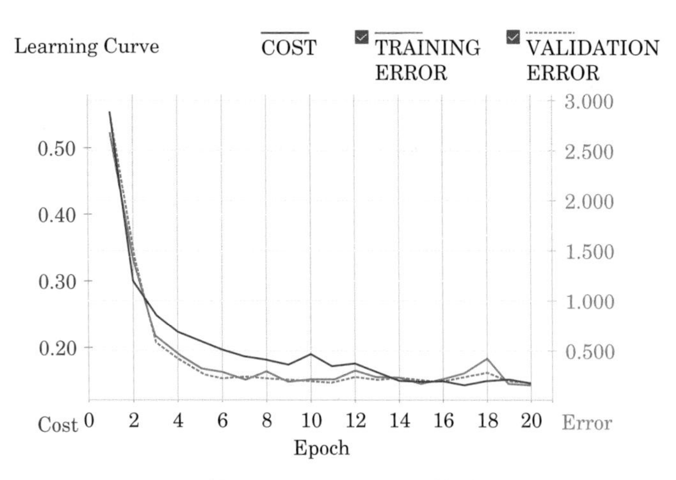

図2.8-12　簡易型U-Netの学習曲線（256×256）

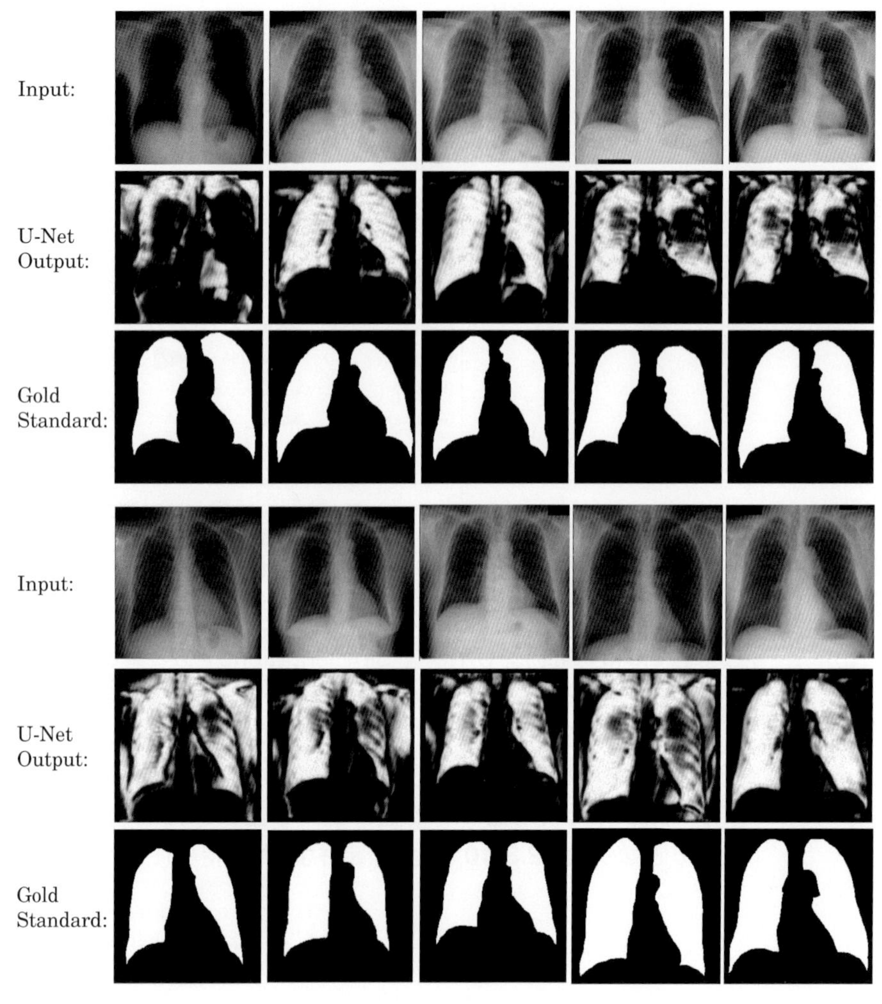

図 2.8-13　簡易型 U-Net による領域分割（256×256）：10 例
上段は入力画像，中段は領域分割の結果，下段はラベル（教師）画像を示す．

2.8.7　U-net

簡易型 U-Net と同様にして，**図 2.8-14** のような U-Net のネットワークグラフを作成する．データセットは，前節で用いた画像サイズ 256×256 の Segmentation01 データセット（画像サイズ：256×256，Gray：8 bit）を用いて学習・評価を行う．

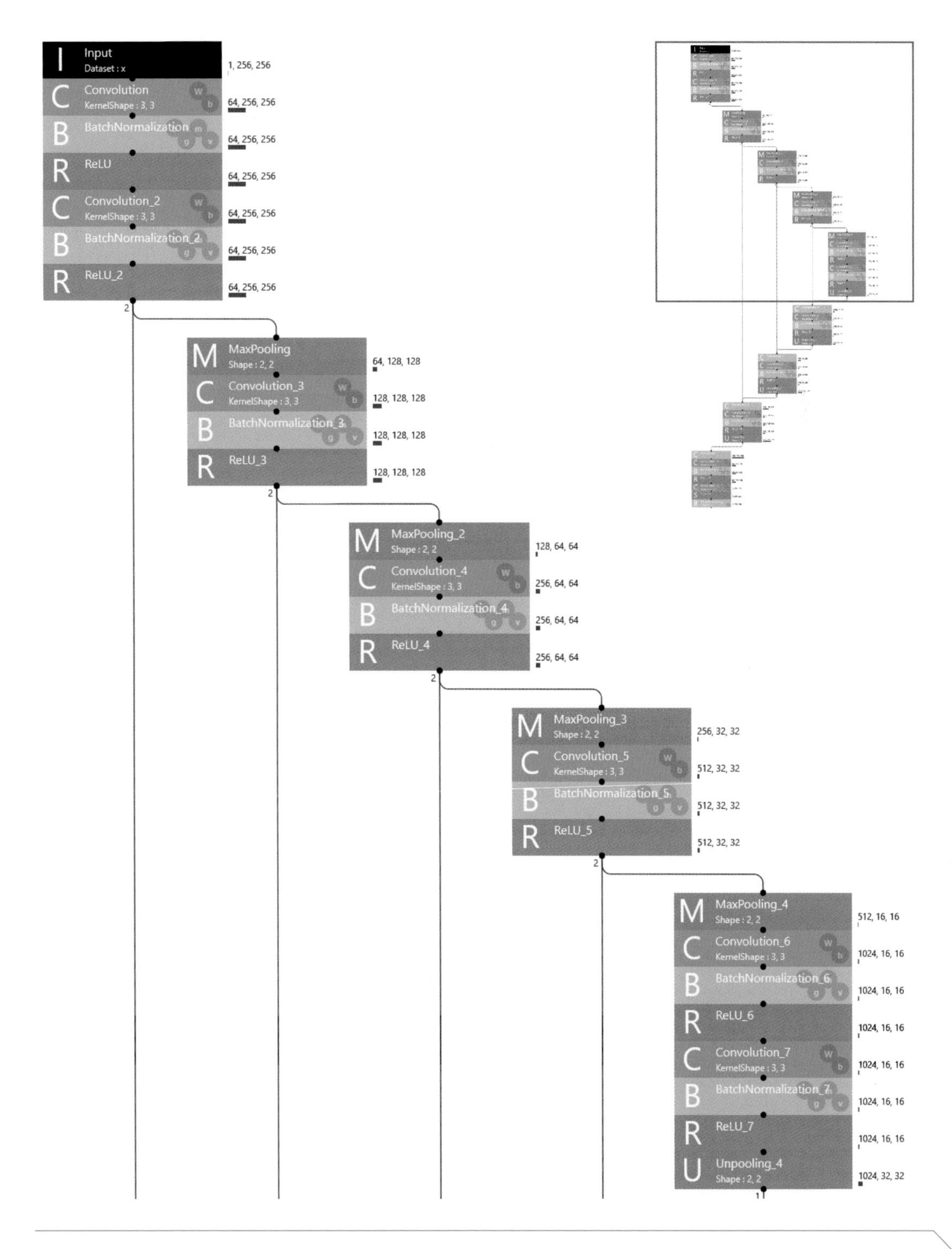

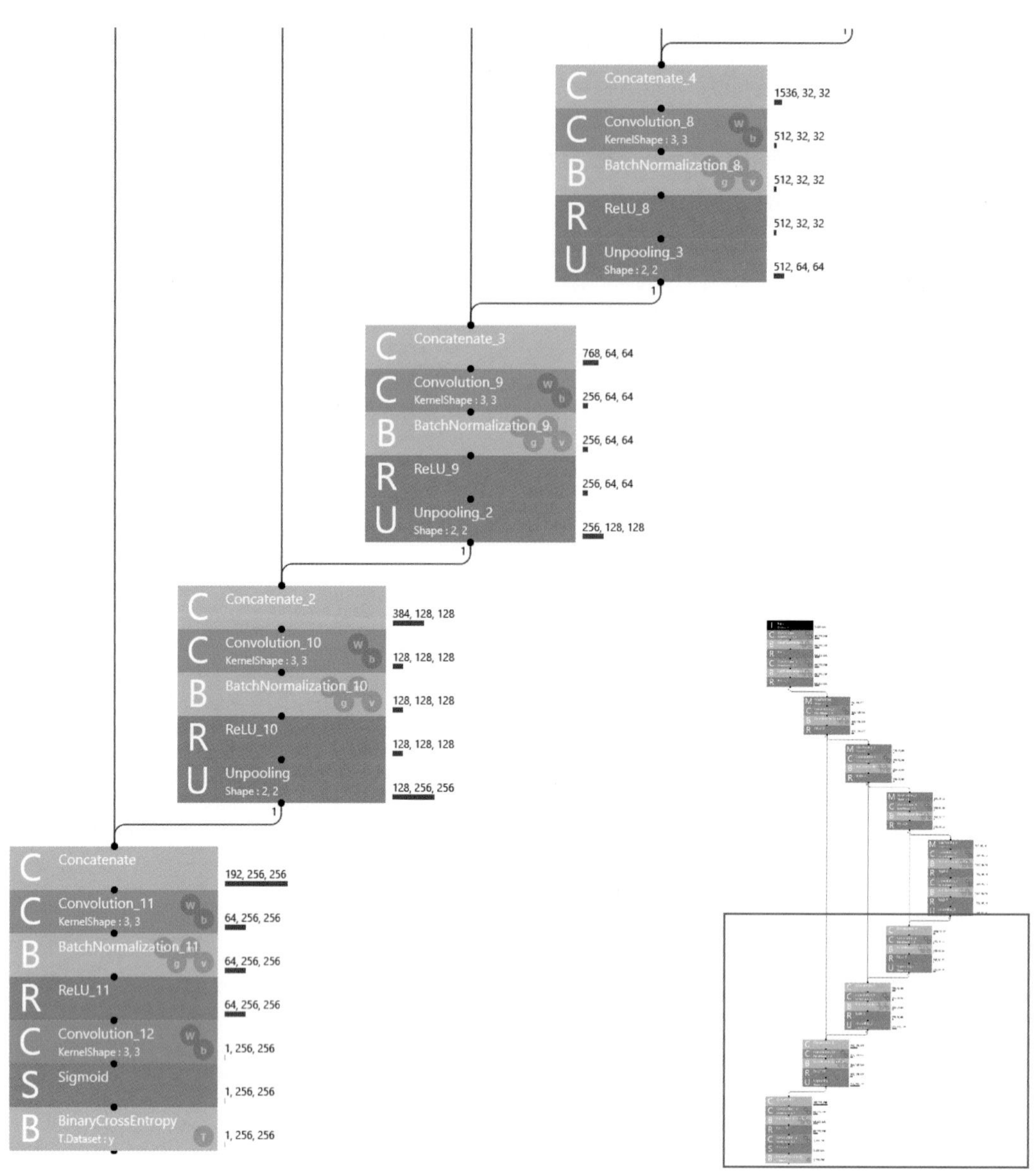

図 2.8-14　U-Net のネットワークグラフ

Segmentation01 データセットを用い，GPU 環境（NVIDIA 社製 1080 Ti）において，学習（Epoch 数：20）を行ったところ処理には 2 分を要し，**図 2.8-15** のような学習曲線が得られた．

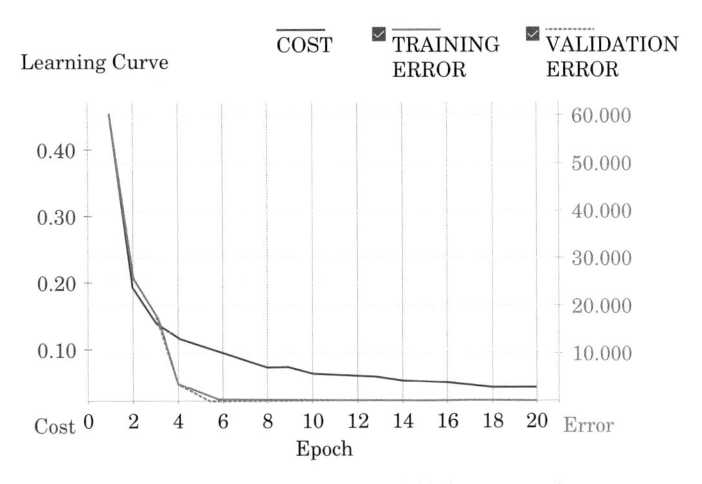

図 2.8-15　U-Net の学習曲線（256×256）

また，Testデータ10例を用いた評価（領域分割）結果を**図2.8-16**に示す．

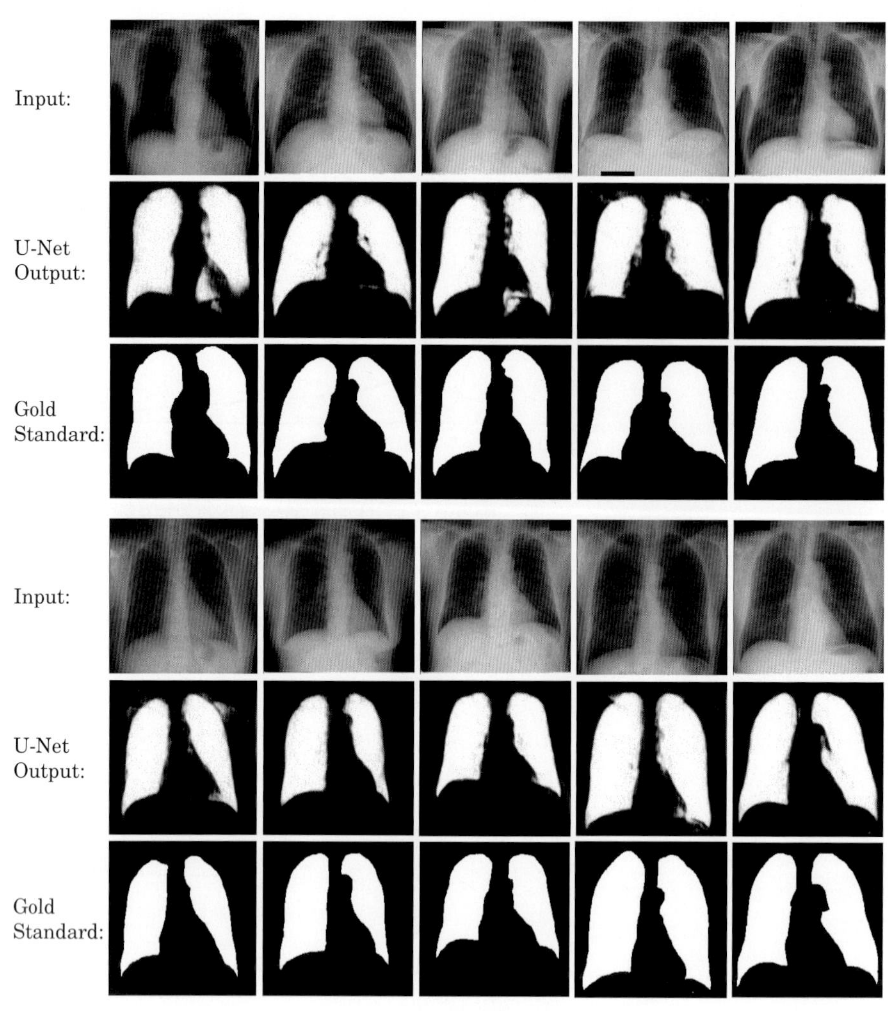

図2.8-16　U-Netによる領域分割（256×256）：10例
上段は入力画像，中段は領域分割の結果，下段はラベル（教師）画像を示す．

2.9　超解像処理

2.9.1　Super Resolution CNN

超解像処理は，低画質の画像を入力として，高画質の画像を教師データとして用いて，低画質から高画質への画像変換をニューラルネットワークが学習することで，高解像化を実現することができる．

ここでは，Mao らの論文[26]で提案されている Deep Denoising Super Resolution CNN（以下，DDSRCNN とよぶ）を用いて超解像処理を行う．なお，本書で扱う内容や実験は超解像処理であるが，画像を一旦縮小し，その後，元のサイズに拡大した画像を疑似低解像として扱うため，本来の超解像処理の目的とは異なり，低解像画像から原画像への復元となる．

本節では GPU 環境で超解像処理を行っているが，CPU 環境では，学習処理に要する時間が膨大となるため，Dong らの論文[27]のような 3 層畳み込みニューラルネットワークで，本節と同様の超解像処理を行う方法をおすすめする．

2.9.2　使用するデータセット

miniJSRT_database の SuperResolution01 データセットを使用する．データセットは，以下の URL よりダウンロードすることができる（※ダウンロードの際は，データセットが SuperResolution01 で 256×256，Gray：8 bit であることを確認すること）．

URL　http://imgcom.jsrt.or.jp/minijsrtdb/

このデータセットには，学習用データ 197 例と評価用データ 50 例が収録されており，各症例は**図 2.9-1** のように，疑似低解像画像（256×256）と原画像（256×256）の画像で構成される（以下，疑似低解像画像を low 画像，原画像を org 画像とよぶ）．

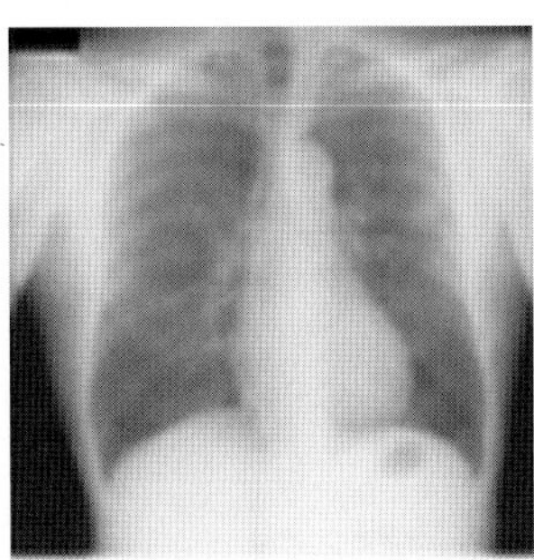
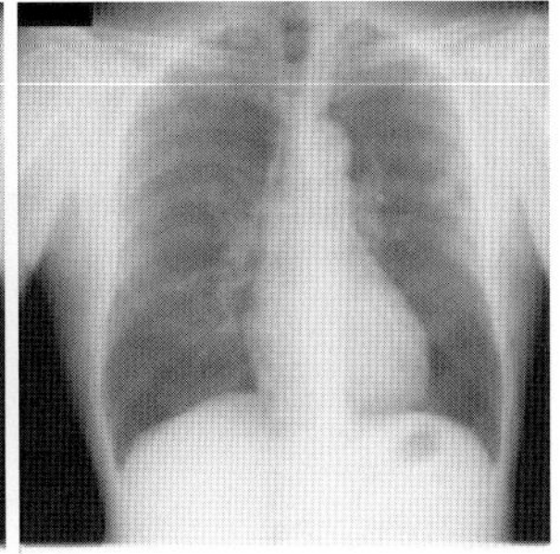

図 2.9-1　SuperResolution01 データセットの一例
（左：低解像画像，右：原画像）

org 画像は，「標準ディジタル画像データベース〔胸部腫瘤陰影像〕」に収録されている胸部 X 線画像（2048×2048 pixel）を 256×256 pixel に縮小した画像で，low 画像は，この org 画像を，幅と高さを 1/3 サイズに平均画素法で一旦縮小し，その後，元の 256×256 にバイキュービック補間で拡大した画像となっている．

ダウンロードし展開した「SuperResolution01」フォルダを，C:\neural_network_console_160\Dataset フォルダ内に配置する（以下，このフォルダを「SuperResolution01 フォルダ」とよぶ）．

2.9.3　パッチ画像の作成

画像サイズ 256×256 pixel の画像を，32×32 pixel の小さな画像に分割し超解像処理を行う．このような小さな画像は**パッチ**（patch）画像とよばれる．256×256 pixel の画像から，パッチ間の重複なく 32×32 pixel を切り出し 1 画像あたり 64 枚のパッチ画像を作成する．

パッチ画像の作成には，「PatchBuilder」というソフトウェアを用いる．同ソフトウェアは，**図 2.9-2** のように画像からパッチ画像生成が可能で，逆に，パッチ画像から元の画像を再構成する機能も備えている．PatchBuilder は，以下のオーム社の本書のサポートサイトからダウンロードすることができる．

URL　https://www.ohmsha.co.jp/　　（書名で検索）

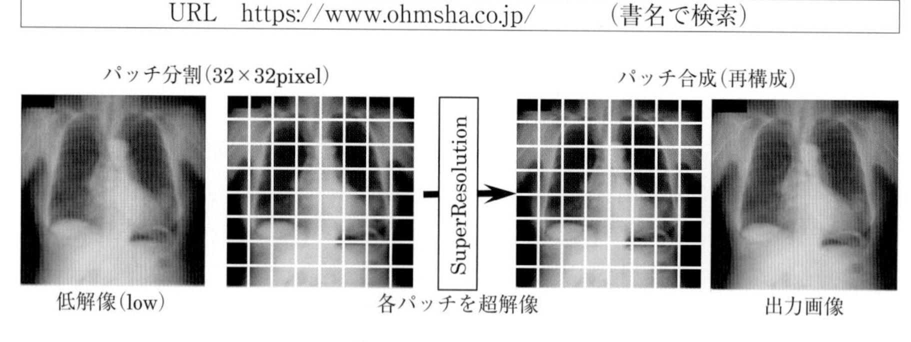

図 2.9-2　パッチ分割

パッチ分割・合成ソフトである PatchBuilder は，**図 2.9-3** のような画面構成となっている．「設定タブ」においてパッチの幅，高さ，開始位置（X,Y 座標），パッチの重複などを設定することができる．ここでは，パッチの幅 32，パッチ高さ 32

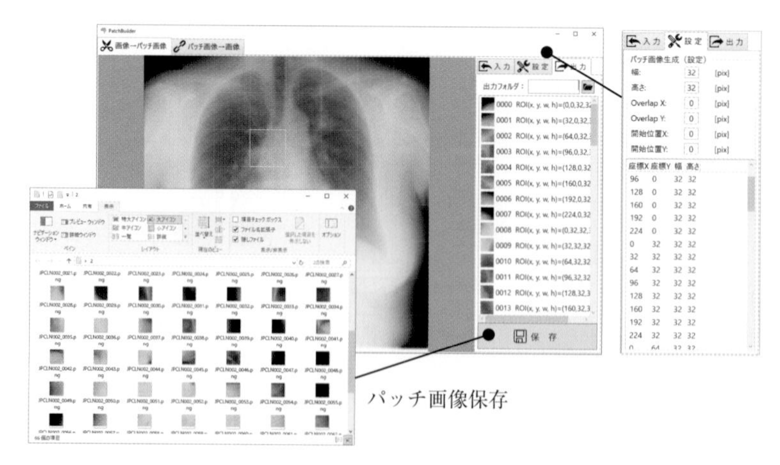

図 2.9-3　パッチ分割・合成ソフトウェア（PatchBuilder）

とし，開始位置（0,0），OverlapXは0,OverlapYは0とする．

パッチ画像の作成は，画像ファイルをPatchBuilderの画面上にドラッグ&ドロップし複数枚の画像を一括変換することができる．また，画像出力されるフォルダ内には，structurexxxx_xxxxx.txt（xには任意の文字）が出力され，画像ファイル名，画像ID，切り出しX座標，Y座標，切り出し幅，切り出し高さ，オリジナル画像幅，オリジナル画像高さの情報が保存されており，画像を再構成する際に用いることができる．

［手順1］

生成されるパッチ画像の保存先としてC：\neural_network_console_160\Datasetフォルダ内（以下，「Datasetフォルダ」とよぶ）に，「SuperResolution01_Patch」フォルダを作成し，このフォルダ内に「train」と「test」のフォルダを作成し，さらに，それぞれのフォルダ内に「low」と「org」フォルダを作成する．

［手順2］

SuperResolution01フォルダのtrain\orgフォルダ内の画像をすべて選択し，PatchBuilderにドラッグ&ドロップする．パッチ画像の保存先はDatasetフォルダのSuperResolution01_Patch\train\orgを指定する．

［手順3］

SuperResolution01フォルダのtrain\lowフォルダ内の画像をすべて選択し，PatchBuilderにドラッグ&ドロップする．パッチ画像の保存先はDatasetフォルダのSuperResolution01_Patch\train\lowを指定する．

［手順4］

SuperResolution01フォルダのtest\orgフォルダ内の画像をすべて選択し，PatchBuilderにドラッグ&ドロップする．パッチ画像の保存先はDatasetフォルダのSuperResolution01_Patch\test\orgを指定する．

［手順5］

SuperResolution01フォルダのtest\lowフォルダ内の画像をすべて選択し，PatchBuilderにドラッグ&ドロップする．パッチ画像の保存先はDatasetフォルダのSuperResolution01_Patch\test\lowを指定する．

［1］データセットの作成

ここでは，SuperResolution01データセットを，**図2.9-4**のようにTrainingデータ157例，Validationデータ40例，Testデータ50例の3つのデータセットに分割し使用する．

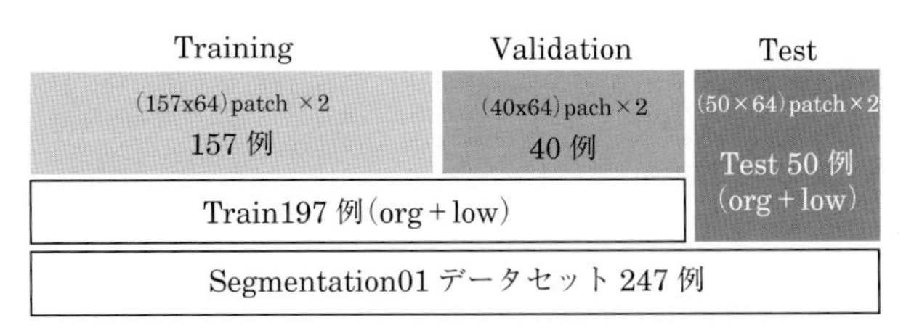

図2.9-4　使用するデータセット内訳

Trainingデータセットには157例から生成されるlow画像のパッチ画像10048枚，org画像のパッチ画像10048枚を用いる．また，Validationデータセットには，40 例から生成されるlow画像のパッチ2560枚，org画像のパッチ2560枚を用いる．

これまでと同様にテキストエディタなどのソフトを用いて，**図2.9-5**を参考にしてデータセットファイル（CSVファイル）を作成する（なお，パッチ画像が出力された画像フォルダ内には，リストファイルが生成されるので，これを利用するとよい．）．

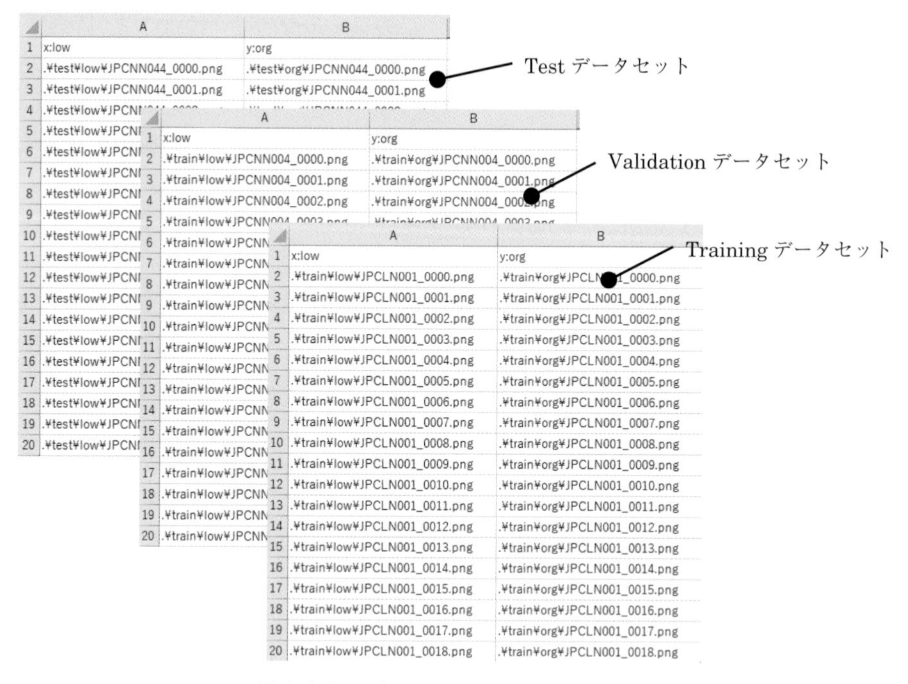

図2.9-5　データセットファイルの作成
（C:\neural_network_console_160\Dataset\SuperResolution01_Patchフォルダ内に保存する）

Training データセットのファイル名を DDSRtrain.csv，Validation データセットを DDSRvalidation.csv，Test データセットを DDSRtest.csv とし，Dataset フォルダの SuperResolution01_Patch フォルダ内に保存する．

超解像のニューラルネットワークは，疑似低解像画像から高解像画像の生成方法を学習するため，入力 x の列には疑似低解像画像，出力の y 列には教師画像として原画像（画質が高い画像）を指定している．

〔2〕 Neural Network Console にデータセットを読み込む

前項で編集して作成した DDSRtrain.csv，DDSRvalidation.csv，DDRtest.csv の３つのデータセットファイルを，以下のようにして，Neural Network Console にデータセットの読み込みを行う．

（1） DDSRtrain.txt ファイルの読み込み

Neural Network Console データセット管理画面から，「[↗Open Dataset」をクリックして既存のデータセットの読み込みを行う．

C:\neural_network_console_160\Dataset\ SuperResolution01_Patch のフォルダ内の DDSRtrain.csv を選択し，「OK」をクリックする．

（2） DDSRvalidation.csv ファイルの読み込み

（1）と同様に，DDSRvalidation.csv ファイルを読み込む．

（3） DDSRtest.csv ファイルの読み込み

（1）と同様に，DDSRtest.csv ファイルを読み込む．

2.9.4 ネットワークグラフの作成

プロジェクトを新規作成し，**図 2.9-6** のようなネットワークグラフを作成する．畳み込み層のレイヤープロパティの BorderMode はすべてのレイヤーで「same」とし，各レイヤープロパティの OutMap 数などのパラメータについては **図 2.9-6** のネットワークグラフの各レイヤーに記されている値を参考に作成する．保存時にはプロジェクトのファイル名を「DDSR」として，C:\neural_network_console_160 フォルダ内に「Project」フォルダを作成し保存する（すでに Project フォルダがあれば作成は不要）．

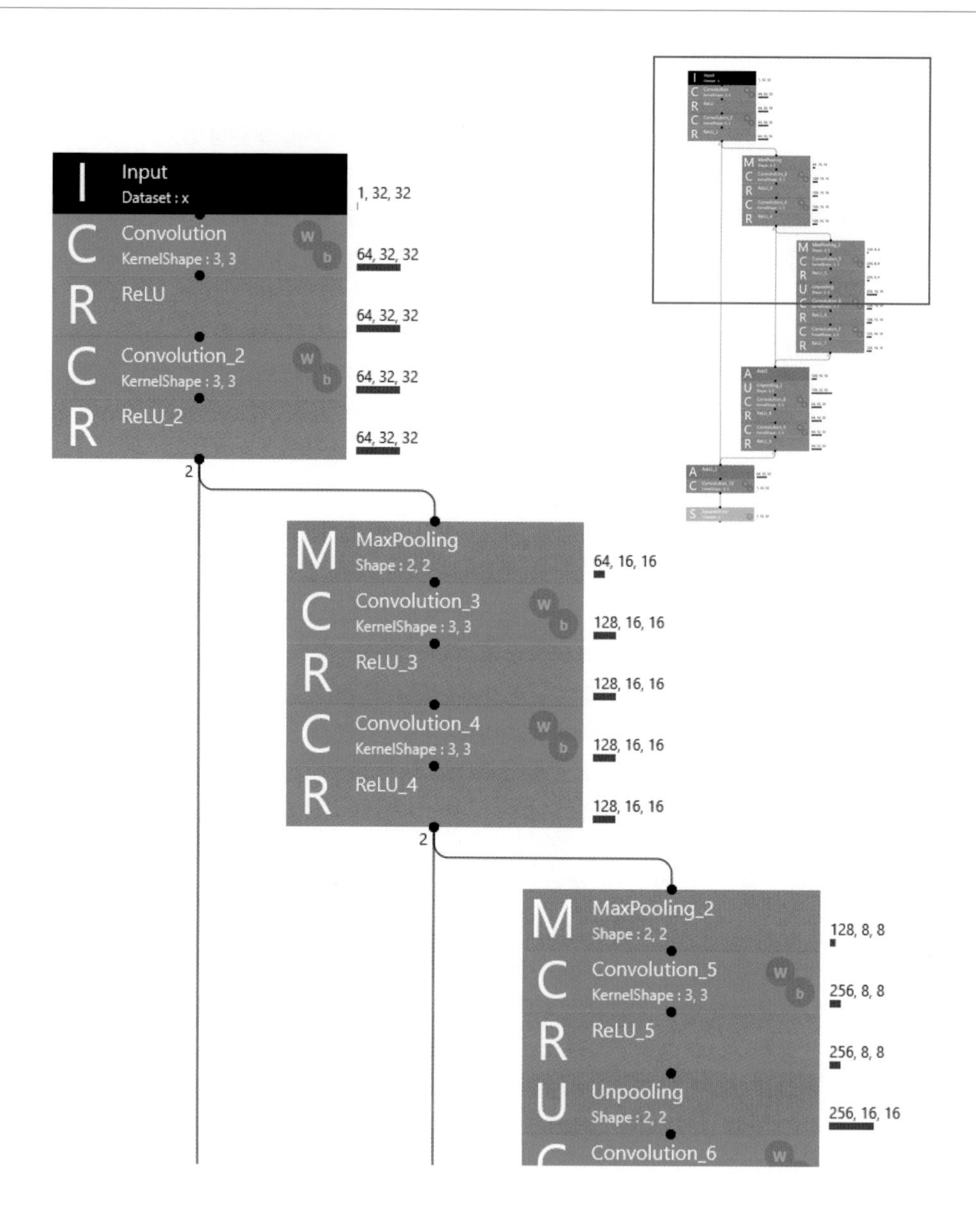
I
Input
Dataset : x
1, 32, 32
C
Convolution
KernelShape : 3, 3
64, 32, 32
R
ReLU
64, 32, 32
C
Convolution_2
KernelShape : 3, 3
64, 32, 32
R
ReLU_2
64, 32, 32
M
MaxPooling
Shape : 2, 2
64, 16, 16
C
Convolution_3
KernelShape : 3, 3
128, 16, 16
R
ReLU_3
128, 16, 16
C
Convolution_4
KernelShape : 3, 3
128, 16, 16
R
ReLU_4
128, 16, 16
M
MaxPooling_2
Shape : 2, 2
128, 8, 8
C
Convolution_5
KernelShape : 3, 3
256, 8, 8
R
ReLU_5
256, 8, 8
U
Unpooling
Shape : 2, 2
256, 16, 16
Convolution_6

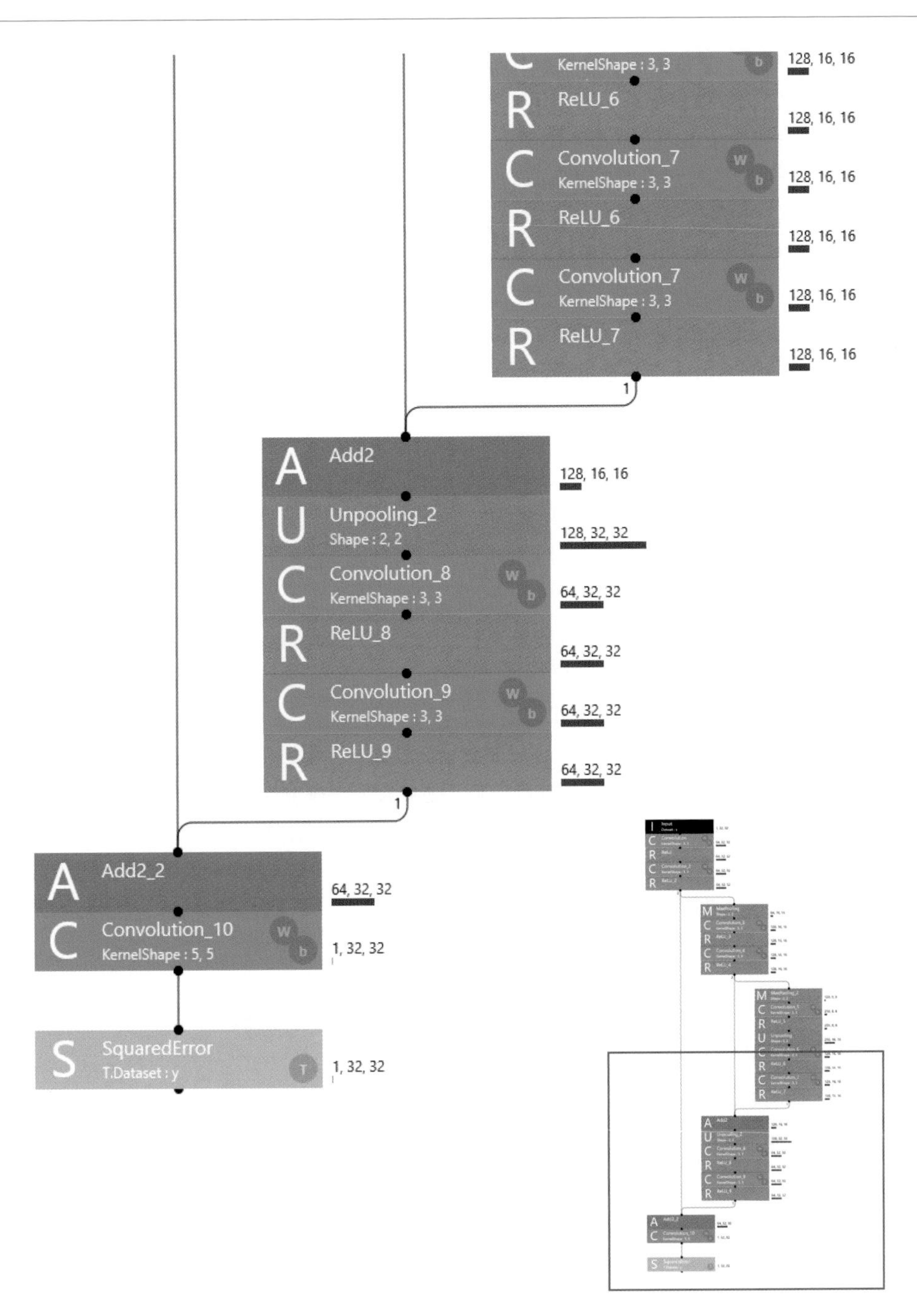

図 2.9-6　Deep Denoising Super Resolution CNN のネットワークグラフ

2.9.5　プロジェクトで使用するデータセットを指定する（DATASET タブ）

このプロジェクトで使用するデータセットを指定する．これまでと同様にNeural Network Consoleのデータセット管理画面から，先ほど作成した３つのデータセットファイルを読み込む．このプロジェクトではTraining,Validation,Testの３つのデータセットを用いる．以下のようにして，Neural Network Consoleにデータセットを読み込む．

［1］ Trainingデータセットの設定

DATASETタブを開き，データセットリストからTrainingを選び，データセット指定ボタン（[↗Open Dataset）をクリックし,表示されるリストから「DDSR-train.csv」を選択する．

［2］ Validationデータセットの設定

Validationデータセットのついても，Trainingデータの場合と同様に，データセットリストからValidationを選び，データセット指定ボタン（[↗Open Dataset）をクリックし，表示されるリストから「DDSRvalidation.csv」を選択する．

［3］ Testデータセットの設定

図2.8-6に示すようにデータセットリスト上部の「ACTION」からAddを選び，空のデータセットを追加する．追加されたデータセット名は「Dataset_1」であるが，これを「Test」へ変更する（Dataset_1と記されているところをマウスで選択すると変更できる）． Testデータセットについても，これまでと同様に，データセットリストからTestを選び，データセット指定ボタン（[↗Open Dataset）をクリックし，表示されるリストから「DDSRtest.csv」を選択する．

2.9.6　学習の実行

CONFIGでExecutorのDataset欄を変更し，Testデータを使用するように設定する．Global Configにおいて，Max Epochを「300」，Batch Sizeを「64」と設定し，学習実行ボタン（Train Run）を押し学習を開始する．GPU環境

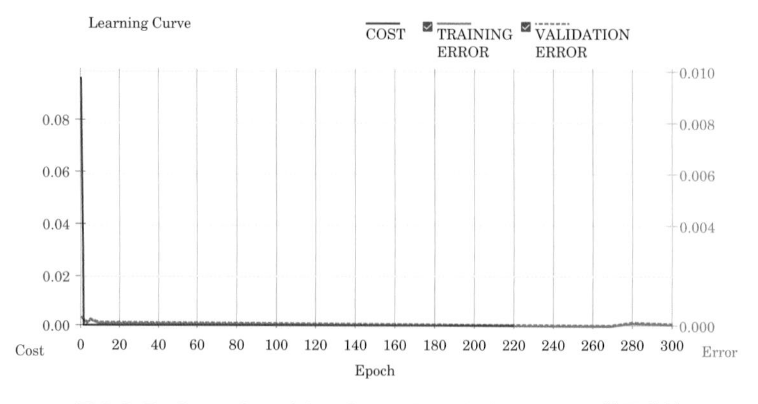

図2.9-7　Deep Denoising Super Resolution CNNの学習曲線

(NVIDIA 社製 1080 Ti) において，学習を行ったところ処理には 15 分を要した．この時の学習曲線を **図 2.9-7** に示す．

2.9.7　評価の実行

評価実行ボタン (Evaluate Run) を押し，Test データでの評価を開始する．パッチ画像の処理結果を **図 2.9-8** に示す．PSNR (ピーク信号対雑音比：Peak signal-to-noise ratio) などの客観的な画質評価を行う機能が Neural Network Console にないため，目視による評価となるが，DDSRCNN による画像は，低解像 (low) 画像に比べエッジ部分が鮮明になっており画質改善が期待できる．また，パッチ画像を合成後に得られた画像を **図 2.9-9** に示す．

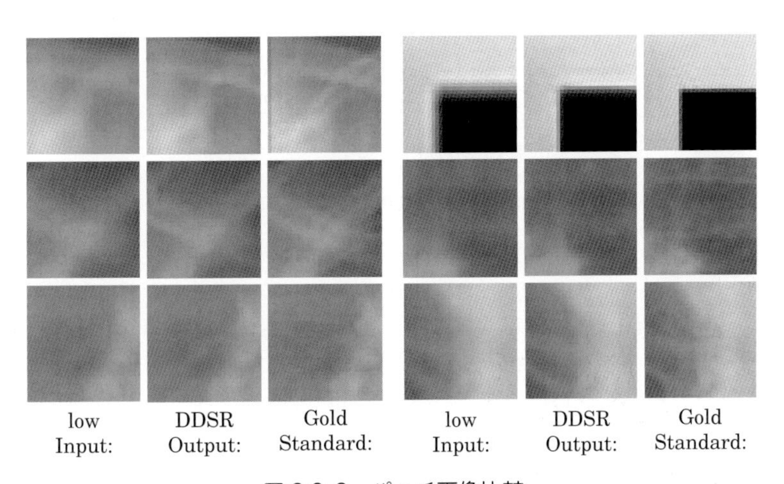

図 2.9-8　パッチ画像比較
(左：低解像，中央：DDSRCNN による高解像化，右：原画像)

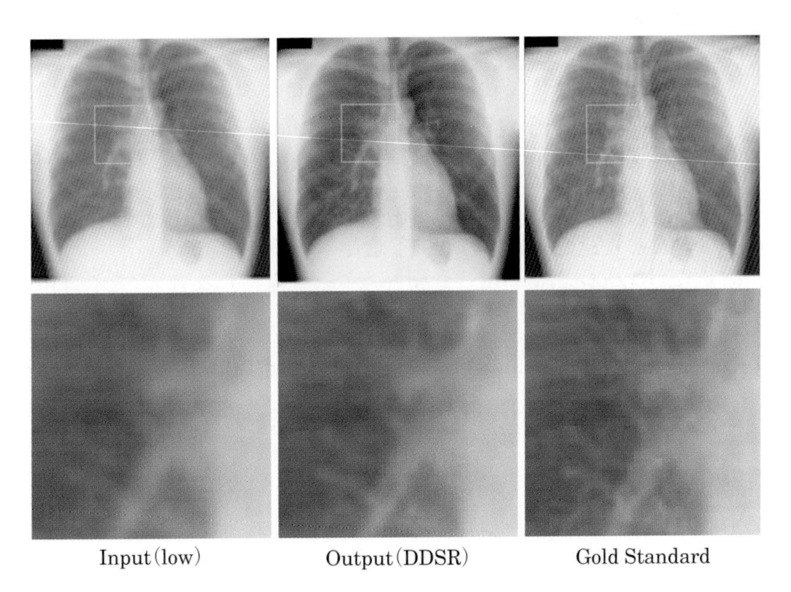

図 2.9-9　パッチ合成後画像での比較
(左：低解像，中央：DDSRCNN による高解像化，右：原画像)

2.10 GAN(Generative Adversarial Network)を使った画像生成

Radfordら[19)]によって提案された**DCGAN**（Deep Convolutional Generative Adversarial Network）を使った画像生成について解説する．ここではGANの一例として，**図2.10-1**に示すように，サンプルプロジェクト（mnist_dcgan_with_label.sdcproj）を利用し，ChestX-ray8データベースに収録されている大量の胸部X線画像を学習し，GANによる人工的な胸部X線画像（Fake画像）の自動生成を行う．

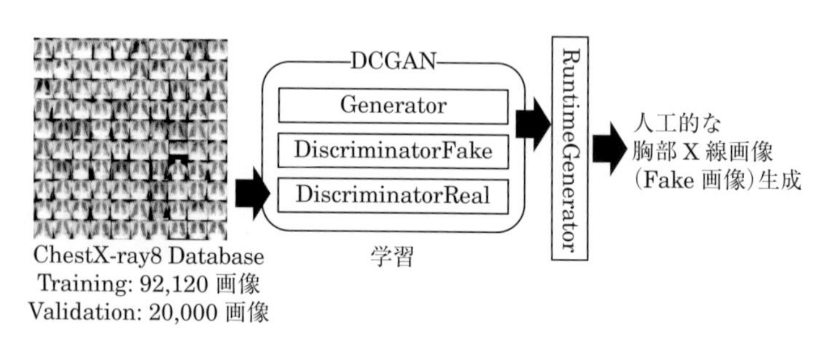

図2.10-1　GANによる胸部X線画像の生成

2.10.1 サンプルプロジェクト(mnist_dcgan_with_label.sdcproj)の理解

Neural Network Consoleのサンプルプロジェクトmnist_dcgan_with_label.sdcprojには，Generator，DiscriminatorFake，DiscriminatorReal，RuntimeGeneratorの4つのネットワーク構造がある．これらの，ネットワーク構造は，ネットワークグラフ上方のタブをクリックし確認することができる．

学習実行ボタン（Train Run）をクリックし学習処理を行った後に，評価実行ボタン（Evaluate Run）をクリックすると，入力ラベル（数値）が示す数字画像が生成される．このサンプルプロジェクトでは，MNISTの手書き数字画像60,000画像を使ってGeneratorとDiscriminator（Fake/Real）のネットワークの学習を行い，評価が実行されるとRuntimeGeneratorが実行され，入力ラベル（数値）に対する出力画像を乱数から生成し出力を行う（評価結果リスト中のxの欄の画像については，RuntimeGeneratorでは使用されない．入力なしでは動作しないため便宜上入れられている画像である）．

Generatorでは，乱数からFake画像の生成を行い，DiscriminatorFakeでは，乱数から生成されたFake画像（=Generator生成画像）の真偽判定，DiscriminatorRealでは，入力されたReal画像（変数：x）の真偽判定を行っている．RuntimeGeneratorは，評価実行時にGeneratorの学習済みネットワークを使って画像出力を行う．

2.10.2 ラベル数値入力なしのDCGANの作成(サンプルプロジェクトの編集)

ここでは，ラベル数値入力なしの画像生成を行うため，サンプルプロジェクト（mnist_dcgan_with_label.sdcproj）のネットワークグラフより，ラベル入力に関連する入力層（レイヤーGY）やConcatenateレイヤーを削除し**図2.10-2**に示すようなネットワークを作成する.

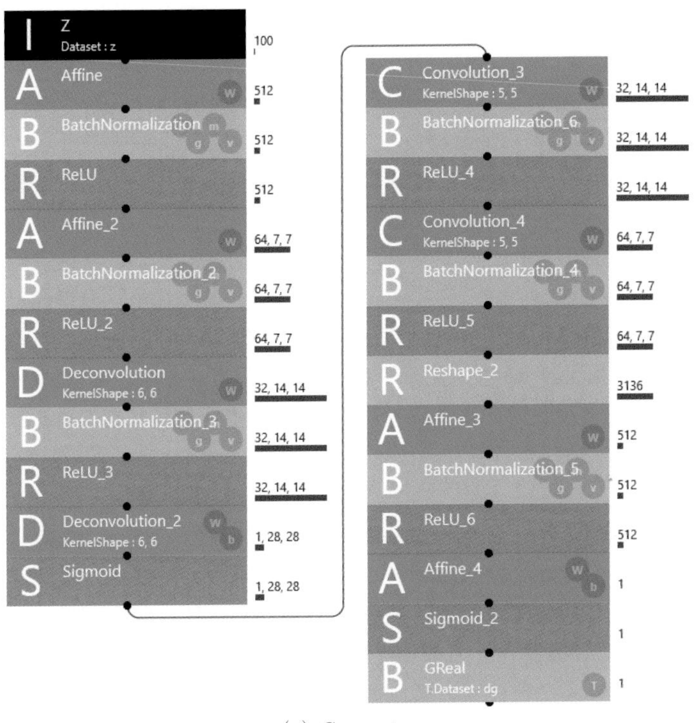

（a）Generator

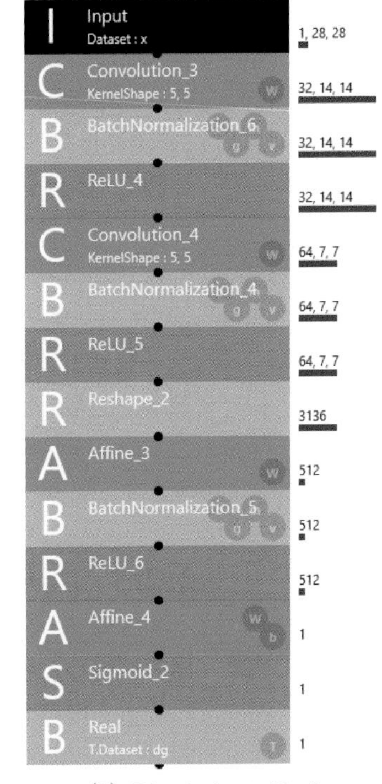

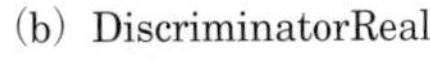

（b）DiscriminatorReal

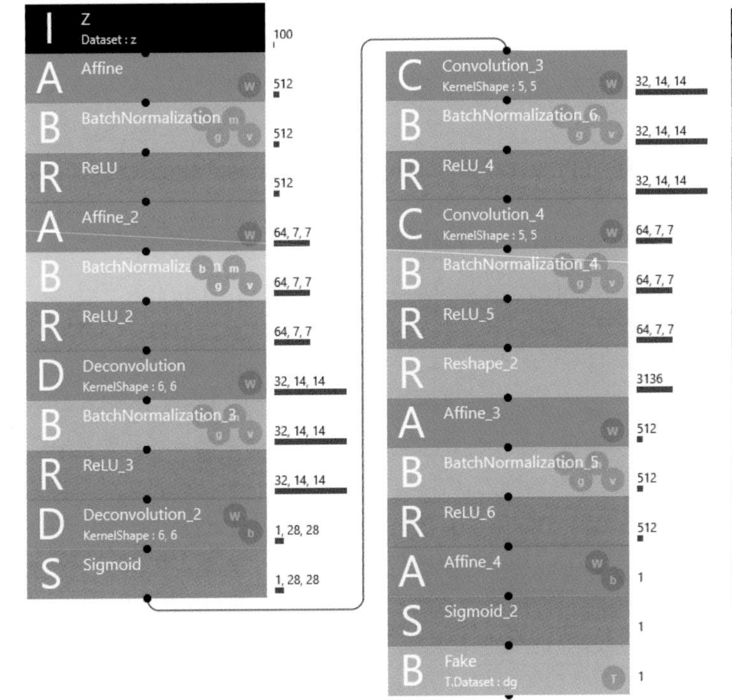

（c）DiscriminatorFake

Z
Dataset : z
100
Affine
512
BatchNormalization
512
ReLU
512
Affine_2
64, 7, 7
BatchNormalization_2
64, 7, 7
ReLU_2
64, 7, 7
Deconvolution
KernelShape : 6, 6
32, 14, 14
BatchNormalization_3
32, 14, 14
ReLU_3
32, 14, 14
Deconvolution_2
KernelShape : 6, 6
1, 28, 28
x2
1, 28, 28

（d）RuntimeGenerator

図 2.10-2　ラベルなし DCGAN の 4 つのネットワーク構造（28×28 pixel 画像の生成）

同図（a）Generator と（c）DiscriminatorFake は，ほぼ同じ構造をしており，図中左側の入力層 Z（乱数）からレイヤー Sigmoid の区間で，Fake 画像の生成を行っており，RuntimeGenerator においても同じネットワークが使用されている．また，図（c）DiscriminatorFake の図中右側は，生成される Fake 画像の真偽判定を行う部分で，図（d）DiscriminatorReal においては，同じネットワークを用いて Real 画像（入力：x）の真偽判定を行う．

図 2.10-2 の 4 つのネットワーク構造において，同一名称のレイヤーが複数回利用されている．例えば，レイヤー Deconvolution_2 は，Generator と DiscriminatorFake と RuntimeGenerator に登場する．これら複数回登場する全結合層（Affine）／畳み込み層(Convolution)／逆畳み込み層(Deconvolution）のプロパティを見てみると，W.LRateMultiplier=0 や b.LRateMultiplier=0 と設定される箇所がある．*. LRateMultiplier=0 は，重みやバイアスを固定することを意味し，つまり，学習を行わず他のネットワーク構造内で学習した値を再利用することを意味している．

2.10.3　ChestX-ray8 画像データベース

NIH Clinical Center の Ronald M. Summers[28] らの研究グループは，深層学習を利用した CAD の研究に役立てるため，患者数：30,000，100,000 画像以上におよぶ匿名化された胸部 X 線画像を公開している．画像データベースは，以下の URL よりダウンロードすることができる．データベースは 1024×1024 pixel の png 形式の画像で構成される．全データサイズは 42GB で，ネットワーク環境にもよるがダウンロードには数日間を要する．

URL　https://nihcc.app.box.com/v/ChestXray-NIHCC

2.10.4　学習と画像生成（1）

ここでは，ChestX-ray8 の画像を 28x28[pixel] に縮小（節 4.2［6］内の ImageJ マクロを一部変更すると一括変換が可能）し，**図 2.10-2** のネットワークで学習と画像生成を行う．ChestX-ray8 の，92,120 画像を Training データ，20,000 画像を Validation データとして用いる．また，Test データは，CONFIG タブの Executor で設定を行い，ダミーデータ（28×28 pixel の画像であれば何でもよい）200 枚とする．オプティマイザ（最適化アルゴリズム）の学習率や Batch Size などのパラメータは，サンプルプロジェクトの設定値をそのまま用い学習と評価を行う．

エポック数と画像生成（評価）の結果を**図 2.10-3** に示す．28×28 の小さな画像ではあるが，GAN による画像生成を確認することができる．また，エポック数が大きくなるにつれ細部の画像生成が行われることが分かる．GPU 環境（NVIDIA 社製 1080 Ti）において，30 エポックの学習を行ったところ処理には 7 分を要した．

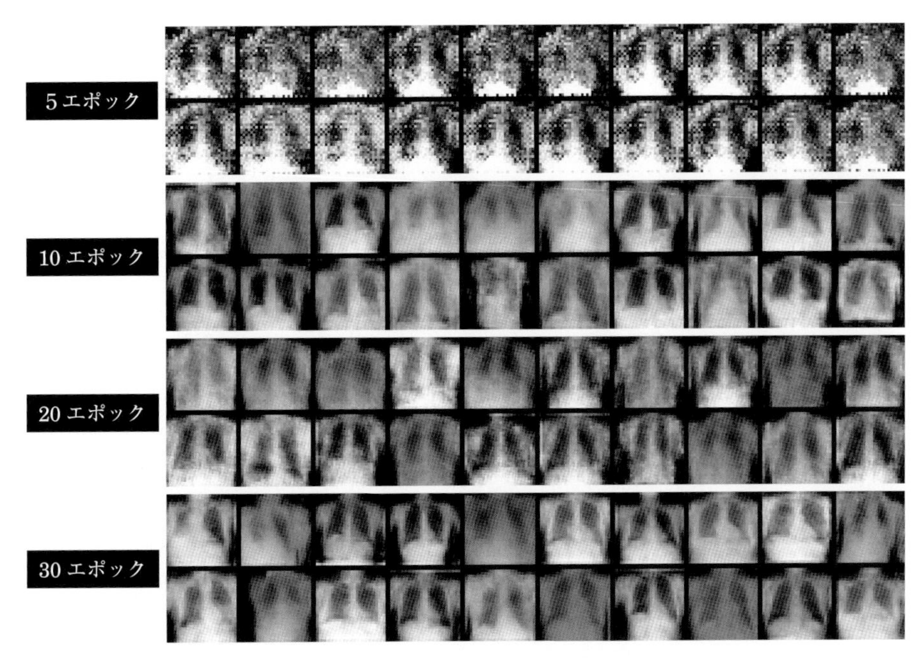

図 2.10-3　DCGAN による胸部 X 線画像生成の結果（28×28pixel）

2.10.5　学習と画像生成（2）

ChestX-ray8 の画像を 64×64[pixel] に縮小（節 4.2［6］内の ImageJ マクロを一部変更すると一括変換が可能）し節 2.10.4 と同様に，**図 2.10-4** のネットワークで学習と画像生成を行う．同図のネットワークグラフの作成にあたっては次の点に留意する．(1) 追加するレイヤーの一部である Deconvolution_3，Convolution_2 レイヤーについては，*. LRateMultiplier=0 などレイヤープロパティが，ネットワーク構造ごとに異なるため，同じ構造グラフ内のレイヤーをコピーして利用する（例えば，Generator 内のレイヤーを DiscriminatorFake にコピーしてはいけない）．レイヤー Deconvolution_3 については，WithBias=False とするためレイヤー Deconvolution をコピーする．(2) 4 つのネットワーク構造間でレイヤー名称が対応するように同一名称とする．(3) 各レイヤーの OutputShape などのプロパティ値を **図 2.10-4** の数値を参考に設定する．

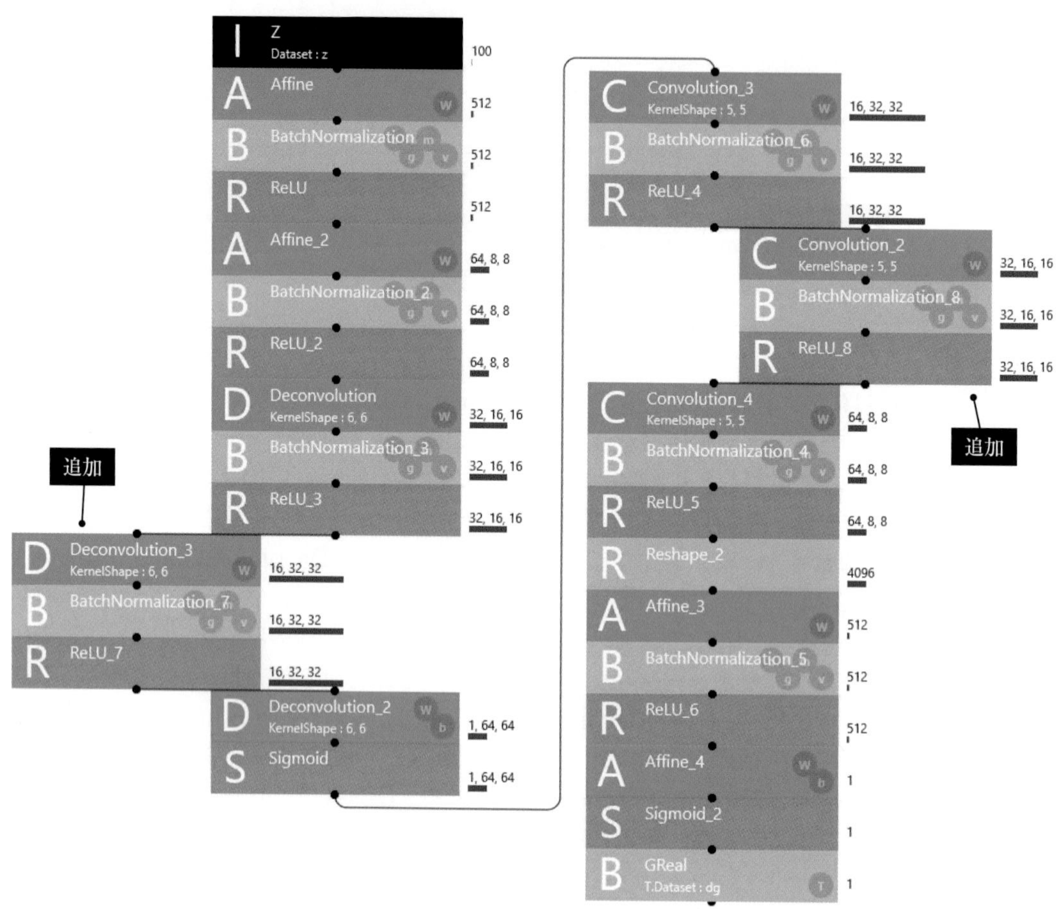
Z
Dataset : z
100
Affine
512
BatchNormalization
512
ReLU
512
Affine_2
64, 8, 8
BatchNormalization_2
64, 8, 8
ReLU_2
64, 8, 8
Deconvolution
KernelShape : 6, 6
32, 16, 16
BatchNormalization_3
32, 16, 16
ReLU_3
32, 16, 16
追加
Deconvolution_3
KernelShape : 6, 6
16, 32, 32
BatchNormalization_7
16, 32, 32
ReLU_7
16, 32, 32
Deconvolution_2
KernelShape : 6, 6
1, 64, 64
Sigmoid
1, 64, 64
Convolution_3
KernelShape : 5, 5
16, 32, 32
BatchNormalization_6
16, 32, 32
ReLU_4
16, 32, 32
Convolution_2
KernelShape : 5, 5
32, 16, 16
BatchNormalization_8
32, 16, 16
ReLU_8
32, 16, 16
追加
Convolution_4
KernelShape : 5, 5
64, 8, 8
BatchNormalization_4
64, 8, 8
ReLU_5
64, 8, 8
Reshape_2
4096
Affine_3
512
BatchNormalization_5
512
ReLU_6
512
Affine_4
1
Sigmoid_2
1
GReal
T.Dataset : dg
1
(a) Generator

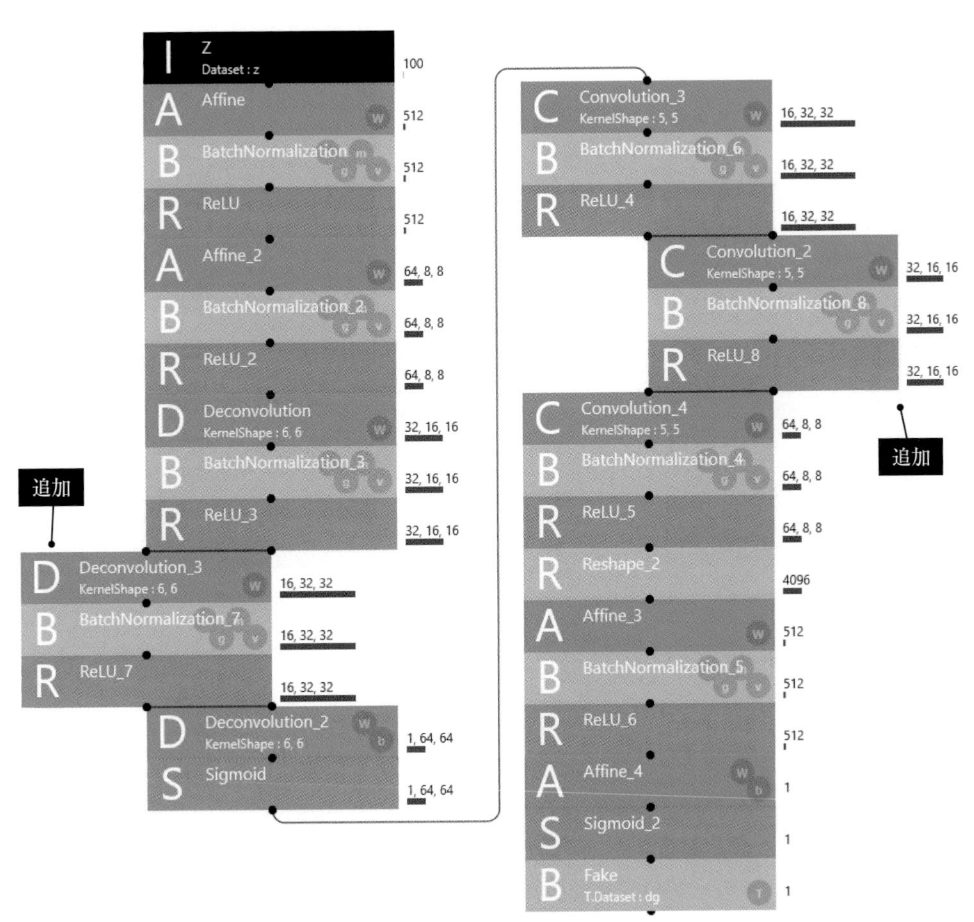

(b) DiscriminatorFake

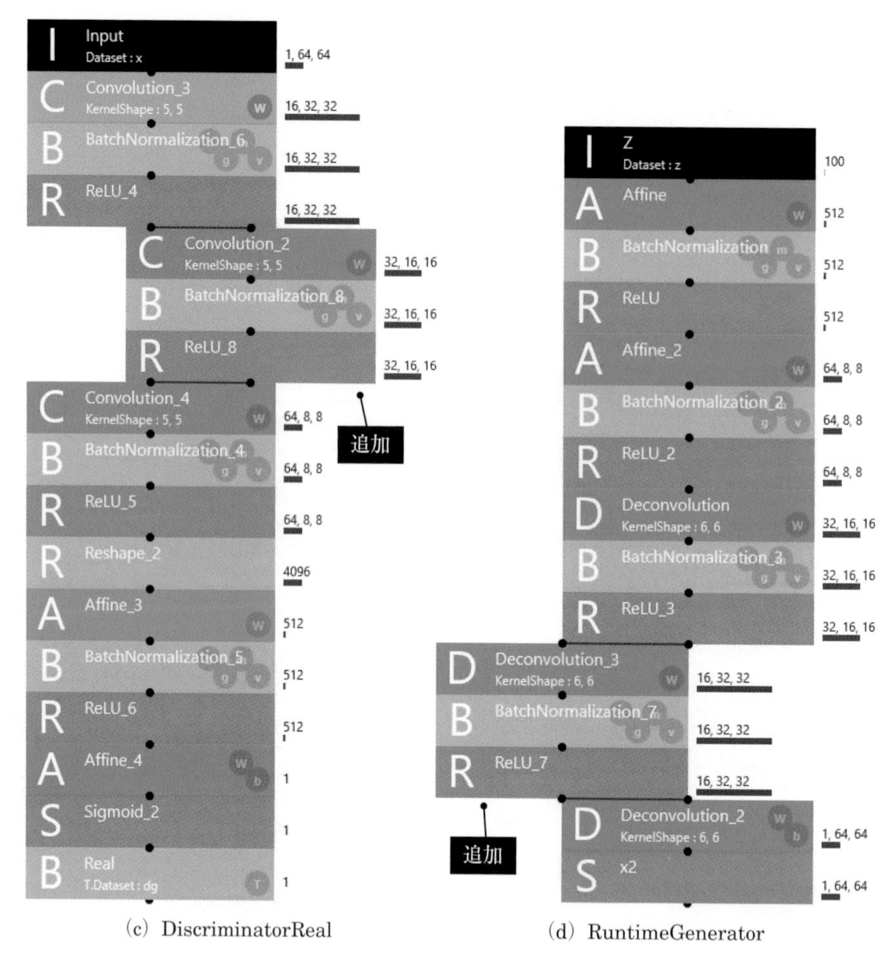

(c) DiscriminatorReal　　(d) RuntimeGenerator

図 2.10-4　ラベルなし DCGAN の 4 つのネットワーク構造（64×64 pixel 画像の生成）

オプティマイザ（最適化アルゴリズム）の学習率などのパラメータは，サンプルプロジェクトの設定値をそのまま用い，Batch Size=32 として学習と評価を行う．エポック数と画像生成（評価）の結果画像を **図 2.10-5** に示す．画質は良いとは言えないものの GAN による画像生成を確認することができる．学習が進むにつれ画像が精細になり，100 エポックでは鎖骨や肋骨らしき画像生成が行われていることも確認できる．GPU 環境（NVIDIA 社製 1080 Ti）において，100 エポックの学習を行ったところ処理には 50 分を要した．

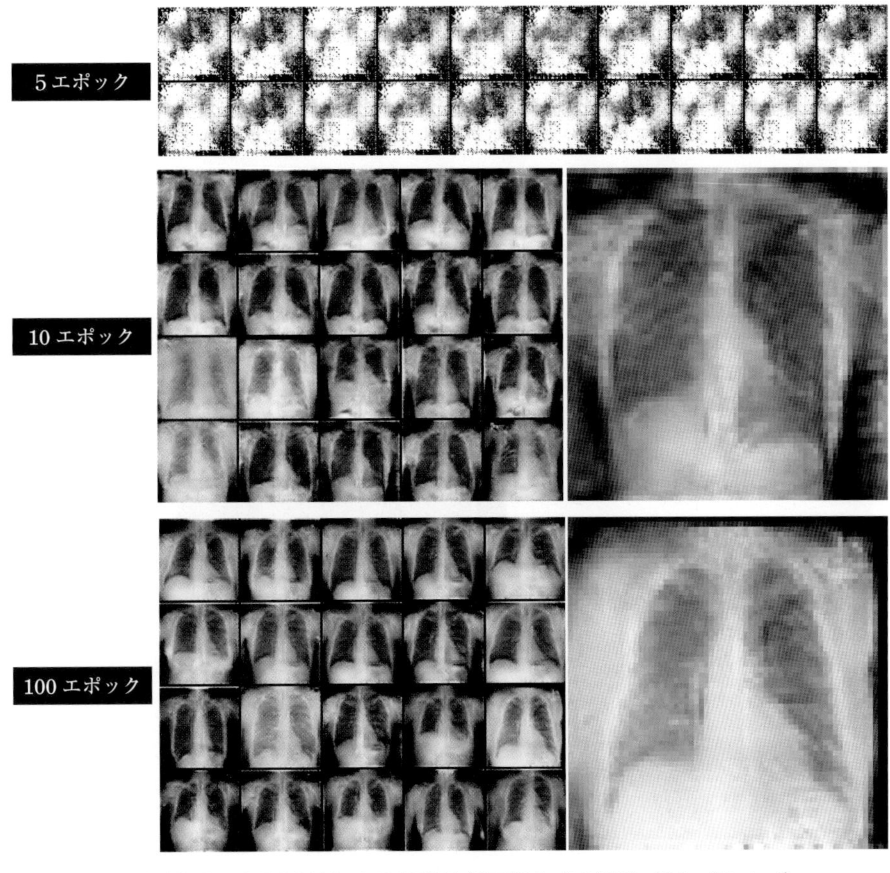

図 2.10-5　DCGAN による胸部 X 線画像生成の結果（64×64pixel）
100 エポックでは鎖骨・肋骨らしき生成も確認できる

2.11　データ拡張

医用画像は一般画像と比べデータ取得と収集が難しく個体差もあるため，ニューラルネットワークの規模に比べ，入力データ数が少なくなることがある．このようにデータ数が少ない場合でも，移動・回転・拡大縮小などの影響を受けにくいロバスト(頑健)性の向上が期待できるテクニックの一つとしてデータ拡張がある．データ拡張は，学習画像などに対して，画像の移動・回転・拡大・輝度変換などの画像処理を施すことで，データ数を水増しする方法である．Neural Network Consoleでは，「ImageAugmentation」のレイヤーがあり，入力画像に対し，以下のような画像加工を複数組み合わせて使用することで，データのバリエーションを水増しすることができる．

①ランダムな回転（Angle）
②アスペクト比（Aspect Ratio）
③歪（Distortion）
④上下左右反転（FlipLR,FlipUD）
⑤輝度値（Brightness）

⑥コントラスト（Contrast）
⑦ノイズ（Noise）

Neural Network Console の ImageAugmentation レイヤーにより，拡張された画像をファイル出力し確認を行う場合には，**図 2.11-1** のようなネットワークグラフを構成し，エポック数を 0 として Training を実行し，Evaluation することで画像生成できる．ここで，SquaredError のレイヤーについては，便宜上入れられているもので，ニューラルネットワークにデータ拡張の機能を加える場合は，入力層（Input）の後に ImageAugmentation レイヤーを加えるだけでよい．レイヤープロパティの Angle，MaxScale，Brightness，Noise のパラメータをそれぞれに変更した場合の画像例を **図 2.11-2** に示す．

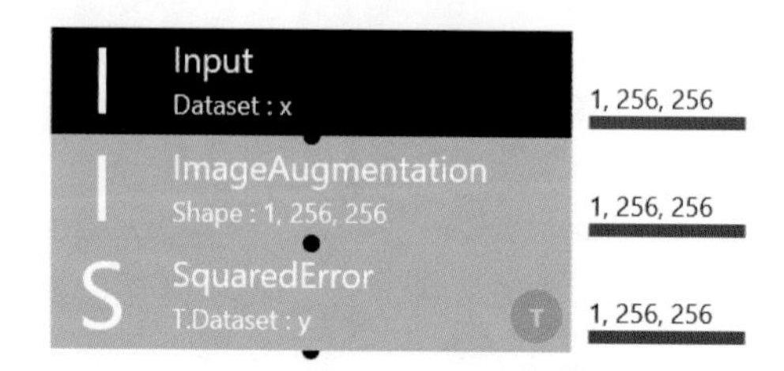

図 2.11-1　ImageAugmentation レイヤーによるデータ拡張の確認
（Epoch 数 0 として学習し評価を行うと画像出力される）

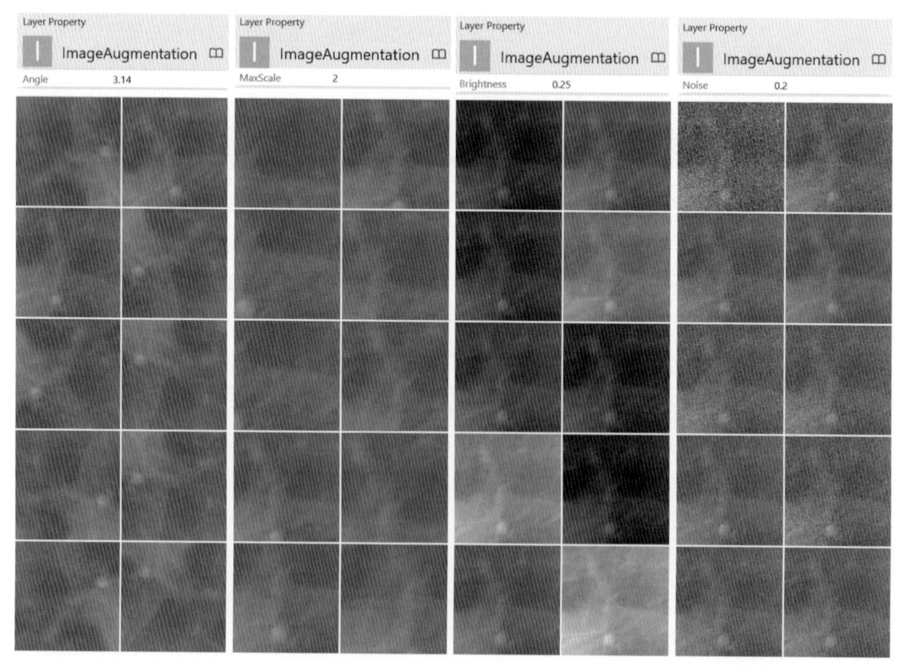

図 2.11-2　ImageAugmentation レイヤーによるデータ拡張（すべて元画像は同一）
（左から Angle，MaxScale，Brightness，Noise によるデータ拡張）

データ拡張では，乱数が用いられているため，評価にデータ拡張処理が含まれる場合には，評価ごとに入力データが異なり，一度きりの評価では信頼性が乏しくなる．このため評価を複数回行う必要がある（CONFIG タブの Executor の「Number of Evaluations」で，評価実行回数を複数回に変更することができる）．

Column

Neural Network Console を使った事例紹介

川下郁生

Neural Network Console を使った画像研究

近年，さまざまな分野で深層学習を用いたシステムが研究開発されている．医療においても画像診断の分野を中心に数多くの製品が開発され，すでに実用化が始まっている．今後はさらに応用対象も広がり，画像診断支援に止まらず，検像支援や放射線治療支援，医療ミス対策など，さまざまな分野に拡大することが予想される．

深層学習の進化に伴い，画像認識技術を用いたシステムの開発方法が従来から一変している．従来のコンピュータ支援診断システムは，開発者の知識と経験に基づいて複雑なアルゴリズムが構築されていた．病変の検出を行う場合，対象となる病変が存在しうる領域に探索範囲を絞る領域抽出処理の後，病変らしい陰影を強調するフィルタ処理に引き続き，偽陽性陰影の削除を目的とした特徴量分析が用いられる．このようなアルゴリズムの設計と開発には専門知識と多大な労力が必要であった．また，しきい値などのパラメータの最適化にも限界があった．

一方，深層学習を用いてシステムを開発する場合，大筋のネットワーク構造を検討して，入出力の関係を与えるだけでニューラルネットワークの学習により認識器が獲得できるようになった．パラメータの最適化も可能となり，短期間にわずかな労力で従来の性能を超えるシステムが構築できる．学習用データの確保が難しい場合従来の開発方法にまだ分があるが，膨大な数の良質なデータが確保できる対象で

表１　医療分野・医用画像における深層学習の利用事例

用途	深層学習の事例	目的
意味分類 層別化	腫瘤影の良悪性鑑別／テクスチャのカテゴリ分類 撮影部位・方向の認識／ポジショニングの可否の分類 患者の個人識別／適正線量か否かの分類	診断支援 検像支援 医療ミス対策
信号検出	病変の検出／骨折箇所の検出／何らかの異常領域の検出 ガーゼ等異物検出／胃管等のデバイス位置の確認	診断支援 医療ミス対策
領域抽出	領域抽出後のサイズ・画素値の計測／画像処理の前処理 標的臓器・リスク臓器の領域抽出	診断支援 治療計画支援
画像処理	高解像度化／ Bone Suppression 処理等の非線形画像処理 透視画像の画像間補間／量子ノイズの低減	診断支援 被ばく線量低減
回帰分析	予後予測／治療方針の決定 造影剤の適正投与量推定／最適な撮影条件の推定	治療支援 撮影支援
画像生成	類似画像生成／深層学習用画像水増し Augmentation	診断支援
文書生成	画像のキャプショニング／読影レポートの自動生成	診断支援

あれば，困難な問題ほど深層学習の方が高い性能が見込まれる．

深層学習は，クラス分類，信号検出，領域抽出，画像処理，回帰分析，画像生成，文書生成などさまざまな用途に用いられている．入力データを医用画像や医療情報とし，出力データを必要な情報に設定することで，**表 1** のような事例に適用することができる．

本稿では Neural Network Console を用いた研究事例について，工夫が必要な点や注意点，深層学習の判断根拠を理解するための手法も含めて具体的に紹介する．事例の内容については，他の手法を用いた論文が数多く報告されている．ここで紹介する内容はデータ数も少なく簡易的な実験結果の例であるため，あくまでも参考程度にとどめていただきたい．

胸部 X 線画像における左右（表裏）反転の認識

臨床現場において，撮影頻度の高い胸部 X 線画像は立位の後前方向（PA：Posterior-Anterior）と臥位や座位の前後方向（AP：Anterior-Posterior）の撮影があるため，誤登録のリスクを伴う．右胸心や内臓逆位の症例もあるため，医療ミス対策としても左右反転の認識は重要な課題である．過去の研究では Boone 氏らが上下，左右方向への投影データをニューラルネットワークで識別する方法を提案している[1]．ここでは深層学習で画像を直接分類する方法について紹介する．

使用した画像データは，標準ディジタル画像データベース[2]の胸部 X 線画像を 32×32 に縮小した 8 bit，png 形式の画像で，AP と PA 方向の誤登録検出を想定して左右（表裏）反転画像との分類を行う．学習画像 360 枚（正面 180，左右反

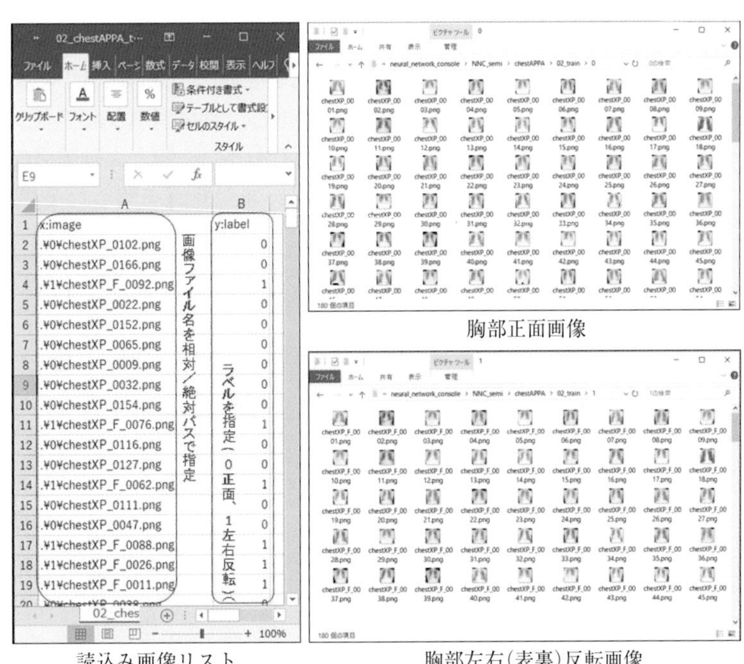

図 1　入力画像の準備

転 180)，テスト画像 94 枚（正面 47，左右反転 47）で学習と評価を行った．入力画像は **図 1** のように種類毎にフォルダに分けて，学習用，バリデーション，テスト用それぞれCSVファイルを作成して読み込む. 学習時はリストからバッチファイルで指定した数の画像を用いて重み係数を更新するため，リスト内で各カテゴリの画像はランダムに順番を並び替えておく必要がある.

図 2 に適用した単純パーセプトロンのネットワーク構造 (a) と学習曲線 (b)，評価結果の混同行列 (c) を示す．(a) は全結合層と活性化関数のみの最もシンプルなニューラルネットワークであるが，(b) ではエポック数の増加に伴い誤差が減少し，学習が順調に進んでいる様子が確認できる．また (c) の混同行列では Accuracy が 0.957 で比較的高い分類性能が得られていることがわかる.

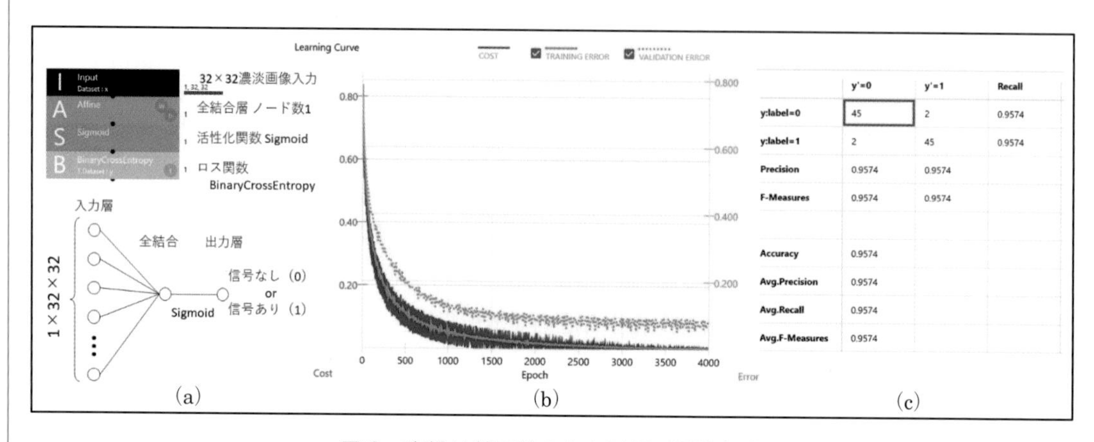

	y'=0	y'=1	Recall
y:label=0	45	2	0.9574
y:label=1	2	45	0.9574
Precision	0.9574	0.9574	
F-Measures	0.9574	0.9574	
Accuracy	0.9574		
Avg.Precision	0.9574		
Avg.Recall	0.9574		
Avg.F-Measures	0.9574		

図2　胸部 X 線画像の左右反転の認識実験
(a) ネットワーク構造，(b) 学習曲線，(c) 混同行列

正しく左右反転を認識できた画像を **図 3** に示す．**図 4** は 1 画素のみに値を入力した画像をすべての座標枚数分作成し，学習済ネットワークで処理した出力値を各座標の画素値としたヒートマップである．心臓と大動脈弓の位置で左右の差分を行い認識していることが確認できる．また認識を誤った 2 例の画像とヒートマップ

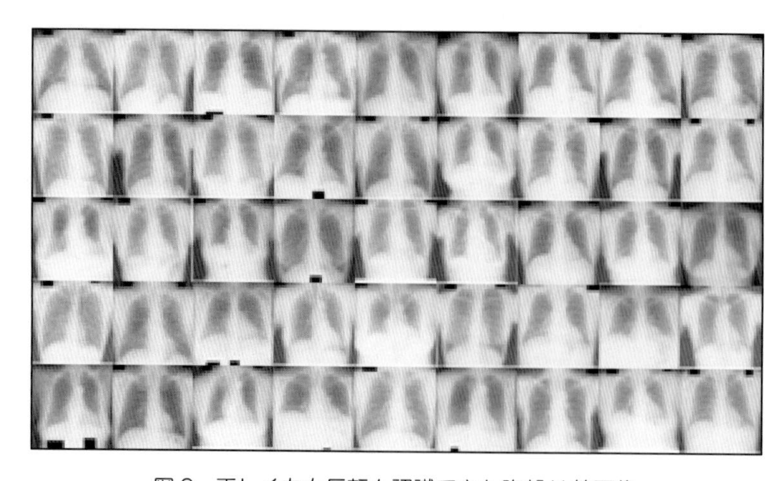

図3　正しく左右反転を認識できた胸部 X 線画像

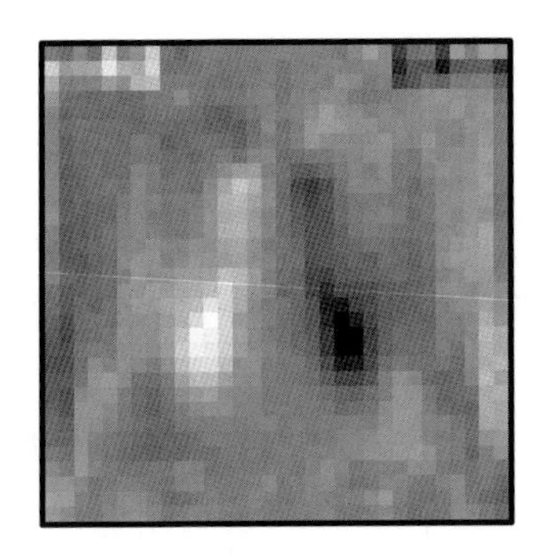

図 4　ヒートマップ

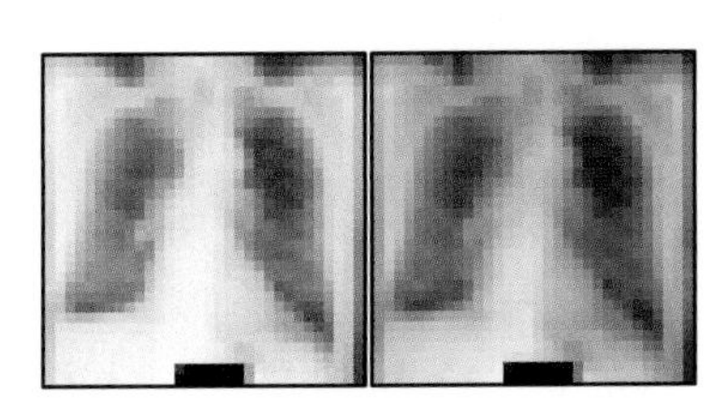
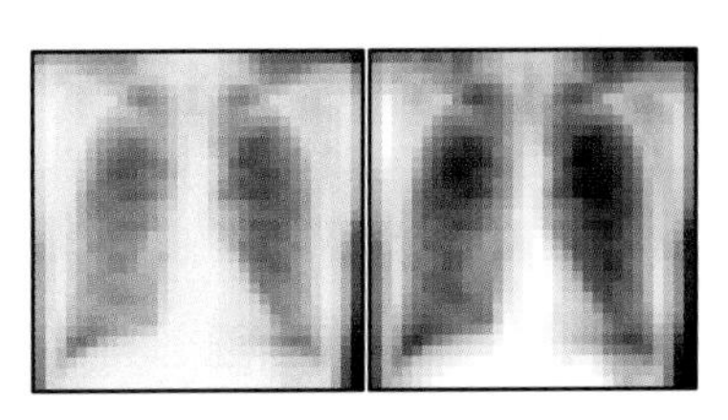

図 5　左右反転の誤認識画像とヒートマップとの合成画像

との合成画像を **図 5** に示す．画像とヒートマップの合成画像から，左側の画像の誤認識の原因は脊柱側弯，右側の画像は心臓の高さが感度マップの位置と僅かにずれていたことや左右の肺野の濃淡差が原因と考えられる．ヒートマップは NNC の基本機能だけでは求められないが，評価用に自作画像データを用いることで出力できる．

胸部 X 線画像におけるじん肺の型分類

じん肺の画像診断は **表 2** のようにじん肺法で第 0〜4 型に分類される．その判定結果が労災の障害認定に影響するため正確な分類が求められる．しかし型区分が主観的な判断基準に基づくため，**図 6** に示すように特に第 0〜3 型を再現性良く正確に分類することは医師にとっても容易ではない．これまでじん肺の型分類に関するコンピュータ支援診断の研究は数多く報告されている[2)]．従来の研究では主に濃度共起行列などのテクスチャ特徴量や周波数解析結果を用いたものが多い[3)]．本稿

表 2　じん肺法の型区分

型	胸部 X 線写真の像
第 0 型	両肺野にじん肺による粒状影又は不整形陰影が認められないもの．
第 1 型	両肺野にじん肺による粒状影又は不整形陰影が少数あり，かつ，大陰影がないと認められるもの．
第 2 型	両肺野にじん肺による粒状影又は不整形陰影が多数あり，かつ，大陰影がないと認められるもの．
第 3 型	両肺野にじん肺による粒状影又は不整形陰影が極めて多数あり，かつ，大陰影がないと認められるもの．
第 4 型	大陰影があると認められるもの．

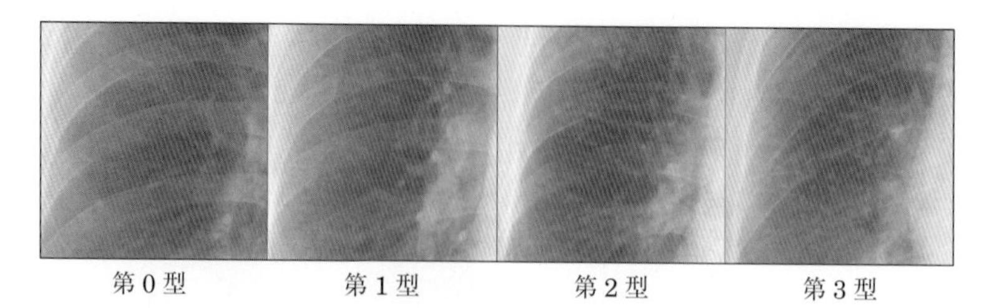

図６　胸部Ｘ線画像のじん肺画像例

では，簡単な前処理済の画像データのみで深層学習を行い，第０～３型に画像分類を行った例を紹介する．

画像データは CR や FPD で撮影された「じん肺標準エックス線写真集」電子媒体版[2] より，第０～３型の画像 19 例（０型４例，１型６例，２型６例，３型３例）を使用した．縮小した胸部Ｘ線画像から 64×64 の ROI を 108 枚ずつ，合計 2,052 枚の ROI を切り出して ROI 単位で分類を行った．ROI 画像をそのまま深層学習に用いると，各区分の特徴よりも症例の多様性の方が大きくなるため，単純なネットワークでは全く学習が進まない．複雑なネットワークを組むには画像データ数が圧倒的に不足する．そこで半径３画素のメディアンフィルタによる Top-hat 変換を用いて，テクスチャ特徴を強調した画像で学習と分類を行った（**図７**，**図８**）．

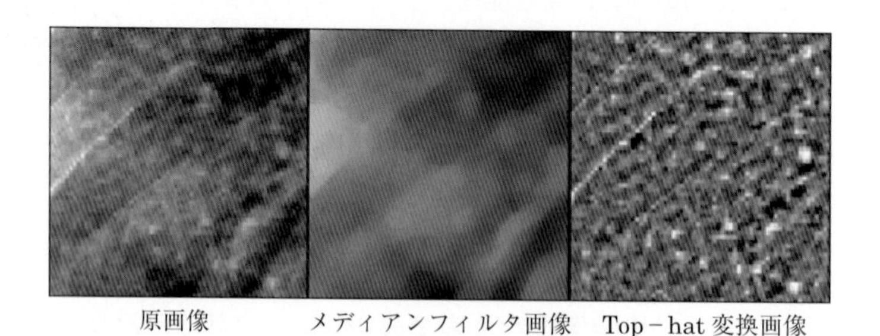

図７　前処理過程の画像例

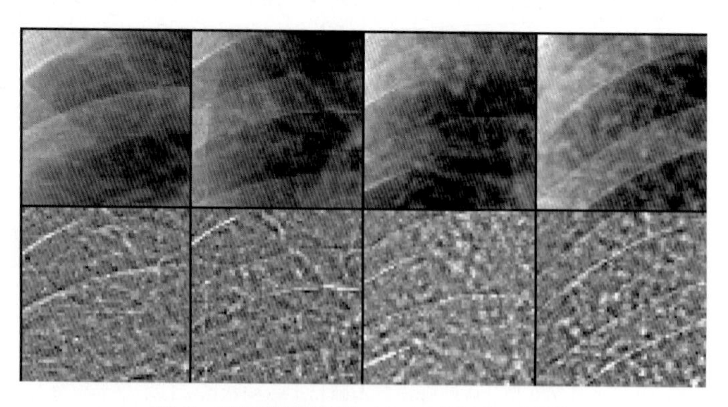

図８　前処理画像例（左より第０～３型）

図9に用いたネットワーク構造と学習曲線の一例を示す．畳込み層2層と全結合層3層からなるシンプルなネットワーク構造であるが，エポック数60付近で誤差がほぼ収束している．

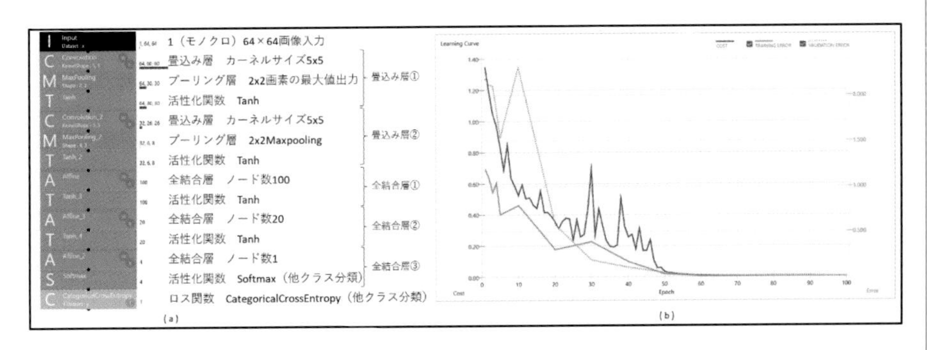

図9　じん肺の型分類実験
(a) ネットワーク構造，(b) 学習曲線

畳込み層の途中結果を出力した画像を**図10**に示す．深層学習の内部で肋骨のエッジや粒状影を強調した結果をもとに，じん肺の型分類を行っていることが推測される．

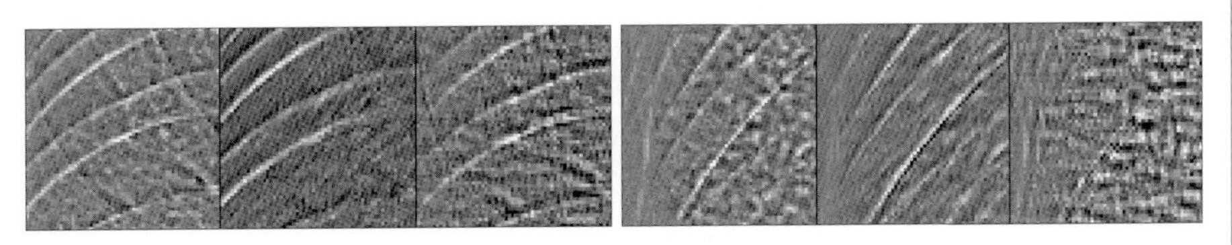

図10　畳込み層の途中結果出力画像
(左側：第0型，右側：第3型，それぞれ左：Top-hat変換画像，中：線が強調された画像，右：粒状影が強調された画像)

表3にROI単位での型分類結果を示す．症例毎の分類でもすべての画像で正しく分類できた．この事例から小数多様な画像データを対象とする場合であっても，深層学習の画像データを加工することにより，シンプルなネットワーク構造で高い分類性能が得られることが確認できた．

表3　じん肺の型分類結果の混同行列(症例毎にLeave one outで評価したROI単位の分類)

	y'_0	y'_1	y'_2	y'_3	Recall
y:label=0	432	0	0	0	1.0000
y:label=1	29	619	0	0	0.9552
y:label=2	0	0	648	0	1.0000
y:label=3	4	0	0	320	0.9877
Precision	0.9290	1.0000	1.0000	1.0000	
F-Measures	0.9632	0.9771	1.0000	0.9938	

Accuracy	0.9839
Avg.Precision	0.9823
Avg.Recall	0.9857
Avg.F-Measures	0.9835

参考文献

1）Boone JM, Seshagiri S, Steiner RM.: Recognition of chest radiograph orientation for picture archiving and communications systems display using neural networks. J Digit Imaging. 5(3); 190-193, 1992
2）Shiraishi J, Katsuragawa S, Ikezoe J, Matsumoto T, Kobayashi T, Komatsu K, Matsui M, Fujita H, Kodera Y, and Doi K.: Development of a digital image database for chest radiographs with and without a lung nodule: Receiver operating characteristic analysis of radiologists' detection of pulmonary nodules. AJR 174; 71-74, 2000
3）Zhu B, Chen H, Chen B, Xu Y, Zhang K. Support vector machine model for diagnosing pneumoconiosis based on wavelet texture features of digital chest radiographs. J Digit Imaging 27(1):90–97, 2014
4）Okumura E, Kawashita I, Ishida T. Computerized classification of pneumoconiosis on digital chest radiography artificial neural network with three Stages. J Digit Imaging 30:413–426, 2017
5）「じん肺標準エックス線写真集」（平成 23 年 3 月）フィルム版及び電子媒体版の取扱いについて；基安労発 0926 第 1 号，2011

Appendix 1：Neural Network Console の便利な機能（レポート機能）

下図のように学習結果リストの項目で，右クリックし「Export」の「pptx beta」を選択すると，PowerPoint 形式のレポートが自動生成される（ただし，ベータ版としての機能）．使用したデータセットの詳細，使用したネットワークグラフ，学習曲線などの情報がレポートとして出力される．

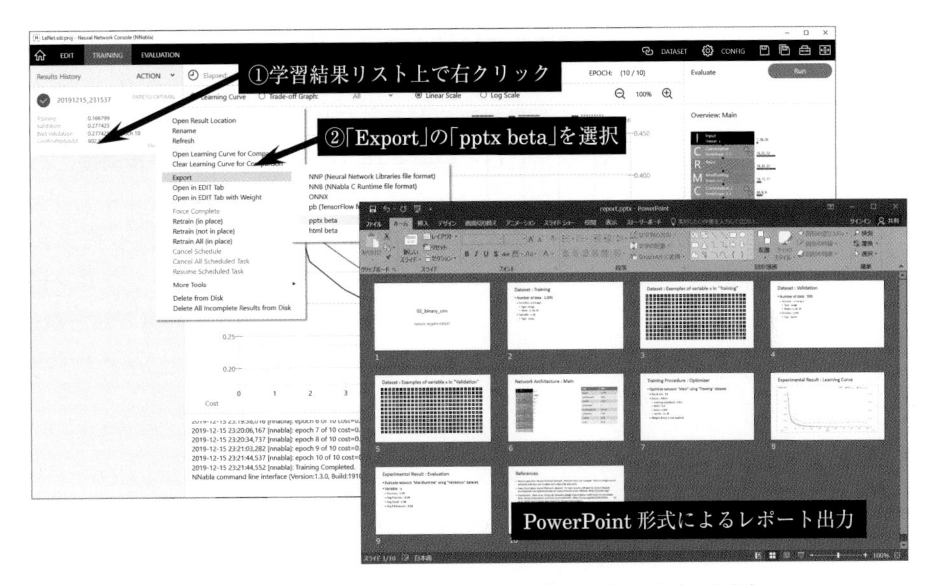

図　PowerPoint 形式（pptx）のレポート出力（ベータ版）

Appendix 2：コマンドライン（バッチファイル）からcli.pyを起動し推論（forward）する方法

Neural Network Consoleのforwardを，コマンドラインから起動し推論（forward）する方法を知っておくと便利である．

テキストエディタを使って，下のリストようなパッチファイルを作成しファイル名を「forward.bat」（拡張子はbat）とする．学習済みパラメータ（results.nnp）が保存されているフォルダ内（節2.5.4［2］を参照するとよい）に，作成したforward.batファイルを保存する．

バッチファイル1行目は，Neural Network Consoleのlibsフォルダのパスをしています．この例では，Cドライブ直下にNeural Network Consoleをインストールした場合を想定していますが，各自のインストール環境にあわせて変更すること．

このバッチファイルの実行は，このforward.batのバッチファイルのアイコン上に，データセットファイル（csvファイル）を，ドラッグアンドドロップすると第1引数（バッチファイル内の%1）としてファイルパスが渡され推論が行われる．また，コマンドラインからも，第1引数（データセットのファイルパス）を渡し実行することもできる．

```
 1 set NNCLIB=C:\neural_network_console_160\libs
 2
 3 set NNABLA=%NNCLIB%\nnabla\python\src\nnabla
 4 set MINICONDA3=%NNCLIB%\Miniconda3
 5 set WORKDIR=%~dp0
 6
 7 set PYTHONPATH=%NNCLIB%\nnabla\python\src
 8 set PATH=%NNABLA%;%MINICONDA3%;%MINICONDA3%\Scripts;
 9
10 %MINICONDA3%\python %NNABLA%\utils\cli\cli.py forward ^
11 -c %WORKDIR%\net.nntxt ^
12 -p %WORKDIR%\results.nnp ^
13 -o %WORKDIR% ^
14 -d %1
   pause
```

1行目：neural network consoleのlibsをNNCLIBとする．
3行目：nnablaフォルダのパスをNNABLAとする
4行目：Miniconda3フォルダのパスをMINICONDA3とする
5行目：このバッチファイルが存在するディレクトリをWORKDIRとする．
7，8行目：Python環境を設定する．
10〜14行目：cli.pyを実行（forward）する．ネットワークモデルファイル（11行目），学習パラメータファイル（12行目），出力フォルダ（13行目），入力ファイル（第1引数）（14行目）を指定している．

プログラムリスト：forwardバッチファイル（forward.bat）

Appendix 3：Neural Network Consoleでエラーがでる

Neural Network Consoleでのエラーについて，著者の経験上，以下のような原因と対策がある．

1. データセット（テキストファイル，CSVファイル）が読み込めない．
   ＞データセットファイル（CSVファイル）の最終行もしくは途中の行に空白の行がある場合には，空白行を削除する．
   ＞データセットファイル（CSVファイル）の文字コードがUTF-8などになっている．テキストエディタを使って文字コードを変換する．
   ＞画像データなどが置かれているパスが，2バイト文字（全角）を含むパスになっている．
2. Batchサイズがデータ数より大きいというエラーが表示される．
   ＞Batchサイズを小さくする．
3. GPUメモリが不足しているというエラーが表示される．
   ＞Batchサイズを小さくする．
   ＞ネットワークのパラメータ数が小さくなるように構成を再検討する．
   ＞入力の画像サイズを小さくできないか検討する．
4. モノクロ画像ファイルで色チャンネル1のはずだが，色チャンネル数が合っていないというエラーが表示される．
   ＞モノクロ画像の保存方法には，グレー8 bitのほかにもインデックスカラーがある．モノクロ画像をインデックスカラーで保存し読み込むと，ビット深さは8 bitでカラー(3チャンネル)となる．グレー8 bitで保存し読み込むと，ビット深さは8 bitでグレー（1チャンネル）となる．モノクロ画像がグレーかインデックスカラーいずれの形式で保存されているのか気を付ける必要がある．

Appendix 4：データセットファイルの作成（PowerShell の活用）

Window のコマンドラインインターフェースとして PowerShell があります．PowerShell（特にリダイレクト（>）の機能）を使いこなすと，フォルダ内の全ファイルリストの作成や，テキストファイルの連結などを行うことができ，効率的にデータセットファイル（CSV ファイルの作成）の作成を行うことができる．

PowerShell ウィンドウを開くためには，下図のようにエクスプローラー上の対象フォルダで，Shift キーを押しながらマウスの右クリックをして，「PowerShell ウィンドウをここに開く（S）」メニューを選択する．

（1）　ファイルリストの作成

フォルダ内に存在するファイルのファイル名一覧を，例えば拡張子が png であるファイルの一覧を，テキストファイル（ここでは filelist.txt）として出力する場合は，以下のように行う．

```
ls -Name *.png > filelist.txt
```

（2）　テキストファイルの連結

対象フォルダ内に，text1.txt と text2.txt がある場合，2 つのファイルを連結して output.txt を作成する場合には，PowerShell 上で，cat コマンドを使用して以下のようにして連結することができる．

```
cat text1.txt,text2.txt > output.txt
```

入力ファイル名に共通点がある場合（今回の場合は text が共通）には，ワイルドカードを使用して以下のようにしてテキストファイルの連結ができる．

```
cat text* > output.txt
```

また，既存ファイル（output.txt）の末尾に，text1.txt を追加書き込みをする場合には，以下のように行うことができる．

```
cat text1.txt >> output.txt
```

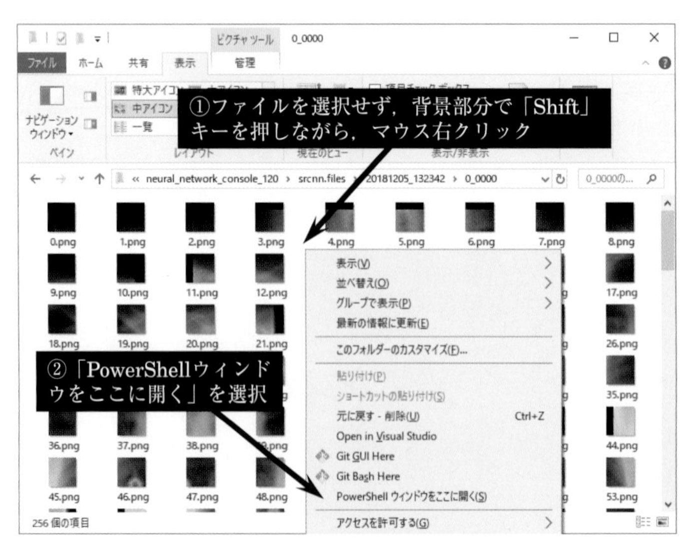

図　PowerShell の開き方

Appendix 5：Neural Network Console の便利な機能（NNabla との連携）

ソニーが開発したオープンソースソフトウェアである Neural Network Libraries (NNabla) を用いて，プログラミング言語 Python によるニューラルネットワークの開発を行うこともできる．

Neural Network Libraries については，以下の URL をご覧いただきたい．

URL　https://nnabla.org/ja/

下図のように Neural Network Console で作成したネットワークを，NNabla 用のプログラムコード（Python）として出力することもできる．

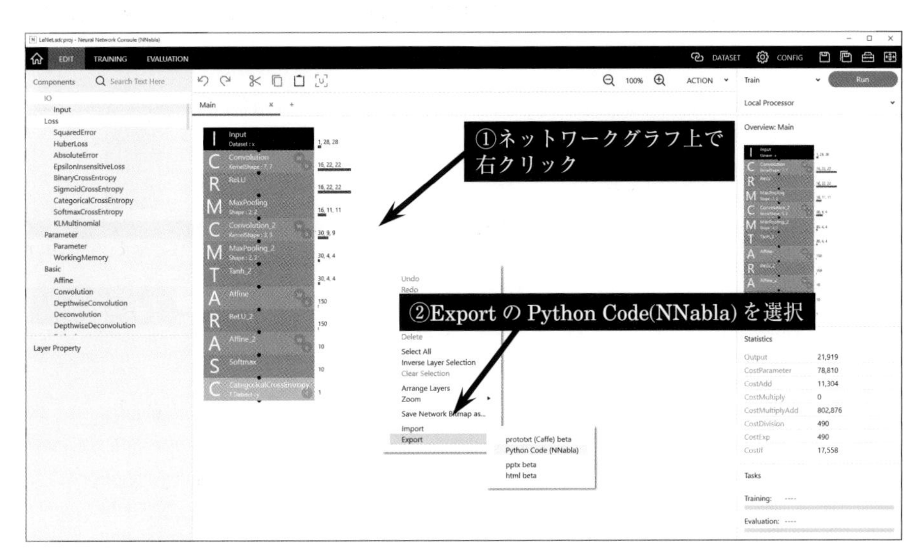

図　NNabla の Python コードの Export 機能

Appendix 6：Neural Network Console の便利な機能（他のフレームワークとの連携）

Neural Network Console の Export／Import 機能では，各種フレームワーク間の共通フォーマットである ONNX 形式，Neural Network Libraries のモデルファイルである NNP 形式，NNabla C Runtime 用のモデルファイルフォーマット NNB 形式でエクスポートすることができる．また，これらのモデルファイルを Neural Network Console にインポートすることができる．

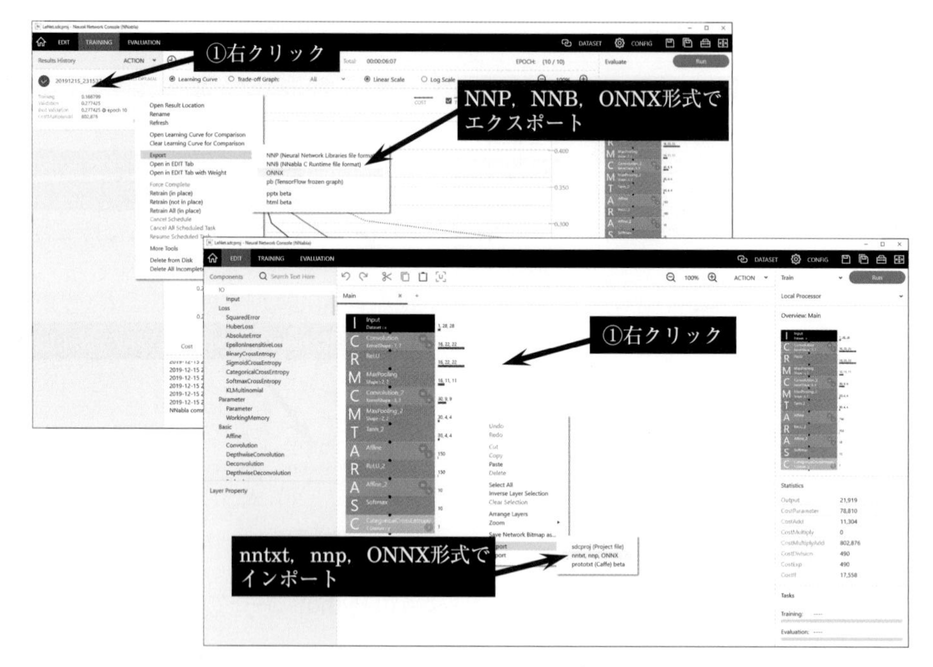

図　ONNX，NNP，NNB 形式でエクスポート／インポート

第3章 DIGITSを使った深層学習と医用画像処理

高橋規之

本章では，NVIDIA社が提供するディープラーニング学習システムである**DIGITS**の使用方法を紹介する．DIGITSは，わかりやすいGUI（Graphical User Interface）により，プログラミングの知識を持たない初学者でもWebブラウザ画面をクリックするだけで，ディープラーニングを簡単に実践することができる．ここでは，ディープラーニングの理論やプログラミングコードを用いずに，おもに医用画像サンプルを使い，DIGITSの操作画面を誌面に提示しながら，実用上重要と思われる操作を中心に解説する．

DIGITSは，Linuxというオペレーティングシステム（OS）で動作させるのが一般的である．しかし，本書の読者の多くは，OSとしてWindowsを使用していると考えられるため，ここでは，Windows10上でDIGITSが動作するPC環境を整え，DIGITSを起動する方法を紹介し，操作方法を解説する．また，DIGITSを動作させるためには，GPU（graphics processing unit）を搭載したPCが必要となる．しかし，GPUを搭載したPCへのDIGITSの導入は，初学者にとってハードルが高いため，本章では，GPUを用いずにCPU上でDIGITS環境を整える方法を解説する．本来LinuxのPCで動作することが前提なっているDIGITSを，WindowsのPC環境で動作させるため，若干の制約と不具合が確認されている．しかし，主な処理には問題がなく，読者がDIGITSを学ぶうえで支障は生じない．なお，本章で実践するディープラーニングはCPUだけで計算を行うため，処理時間が長くなり1時間以上かかる場合もあることを了承いただきたい．

本章では，はじめにDIGITSの実行環境を整えた上で，簡単な手書き数字の画像分類を通してDIGITSの基本的な使用方法を学ぶ．その後，胸部X線画像を用いて，ディープラーニングを用いた画像分類と領域分割について解説を行う．最後に，構築したディープラーニングの性能検証によく用いられる交差検証法を，DIGITSを用いて行う．

3.1 DIGITSとは

DIGITSは，NVIDIA社が提供するディープラーニング学習システムである．DIGITSはオープンソフトウェアであり，**図3.1-1**に示すようにNVIDIA社のWebサイトに無償で公開されている．開発以来，バージョンアップが進み，2019

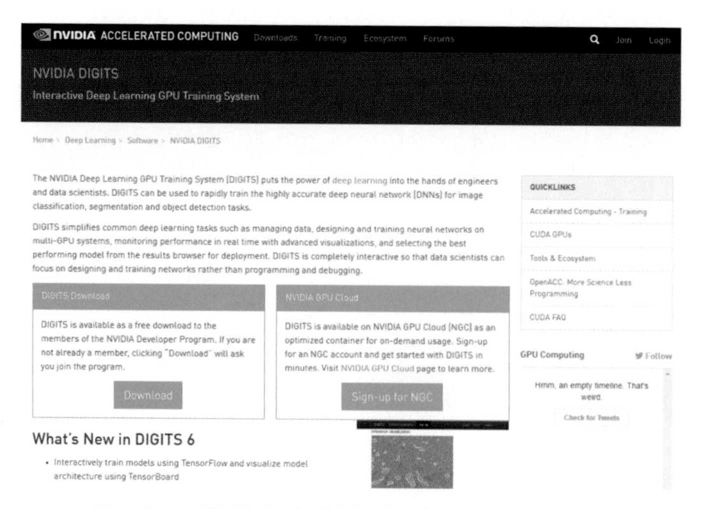

図 3.1-1　NVIDIA 社 DIGITS6 ダウンロードサイト
（出典）URL：https://developer.nvidia.com/digits

年 1 月現在では DIGITS6 が最新版としてリリースされている．

DIGITS では，ディープラーニングの一連の処理である学習用データの作成，ネットワークモデルの作成と評価，未知データによるテストを行うことができる．さらに，DIGITS は，プログラミングの知識がない初学者でも，わかりやすい GUI により，Web ブラウザ上でマウスをクリックするだけで，ディープラーニングを実践することができる．また，エキスパートにとってもさまざまなネットワークモデルを試みて，結果を容易に得ることができるため，新しい研究の当たりを付けるための予備実験として DIGITS を用いることができる．

DIGITS では，おもに画像分類，領域分割，物体検出を行うことができる．画像分類では，ネットワークとして，畳み込みニューラルネットワーク（convolutional neural network：CNN）である，LeNet[24]，AlexNet[29]，GoogLeNet[30] が組み込まれている．また，医用画像の領域分割で使用されることが多い U-Net もダウンロードして使用することができる．DIGITS では，これらを**モデル**（model）とよんでいる．

ニューラルネットワークを実行するためには，フレームワークとよばれるソフトウェア群が必要となる．DIGITS では，Caffe，Torch，TensorFlow のフレームワークを利用することができる．なお，本章で取り扱う Windows 上での DIGITS では，Caffe のみを対象としている．一般に，プログラミングによるディープラーニングの実行では，自分でフレームワークをインストールしたうえで，AlexNet などのモデルをダウンロードして詳細な設定を行う必要がある．しかし，DIGITS では，フレームワークとモデルを選択とするだけで実行準備を完了できる．DIGITS の使い方としては，学習済みモデルを選択して，自分で用意した画像データを使い，そのモデルによる転移学習を行い，独自のネットワークモデルを作成して，最後にテストするという流れになる．

DIGITS の操作自体は比較的容易ではあるが，DIGITS を実行するための環境構築がネックとなる．DIGITS は，OS が Linux で GPU を搭載した PC 上に構築するように設計されている．しかし，Linux のコマンドなどに不慣れな者が，PC に Linux OS をインストールし DIGITS を導入することは難しく，さらに GPU の環境設定なども必要になりハードルが高い．そのため，容易に DIGITS が使えるように，Linux OS と DIGITS をあらかじめインストールしたディープラーニング用の PC も販売されている．しかし，こうしたディープラーニング用 PC は価格が高額であるため個人で導入することは難しい．

本書では，これらの問題点を回避するため，Windows がインストールされている PC 上に DIGITS 環境を構築する方法を紹介する．また，GPU を用いずに CPU 環境において DIGITS を動作させるが，CPU による演算は GPU 利用の場合と比較して，ディープラーニングにおける計算速度が数十倍程度遅くなる．3.6 節の領域分割では，使用する PC の性能によっては，モデルの 1 回の学習に 1 時間以上を要することが予想される．本来，学習回数を増やせばモデルの画像分類性能や領域分割性能は向上するのが一般的であるが，ここでは，DIGITS の使用方法を解説することが目的であるため，本章で行うモデルの作成では，学習回数を減らして処理時間を短縮させて行っていく．

3.2 DIGITS 環境

筆者が使用したPCは，OS：Windows10 64 bit，CPU：Intel Core i5 3.20 GHz，GPU：なし，メモリ：8 GB である．動作環境としてメモリは 8 GB 以上は必要で，メモリが不足する場合には，DIGITS の実行中にエラーが生じることがある．また，DIGITS 環境を構築するために，インターネットに接続できるネットワーク環境が必要となる．DIGITS 環境を構築するために，以下のソフトウェアをダウンロードしインストールする．

- NVCaffe（CPU 版）
- Anaconda
- Microsoft Visual C++ Compiler for Python2.7
- Graphviz

Caffe は，Yangqing Jia らが Berkeley Vision and Learning Center（BVLC）で開発したディープラーニング用フレームワークである．また，NVCaffe とは，NVIDIA 社がメンテナンスしている Caffe である．本書では，NVCaffe の CPU 版を，DIGITS で用いるフレームワークとしてインストールする．**図 3.2-1** に示すように，動作環境に応じた Caffe をダウンロードすることができる．

Anaconda とは，プログラミング言語である Python 本体と，Python で用いるライブラリをまとめたパッケージである．DIGITS で使用するフレームワークは，Python 環境上で動作するため，Anaconda を使用して Python 環境を構築する．**図 3.2-2** に，Anaconda のダウンロード先を示す．

Microsoft Visual C++ Compiler for Python2.7 は，Python 言語で記述されたプログラムを，プログラミング言語である C++ にコンパイルし実行プログラムを作成するために使用する．

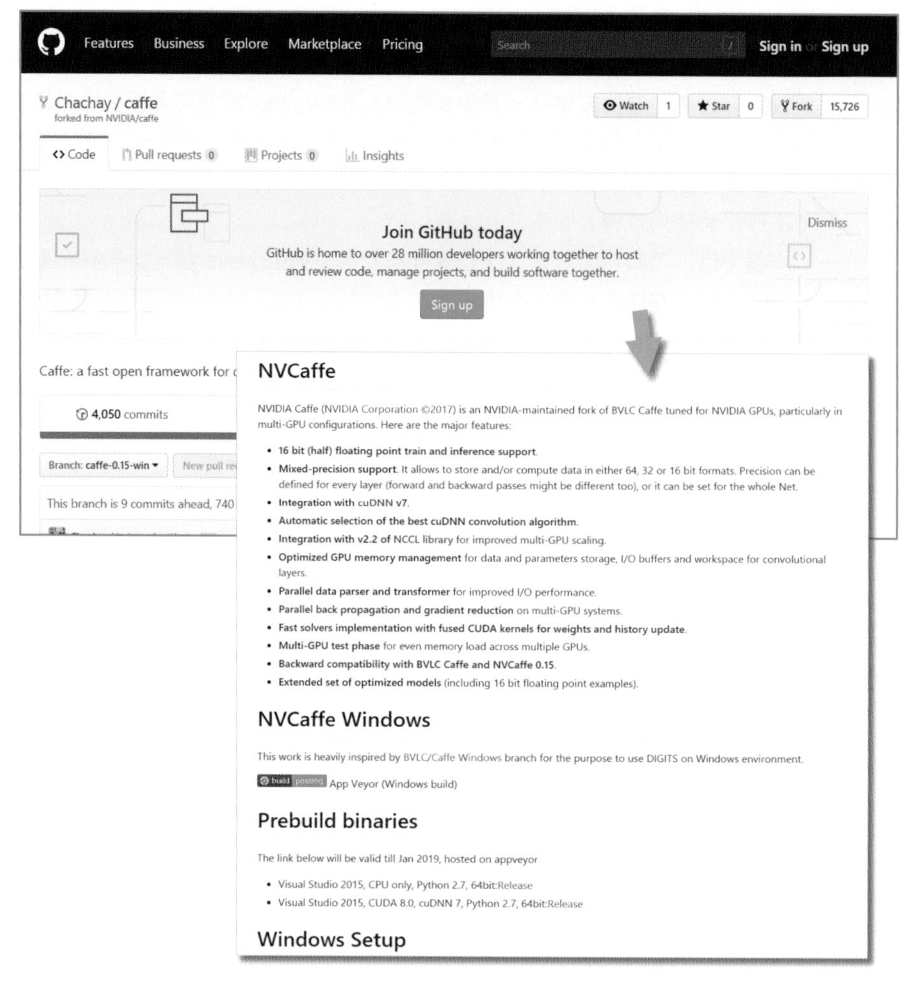

図 3.2-1　NVCaffe のダウンロード先

（出典）URL：https://github.com/Chachay/caffe

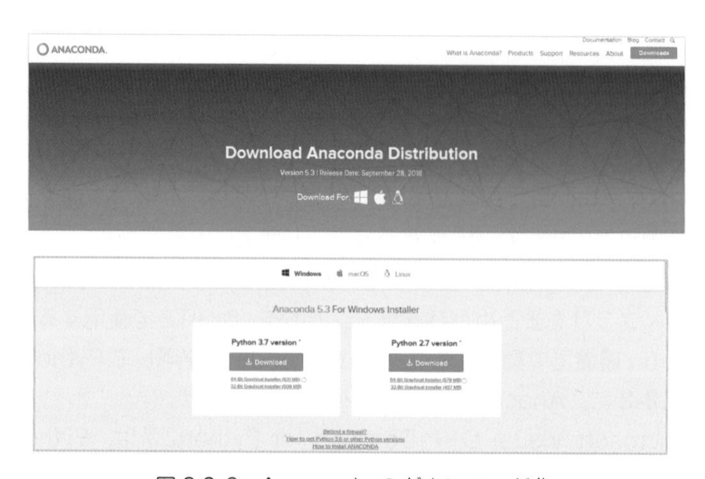

図 3.2-2　Anaconda のダウンロード先

（出典）URL：https://www.anaconda.com/download/

Graphviz は，グラフを作図するためのツールで，DIGITS でモデルのネットワークを可視化するために必要となる．

次の節では，これらのソフトウェアと，さらにいくつかの必要なソフトウェアの入手とインストール方法を解説し，Windows 上に DIGITS 環境を構築していく．

3.3　ソフトウェアの入手とインストール

本節では，Windows10 上で DIGITS の環境を構築し，DIGITS の動作確認までを解説する．前節で説明したソフトウェアを動作させるための，いくつかのソフトウェアの入手とインストール方法を紹介する．最後に，DIGITS のホーム画面が表示されれば，DIGITS の環境構築は完了となる．

3.3.1　ソフトウェアの導入

［1］ Git の入手とインストール

Git とはプログラムコードやソフトウェアなどのバージョン管理システムで，**GitHub** は Git の仕組みを用い，世界中の開発者がプログラムコードなどを保存，公開することができるようにしたウェブサービスである．DIGITS6 も GitHub 上に公開されており，DIGITS6 をダウンロードするために Git for Windows をインストールする．

以下の URL を Web ブラウザに入力し，**図 3.3-1** に示す「64-bit Git for Windows Setup」をクリックしてダウンロードする．執筆時点での最新版のバージョンは 2.20.1 である．

URL　https://git-scm.com/download/win

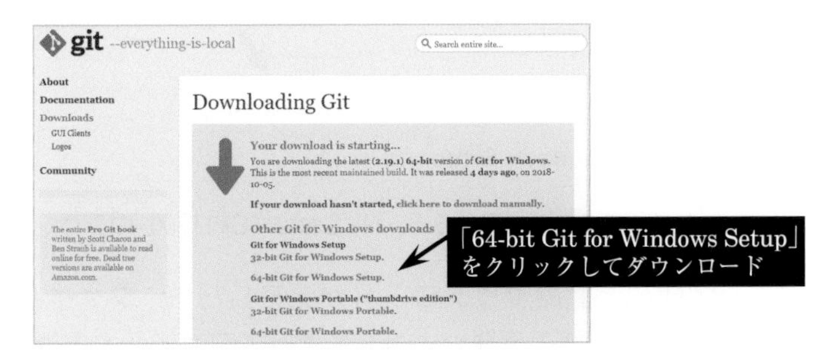
git --everything-is-local
Search entire site...
About
Documentation
Downloads
GUI Clients
Logos
Community
The entire Pro Git book written by Scott Chacon and Ben Straub is available to read online for free. Dead tree versions are available on Amazon.com.
Downloading Git
Your download is starting...
You are downloading the latest (2.19.1) 64-bit version of Git for Windows. This is the most recent maintained build. It was released 4 days ago, on 2018-10-05.
If your download hasn't started, click here to download manually.
Other Git for Windows downloads
Git for Windows Setup
32-bit Git for Windows Setup.
64-bit Git for Windows Setup.
Git for Windows Portable ("thumbdrive edition")
32-bit Git for Windows Portable.
64-bit Git for Windows Portable.
「64-bit Git for Windows Setup」
をクリックしてダウンロード

図 3.3-1　Git のダウンロード先
（出典）URL：https://git-scm.com/download/win

図 3.3-2 に示すように，ダウンロードした「Git-2.20.1-64-bit.exe」ファイルをダブルクリックし，インストールを開始する．すべてのインストール画面でデフォルト設定のまま「Next」をクリックし，インストールを完了させる．

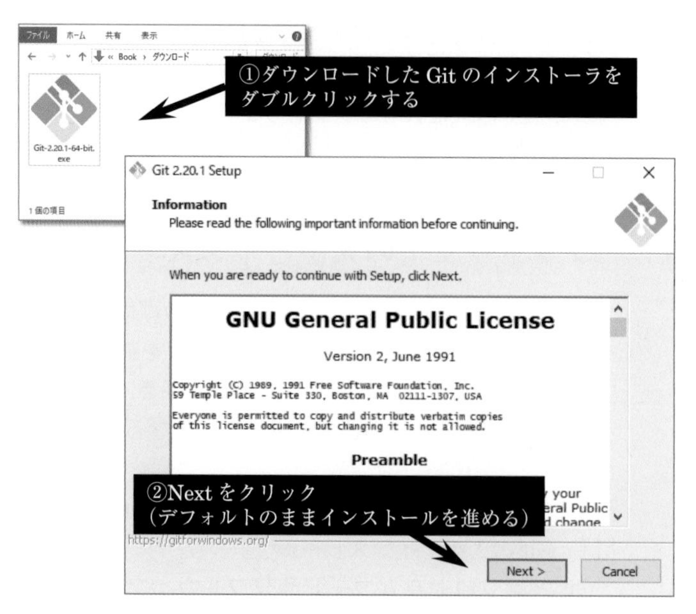

図 3.3-2　Git for Windows のインストール

［2］　NVCaffe の入手とインストール

プリビルド版の NVCaffe（CPU 版）を，以下の URL にアクセスし，**図 3.3-3** の矢印で示した「Release」をクリックしファイルをダウンロードする．

URL　https://github.com/Chachay/caffe

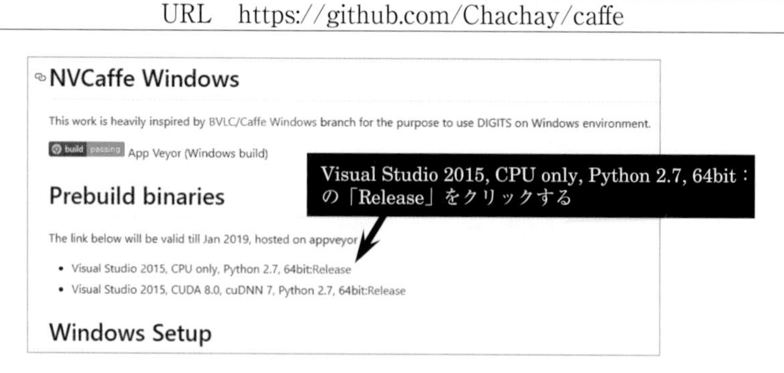

図 3.3-3　NVCaffe（CPU 版）のダウンロード

「caffe.zip」のダウンロードが完了したら，ファイル解凍ソフト（もしくは Windows 標準の展開ツール）を使ってファイルを展開し，**図 3.3-4** のように C ドライブ直下に展開された「caffe」フォルダを移動する．「caffe」フォルダ内は **図 3.3-5** のような構成となっている．

なお，プリビルト版の Caffe がダウンロードできない場合は，Caffe のソースコードをコンパイルしてインストールする必要がある．コンパイル方法については，本書では割愛するが，以下のオーム社のサイトに情報を掲載するので参考にしていただきたい．

URL　https://www.ohmsha.co.jp/　　　（書名で検索）

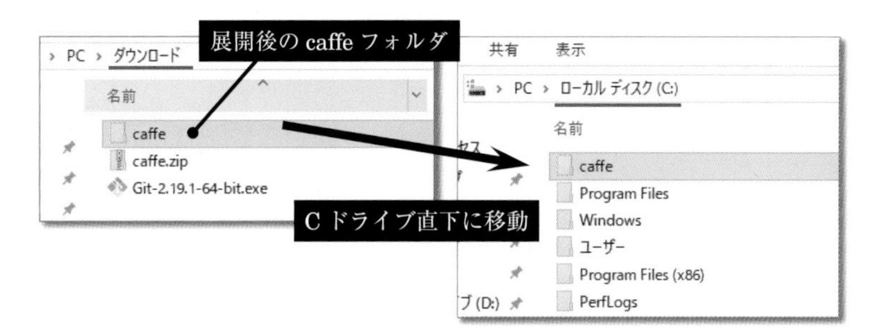

図 3.3-4　展開後の caffe フォルダを C ドライブ直下に移動

ファイル　ホーム　共有　表示

› PC › ローカル ディスク (C:) › caffe

クイック アクセス
デスクトップ
ダウンロード
ドキュメント
ピクチャ

名前	更新日時	種類
bin	2018/10/09 16:35	ファイル フォルダー
include	2018/10/09 16:35	ファイル フォルダー
lib	2018/10/09 16:35	ファイル フォルダー
python	2018/10/09 16:35	ファイル フォルダー
share	2018/10/09 16:35	ファイル フォルダー

図 3.3-5　「caffe」フォルダ内の構成

GPU 版の Caffe のインストール

GPU を利用した並列演算により，ディープラーニングの処理を劇的に高速化することができる．**図 3.2-1** のサイトでは GPU 版の Caffe も提供されており，NVIDIA 社製の GPU を所有する読者は，以下の手順でセットアップを行い，GPU 版の Caffe を使用することができる．

① NVIDIA 社の GPU 向けのライブラリである CUDA8.0 と cuDNN7 を NVIDIA 社のサイトよりダウンロードし，インストールする．cuDNN を入手するためには，同社の cuDNN ディベロッパメンバーに登録する必要がある．

② **図 3.3-3** の「Visual Studio 2015, **CUDA 8.0, cuDNN 7**, Python 2.7, 64 bit」をダウンロードし，圧縮ファイルを展開後に，caffe フォルダを C ドライブ直下に移動する．

セットアップの不具合なども考えられるため，一旦，CPU 版ですべてのソフトウェアのインストールとセットアップを完了し，CPU 版 Caffe+DIGITS の動作を確認した後に，GPU 版の Caffe に差し替えることをおすすめする

［3］　Anaconda の入手とインストール

Python パッケージである Anaconda を，以下の URL にアクセスし，**図 3.3-6** のように Python 3.7 version の「64-Bit Graphical Installer」をダウンロードする．ダウンロードされたインストーラ Anaconda3-xxxxx-Windows-x86_64.exe（xxxxx はバージョン番号）をダブルクリックして，インストールを開始する．

URL　https://www.anaconda.com/download/

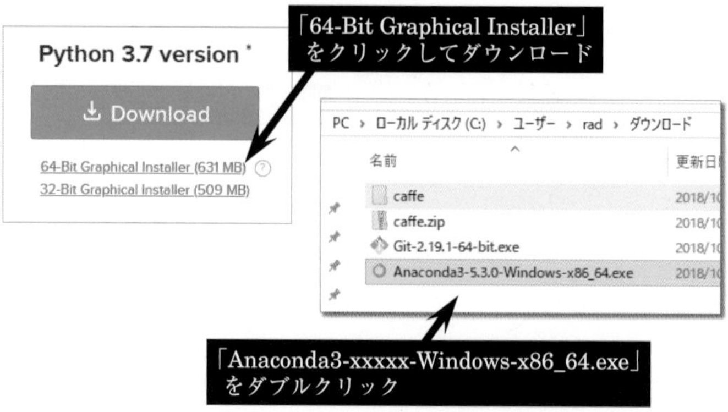

「64-Bit Graphical Installer」をクリックしてダウンロード

「Anaconda3-xxxxx-Windows-x86_64.exe」をダブルクリック

図 3.3-6　Anaconda のダウンロード

図 3.3-7 のようにインストール時の設定画面で「Add Anaconda to my PATH environment variable」にチェックを入れ，「Install」をクリックする．その後，同図右のように「Microsoft VSCode」のインストール画面が表示されるが，インストールの必要がないので「Skip」ボタンをクリックし，インストールを完了する．

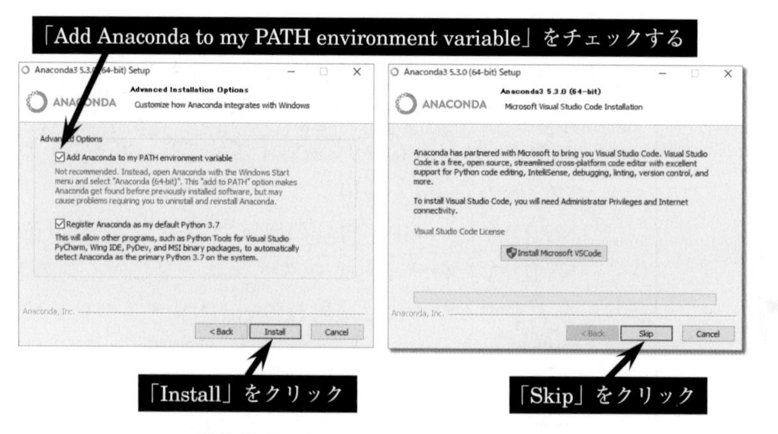

図 3.3-7　Anaconda のインストール

［4］　Microsoft Visual C++ Compiler for Python 2.7 の入手とインストール

以下の URL にアクセスし，**図 3.3-8** のサイト上で「Download」をクリックし，Microsoft Visual C++ Compiler for Python 2.7 を入手する．

https://aka.ms/vcpython27

ダウンロード終了後，**図 3.3-9** に示すようにインストーラ「VCForPython27.msi」がダウンロードされるので，これをダブルクリックしてインストールを開始する．

インストールが完了したら，必ず PC を再起動させる．

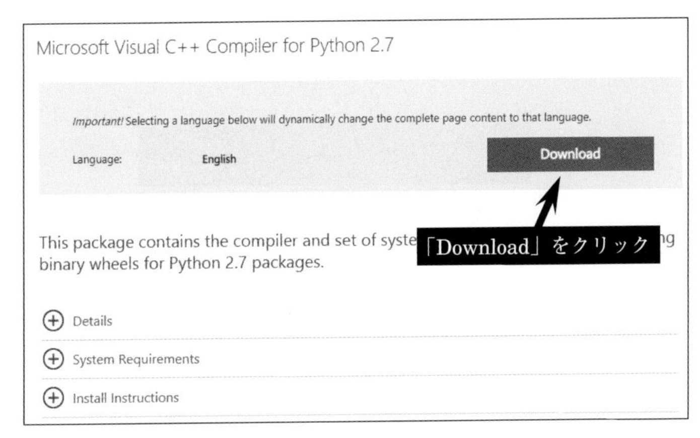

図 3.3-8　Microsoft Visual C++ Compiler for Python 2.7 のダウンロード
（出典）URL　https://www.microsoft.com/en-us/download/details.aspx?id=44266

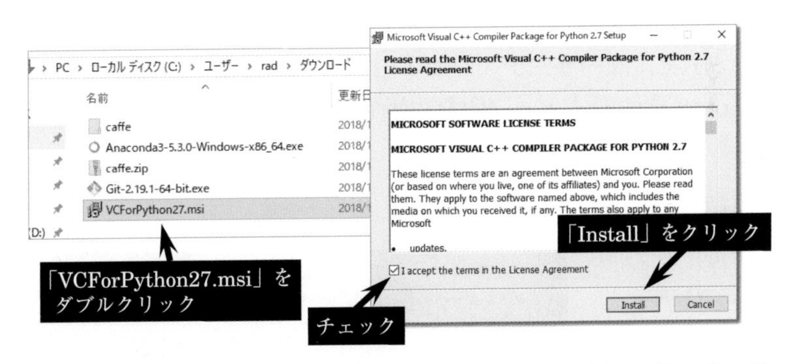

図 3.3-9　Microsoft Visual C++ Compiler for Python 2.7 のインストール

［5］　DIGITS6 のクローン

ここでは，GitHub から DIGITS6 を各自の PC に複製（クローン）する作業を行う．ユーザーフォルダ（C:\Users\xxxx または C:\ ユーザー \xxxx．xxxx には各自 PC のユーザー名が入る．ここでは，C:\ ユーザー \rad になっている．）に，DIGITS6 を GitHub からダウンロードする．**図 3.3-10** に示すように，エクスプローラーで「PC」→「ローカルディスク（C:)」→「ユーザー（または Users)」→「ユーザーフォルダ（ここでは「rad」)」と開いていく．PowerShell ウィンドウを開くため，エクスプローラーの背景（空白）領域で，キーボードの「Shift」キーを押しながらマウスを右クリックし，現れるポップアップメニュー内で「PowerShell ウィンドウをここに開く」を選択する．

PowerShell のウィンドウが開いたら，以下のコマンドを入力し実行する．

```
git clone -b digits-6.0 https://github.com/NVIDIA/DIGITS.git ⏎
```

つづいて，パッケージインストール用のファイルも同様にクローンを作る．以下のコマンドを入力し実行する．

```
git clone https://github.com/Chachay/DIGITS_Windows_Packages ⏎
```

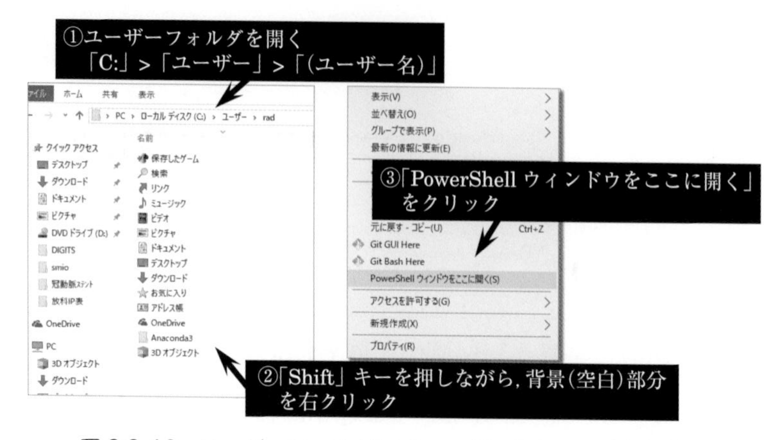

図 3.3-10　ユーザーフォルダで PowerShell ウィンドウを開く

図 3.3-11 に，上記２つのコマンドが入力された PowerShell のウィンドウ画面と，ユーザーディレクトリ内のフォルダを示す．ユーザーディレクトリ内に，「DIGITS」と「DIGITS_Windows_Packages」の２つのフォルダがクローンされたことを確認する．

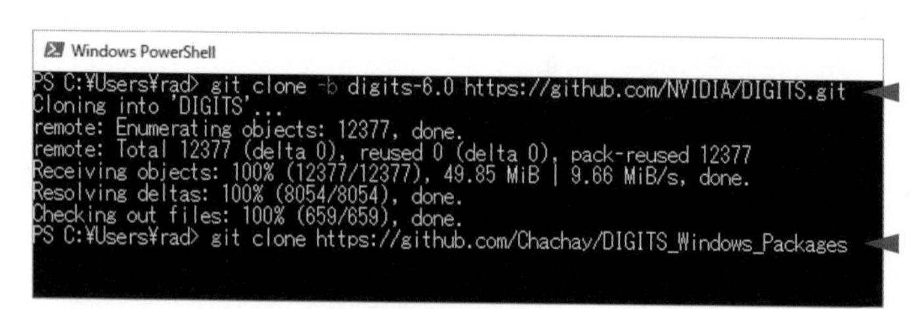
Windows PowerShell
PS C:¥Users¥rad> git clone -b digits-6.0 https://github.com/NVIDIA/DIGITS.git
Cloning into 'DIGITS'...
remote: Enumerating objects: 12377, done.
remote: Total 12377 (delta 0), reused 0 (delta 0), pack-reused 12377
Receiving objects: 100% (12377/12377), 49.85 MiB | 9.66 MiB/s, done.
Resolving deltas: 100% (8054/8054), done.
Checking out files: 100% (659/659), done.
PS C:¥Users¥rad> git clone https://github.com/Chachay/DIGITS_Windows_Packages

(a) PowerShell 上での git コマンドの実行

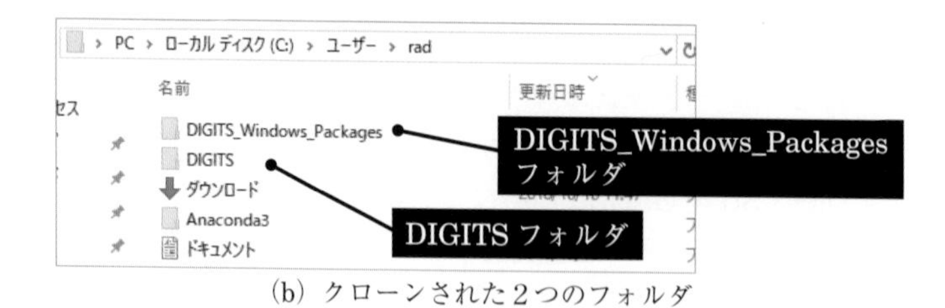

(b) クローンされた２つのフォルダ

図 3.3-11　git コマンドと複製された２つのフォルダ

［6］ requirements_pip.txt の修正

Windows のメモ帳などのテキストエディタで，「DIGITS_Windows_Packages」フォルダ内の，「requirements_pip.txt」ファイルを開き，１行目の protobuf に関する記述を編集する．**図 3.3-12** に示すように，「requirements_pip.txt」ファイルを右クリックして，メモ帳などのテキストエディタで開き，以下のように修正して保存する．

```
現　状）protobuf==3.1.0
修正後）protobuf==3.6.0
```

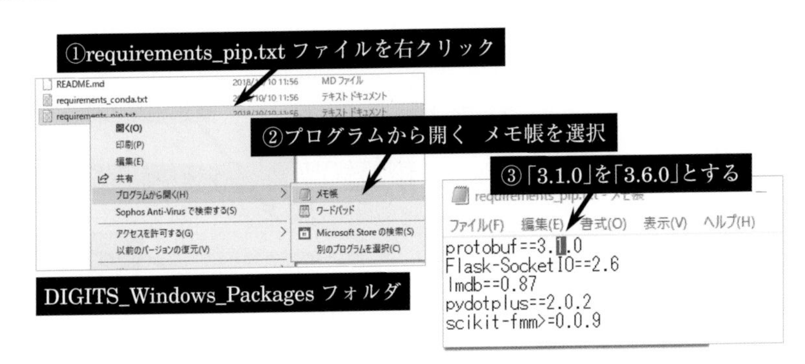

図 3.3-12　requirements_pip.txt ファイルの編集

［7］ Graphviz のインストール

図 3.3-10 の手順で PowerShell ウィンドウを開き，以下のコマンドを入力して Graphviz をインストールする．

```
conda install graphviz --yes ⏎
```

3.3.2　Anaconda の環境設定とパッケージのインストール

［1］ Anaconda の環境構築

インストールされた Anaconda3 から，ANACONDA NAVIGATOR を起動する．Windows10 画面左下の「スタート」ボタンをクリックして，ANACONDA NAVIGATOR を選択する（**図 3.3-13**）．起動した ANACONDA NAVIGATOR の「Environments」をクリックする．

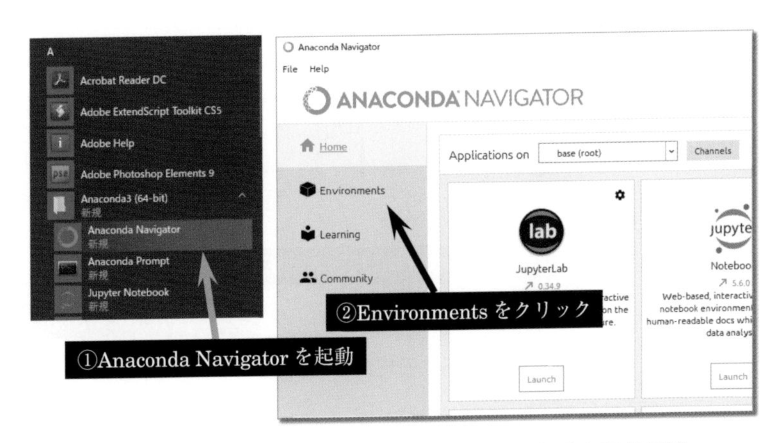

図 3.3-13　ANACONDA NAVIGATOR の起動と環境構築

続いて **図 3.3-14** のように，Create ボタンをクリックし，Create new environment のポップアップ画面の Name 欄に「DIGITS」と入力し，Packages ではプルダウンメニューから「2.7」を選択し，Create ボタンをクリックする．

以上により，Anaconda 上に「DIGITS」という名前の環境が構築される．

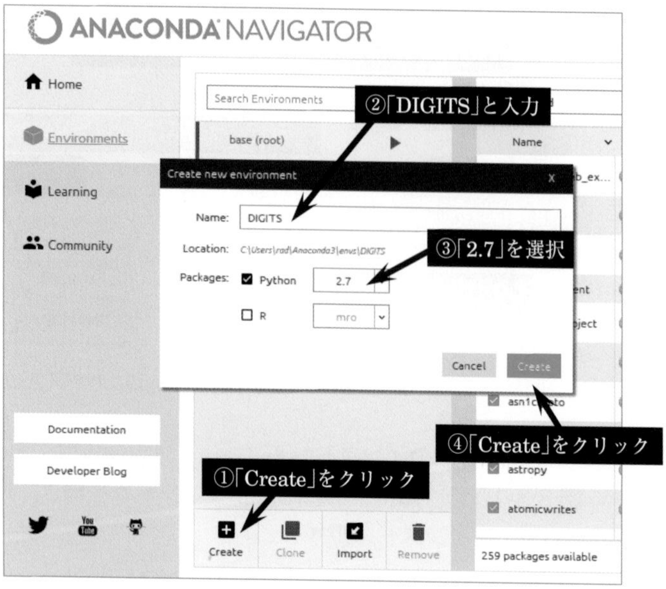

図 3.3-14　Anaconda 環境「DIGITS」の作成

[2]　各種パッケージのインストール

図 3.3-15 に示すように，ANACONDA NAVIGATOR の仮想環境「DIGITS」で，「Open Terminal」をクリックしターミナル画面を開く．

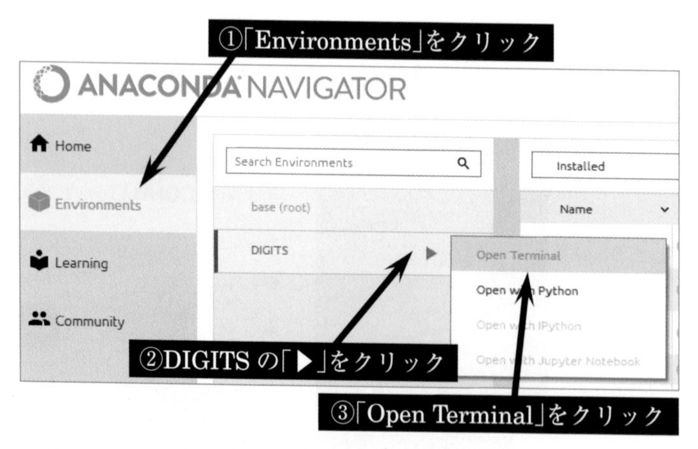

図 3.3-15　仮想環境「DIGITS」の「Open Terminal」を開く

開いたターミナル上で以下のコマンドを入力し，パッケージをインストールする（**図 3.3-16**）．

```
conda install --file DIGITS_Windows_Packages\requirements_conda.txt
 --yes ⏎
```

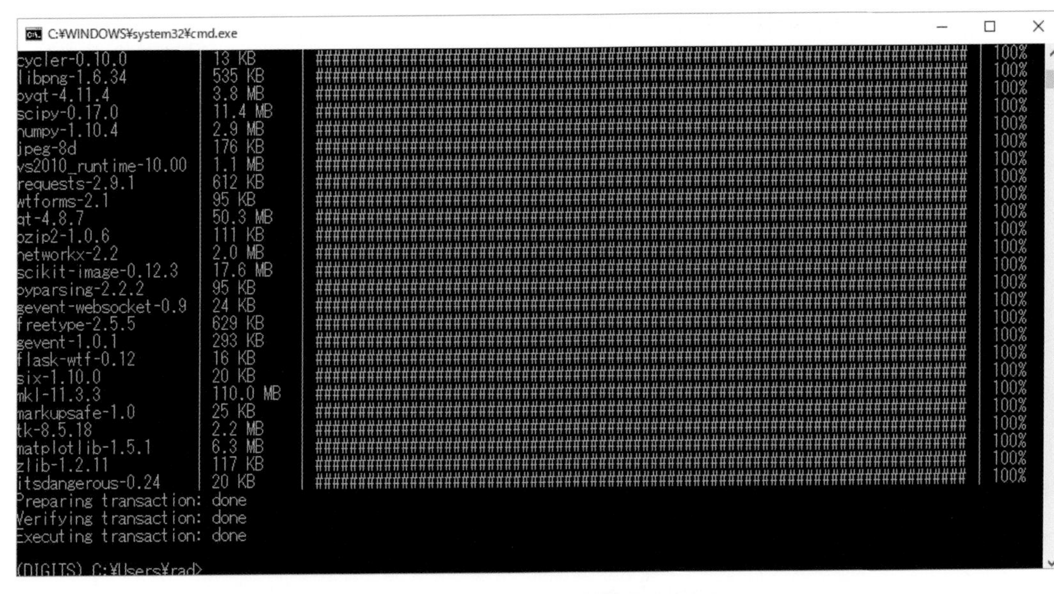

図 3.3-16　パッケージのインストールが終了したターミナル画面

パッケージ管理ツールである pip のバージョンをアップグレードするために，以下のコマンドをターミナル画面に入力する．

```
python -m pip install --upgrade pip ⏎
```

続いて以下のコマンドをターミナル画面に入力して，残りのパッケージをインストールする（**図 3.3-17**）．

```
pip install -r DIGITS_Windows_Packages\requirements_pip.txt ⏎
```

```
C:¥WINDOWS¥system32¥cmd.exe
Requirement already satisfied: setuptools in c:¥users¥rad¥anaconda3¥envs¥digits¥lib¥site-packages¥setuptools-20.7.0-py2.
7.egg (from protobuf==3.6.0->-r DIGITS_Windows_Packages¥requirements_pip.txt (line 1)) (20.7.0)
Requirement already satisfied: Flask>=0.9 in c:¥users¥rad¥anaconda3¥envs¥digits¥lib¥site-packages (from Flask-SocketIO==
2.6->-r DIGITS_Windows_Packages¥requirements_pip.txt (line 2)) (0.10.1)
Collecting python-socketio>=1.4 (from Flask-SocketIO==2.6->-r DIGITS_Windows_Packages¥requirements_pip.txt (line 2))
  Downloading https://files.pythonhosted.org/packages/45/c5/29e84a694fadea5864ef9530fe81551276449720 5b4880be32efefbb607f
/python_socketio-2.0.0-py2.py3-none-any.whl
Collecting python-engineio>=0.9.2 (from Flask-SocketIO==2.6->-r DIGITS_Windows_Packages¥requirements_pip.txt (line 2))
  Downloading https://files.pythonhosted.org/packages/03/6e/44dea849953c21004e288f64d784822c18df25aa043855d87cc1f63c4b41
/python_engineio-2.3.2-py2.py3-none-any.whl
Requirement already satisfied: pyparsing>=2.0.1 in c:¥users¥rad¥anaconda3¥envs¥digits¥lib¥site-packages (from pydotplus=
=2.0.2->-r DIGITS_Windows_Packages¥requirements_pip.txt (line 4)) (2.2.2)
Requirement already satisfied: numpy>=1.0.2 in c:¥users¥rad¥anaconda3¥envs¥digits¥lib¥site-packages (from scikit-fmm>=0.
0.9->-r DIGITS_Windows_Packages¥requirements_pip.txt (line 5)) (1.10.4)
Building wheels for collected packages: Flask-SocketIO, pydotplus, scikit-fmm
  Running setup.py bdist_wheel for Flask-SocketIO ... done
  Stored in directory: C:¥Users¥rad¥AppData¥Local¥pip¥Cache¥wheels¥f0¥79¥2e¥bc53f94bf3859d4dff139094bed93e11da8bd7430b45
791f59
  Running setup.py bdist_wheel for pydotplus ... done
  Stored in directory: C:¥Users¥rad¥AppData¥Local¥pip¥Cache¥wheels¥35¥7b¥ab¥66fb7b2ac1f6df87475b09dc48e707b6e0de80a6d844
4e3628
  Running setup.py bdist_wheel for scikit-fmm ... done
  Stored in directory: C:¥Users¥rad¥AppData¥Local¥pip¥Cache¥wheels¥56¥22¥a9¥af15946d932155189c4ee75c7d4e9e7a48a0ebbda0ae
f23246
Successfully built Flask-SocketIO pydotplus scikit-fmm
Installing collected packages: protobuf, python-engineio, python-socketio, Flask-SocketIO, lmdb, pydotplus, scikit-fmm
Successfully installed Flask-SocketIO-2.6 lmdb-0.87 protobuf-3.6.0 pydotplus-2.0.2 python-engineio-2.3.2 python-socketio
-2.0.0 scikit-fmm-0.0.9

(DIGITS) C:¥Users¥rad>
```

図 3.3-17　残りのパッケージのインストールが終了したターミナル画面

[3]　環境変数の設定

PC の環境変数の設定を行う．**図 3.3-18** に示すように，エクスプローラー画面の PC アイコン上でマウスを右クリックして「プロパティ」を選択する．システム画面の「システムの詳細設定」をクリックし，「システムのプロパティ」ウィンドウを開き，「環境変数」ボタンをクリックする．

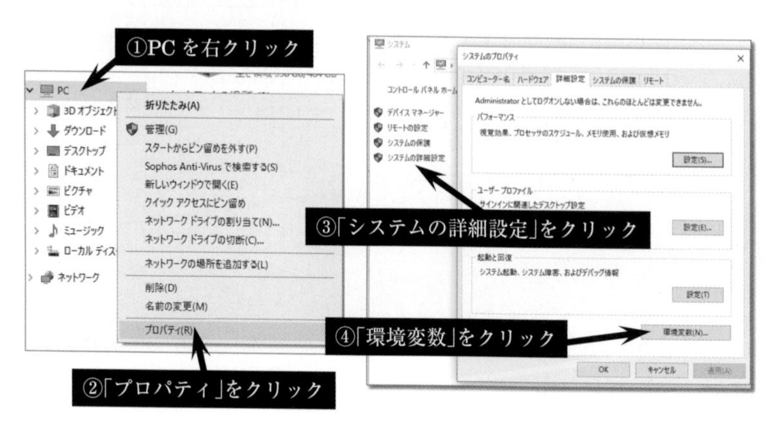

図 3.3-18　システムのプロパティ画面を開く

(1)　ユーザー環境変数 PYTHONPATH の追加と設定

図 3.3-19 のように，環境変数ウィンドウのユーザー環境変数の「新規」ボタンをクリックする．表示される「新しいユーザー変数」ダイアログで，変数名に「PYTHONPATH」，変数値に「C:\caffe\python」と入力する．

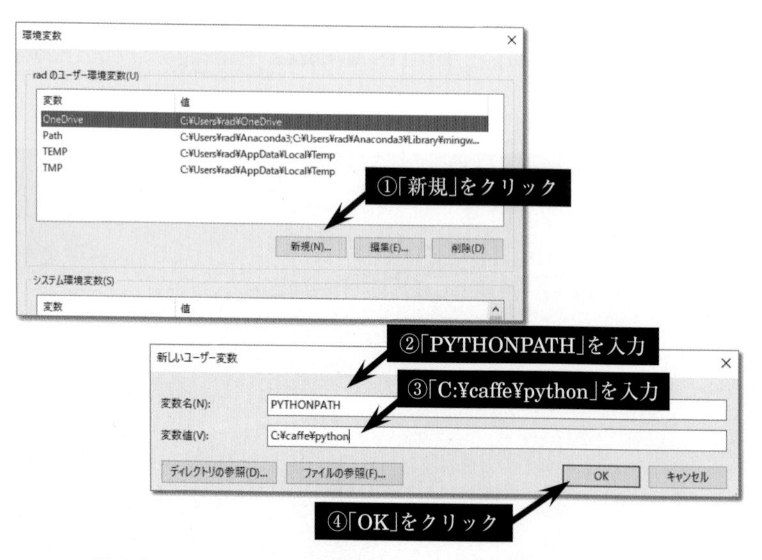

図 3.3-19　ユーザー環境変数 PYTHONPATH を新規追加

(2)　ユーザー環境変数 Path の編集

図 3.3-20 に示す順番にしたがって，環境変数ウィンドウのユーザー環境変数 Path に「C:\caffe\bin」を追加する．はじめに「Path」をクリックし，次に「編集」

ボタンをクリックし，表示される「環境変数名の編集」ダイアログで，「新規」ボタンをクリックし「C:\caffe\bin」と入力する．

以上の作業が完了したら，PC を再起動させる．

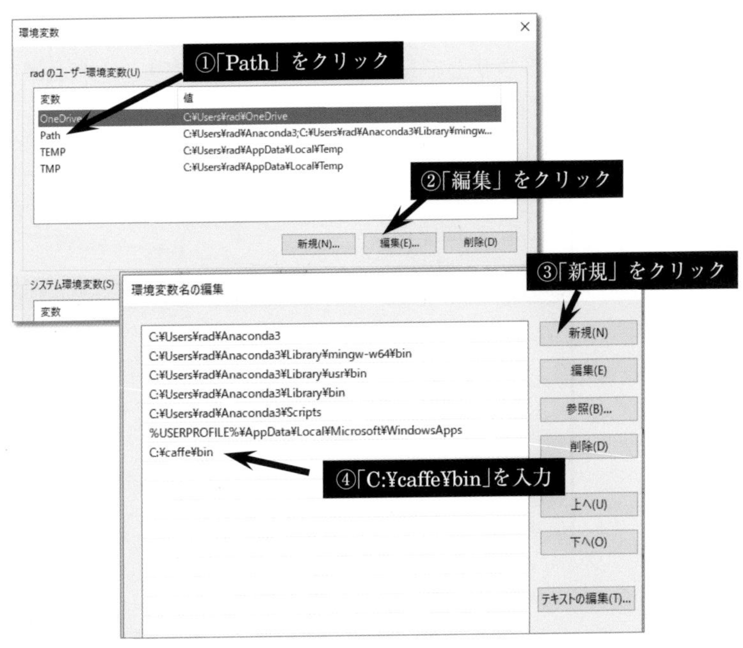

図 3.3-20　ユーザー環境変数 Path に「C:¥caffe¥bin」を追加する

［4］ DIGITS6 の起動

ANACONDA NAVIGATOR を起動し，図 3.3-15 に示した方法で，ANACONDA NAVIGATOR の仮想環境「DIGITS」のターミナルを開き，ターミナル画面に以下のコマンドを入力する．

```
cd DIGITS ⏎
python -m digits ⏎
```

ターミナル上には **図 3.3-21** に示す画面が表示され，初回起動時には，Windows10 のファイアウォールの確認画面が表示されるので，「アクセスを許可する」ボタンをクリックする．

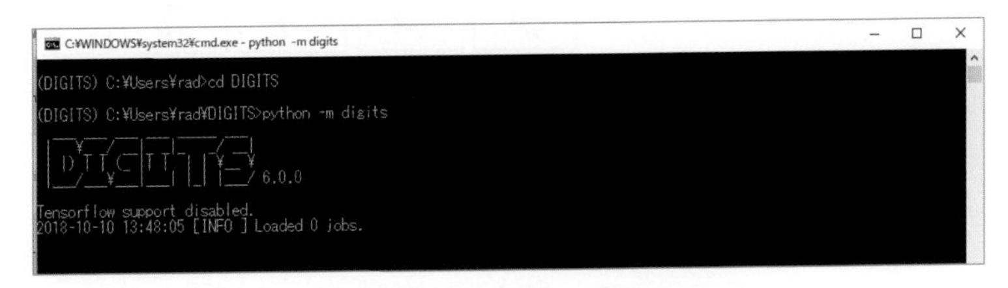

図 3.3-21　DIGITS6 起動画面

PC の Web ブラウザを開き，以下の URL にアクセスする．DIGITS へアクセスする Web ブラウザには，Google Chrome を使用する．他のブラウザソフトでは DIGITS の動作時にエラーが生じる可能性がある．

URL　localhost:5000

Web ブラウザ上で **図 3.3-22** に示す画面が表示されれば，DIGITS6 のセットアップは完了である．

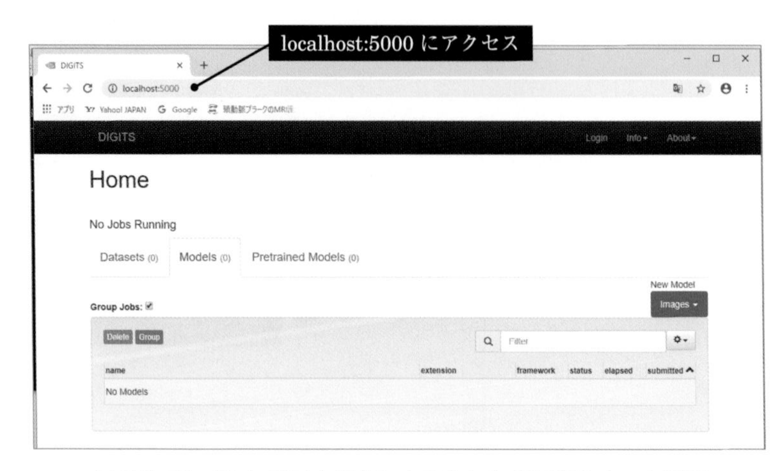

図 3.3-22　Web ブラウザ上に表示された DIGITS ホーム画面

3.4　サンプルデータで手書き文字認識

DIGITS の基本的な操作を確認するために，0 から 9 の手書き文字画像を用いて 10 クラスの画像分類を行う．ここでは，DIGITS の起動，学習用データの作成，モデルの作成とテストを行い，DIGITS の基本的な操作方法を解説する．使用する手書き文字画像は，**図 3.4-1** のような MNIST（Mixed National Institute of Standards and Technology database）データセットを用いる．

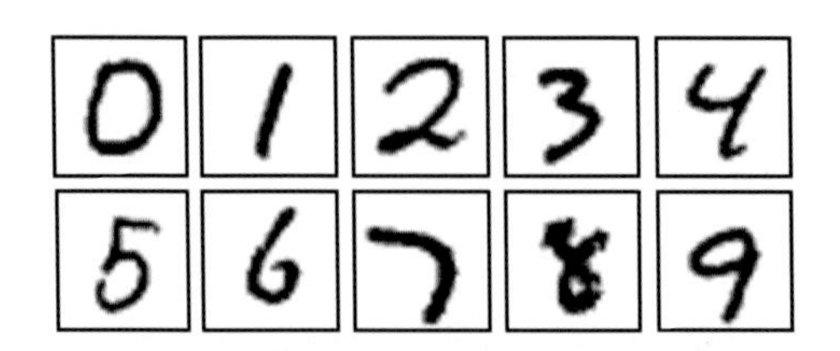

図 3.4-1　MNIST の手書き文字の例
（出典）http://yann.lecun.com/exdb/mnist/

MNIST をダウンロードするため，ANACONDA NAVIGATOR を起動し，図 3.3-15 のように，ANACONDA NAVIGATOR の仮想環境「DIGITS」のターミナル画面を開く．続いて，ターミナル画面に以下のコマンドを入力し，DIGITS\digits\download_data へ移動する．

```
cd DIGITS\digits\download_data ⏎
```

ディレクトリ内のファイル一覧を確認するため，以下のコマンドを入力し，**図 3.4-2** に示すように，「__main__.py」があることを確認する．

```
dir ⏎
```

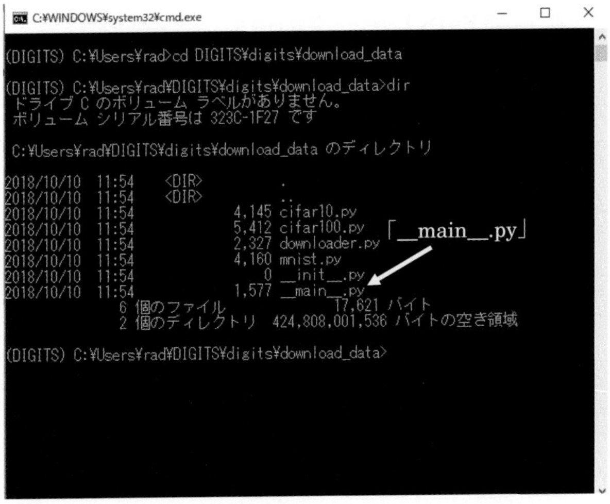

```
C:¥WINDOWS¥system32¥cmd.exe
(DIGITS) C:¥Users¥rad>cd DIGITS¥digits¥download_data

(DIGITS) C:¥Users¥rad¥DIGITS¥digits¥download_data>dir
 ドライブ C のボリューム ラベルがありません。
 ボリューム シリアル番号は 323C-1F27 です

 C:¥Users¥rad¥DIGITS¥digits¥download_data のディレクトリ

2018/10/10  11:54    <DIR>          .
2018/10/10  11:54    <DIR>          ..
2018/10/10  11:54             4,145 cifar10.py
2018/10/10  11:54             5,412 cifar100.py
2018/10/10  11:54             2,327 downloader.py
2018/10/10  11:54             4,160 mnist.py
2018/10/10  11:54                 0 __init__.py
2018/10/10  11:54             1,577 __main__.py
               6 個のファイル              17,621 バイト
               2 個のディレクトリ  424,808,001,536 バイトの空き領域

(DIGITS) C:¥Users¥rad¥DIGITS¥digits¥download_data>
```

「__main__.py」

図 3.4-2 「__main__.py」ファイルの確認

次に，以下のコマンドを入力し，MNIST データを，MNIST フォルダとして「ローカルディスク（C:)」にダウンロードする．

```
python __main__.py mnist C:\MNIST_DATA/ ⏎
```

（※ __ は，半角アンダーバーが 2 つ）

図 3.4-3 に示すような画面が表示され，ダウンロードは完了する．

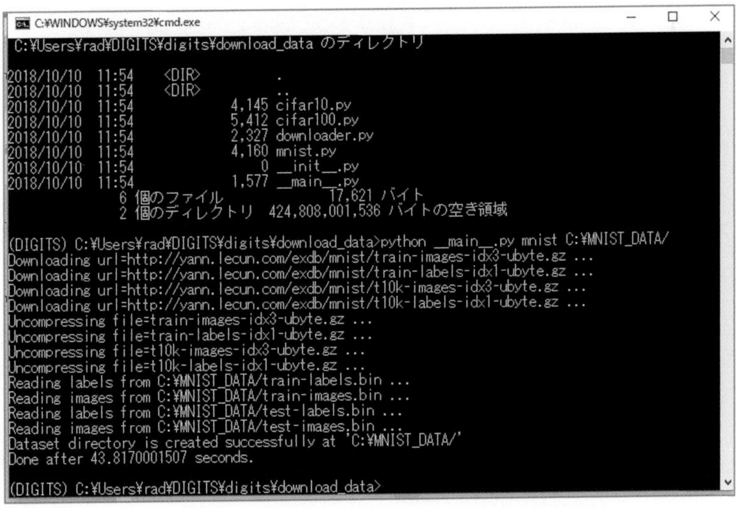

```
C:¥WINDOWS¥system32¥cmd.exe
 C:¥Users¥rad¥DIGITS¥digits¥download_data のディレクトリ

2018/10/10  11:54    <DIR>          .
2018/10/10  11:54    <DIR>          ..
2018/10/10  11:54             4,145 cifar10.py
2018/10/10  11:54             5,412 cifar100.py
2018/10/10  11:54             2,327 downloader.py
2018/10/10  11:54             4,160 mnist.py
2018/10/10  11:54                 0 __init__.py
2018/10/10  11:54             1,577 __main__.py
               6 個のファイル              17,621 バイト
               2 個のディレクトリ  424,808,001,536 バイトの空き領域

(DIGITS) C:¥Users¥rad¥DIGITS¥digits¥download_data>python __main__.py mnist C:¥MNIST_DATA/
Downloading url=http://yann.lecun.com/exdb/mnist/train-images-idx3-ubyte.gz ...
Downloading url=http://yann.lecun.com/exdb/mnist/train-labels-idx1-ubyte.gz ...
Downloading url=http://yann.lecun.com/exdb/mnist/t10k-images-idx3-ubyte.gz ...
Downloading url=http://yann.lecun.com/exdb/mnist/t10k-labels-idx1-ubyte.gz ...
Uncompressing file=train-images-idx3-ubyte.gz ...
Uncompressing file=train-labels-idx1-ubyte.gz ...
Uncompressing file=t10k-images-idx3-ubyte.gz ...
Uncompressing file=t10k-labels-idx1-ubyte.gz ...
Reading labels from C:¥MNIST_DATA/train-labels.bin ...
Reading images from C:¥MNIST_DATA/train-images.bin ...
Reading labels from C:¥MNIST_DATA/test-labels.bin ...
Reading images from C:¥MNIST_DATA/test-images.bin ...
Dataset directory is created successfully at 'C:¥MNIST_DATA/'
Done after 43.8170001507 seconds.

(DIGITS) C:¥Users¥rad¥DIGITS¥digits¥download_data>
```

図 3.4-3 MNIST データのダウンロード完了

本節では，以下の手順で作業を進めていく．

- MNIST データの確認
- DIGITS ホーム画面の立ち上げ
- 学習用データセットの作成
- モデルの作成とテスト

3.4.1　MNIST データの確認

図 3.4-4 に示すようにエクスプローラーで「ローカルディスク（C:)」を開くと，「MNIST_DATA」フォルダがあり，その中に「test」と「train」フォルダがあることが確認できる．それぞれのフォルダ内には，図 3.4-4 の右図のように「0」か

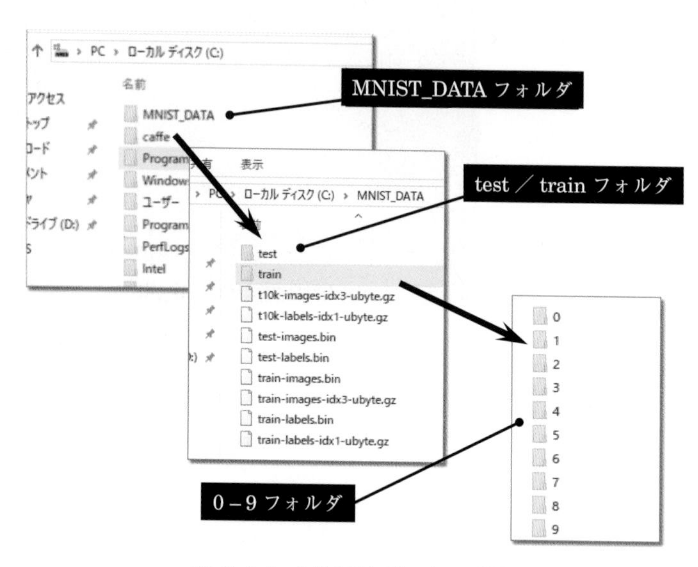

図 3.4-4　MNIST データの確認

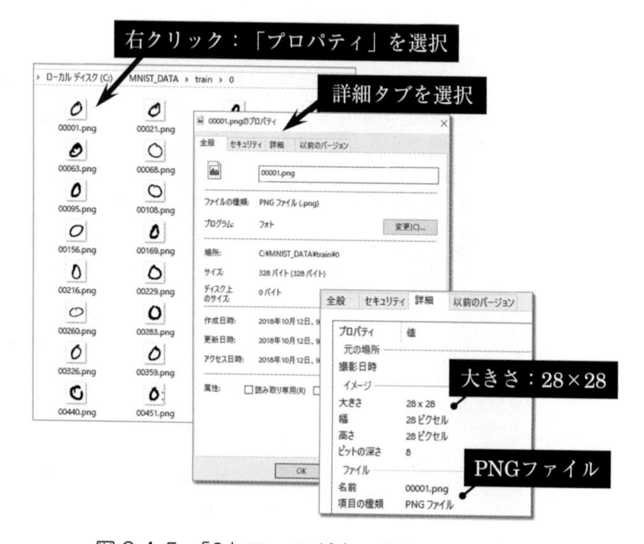

図 3.4-5 「0」フォルダ内の MNIST 画像の例

ら「9」のフォルダが配置されている．各フォルダには，**図 3.4-5** のように，数字ごとに手書き数字の画像が保存されている．任意のファイル上でマウスを右クリック→「プロパティ」を選択すると，画像のプロパティが表示される．プロパティ画面の「詳細」タブをクリックすると，画像は，大きさ 28×28 で，PNG 形式で保存されていことが確認できる．

3.4.2　DIGITS の起動

ANACONDA NAVIGATOR を起動し図 3.3-15 のように，ANACONDA NAVIGATOR の仮想環境「DIGITS」のターミナル画面を開く．続いて，ターミナル画面で以下のコマンドを入力し，DIGITS6 を起動する．

```
cd DIGITS ⏎
python -m digits ⏎
```

ターミナル上には，**図 3.4-6** に示すように表示される．

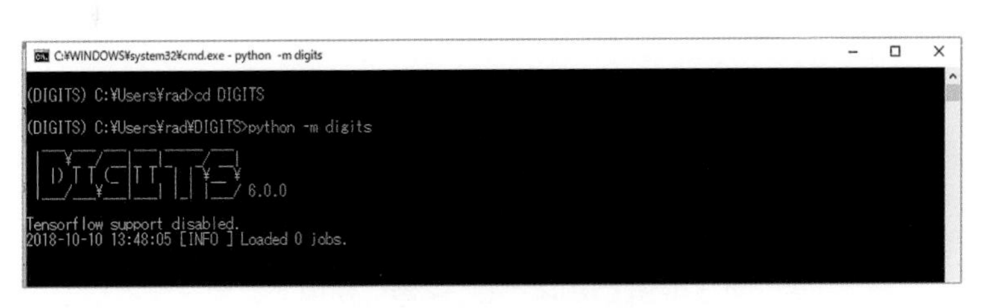

図 3.4-6　DIGITS6 起動画面

PC の Web ブラウザを開き，以下の URL にアクセスする．

```
URL　localhost:5000
```

図 3.4-7 に示すように，ブラウザ上に DIGITS6 のホーム画面が表示されるので，画面上の「Login」をクリックして，ログイン画面からユーザー名「digits」（任意）を入力する．

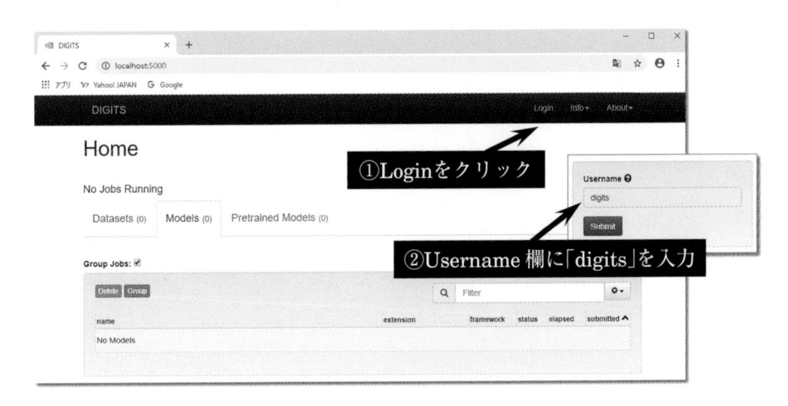

図 3.4-7　DIGITS のホーム画面からログイン

3.4.3　学習用データセットの作成

DIGITSのホーム画面の「Datasets」タブをクリックし，データセット作成画面に移行する（**図3.4-8**）．次に「Images」をクリックし「Classification」を選択すると，**図3.4-9**（a）に示すデータセット作成画面が表示される．

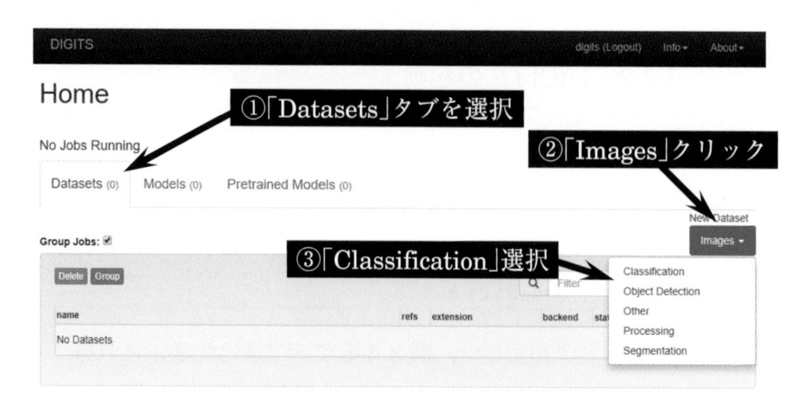

図3.4-8　学習用データセットの新規作成（MNISTデータ）

表示されるデータセット作成画面において，図3.4-9（b）に示すように，「Image Type」から「Grayscale」を選択し，Image sizeを「28×28」に変更し，MNISTの画像用の設定を行う．

次に図3.4-9(c)のように，学習に使用するデータとしてMNISTデータの「train」フォルダを指定するため，「Training Images」の欄に，以下のように入力する．

```
C:\MNIST_DATA\train
```

図3.4-9（d）のように，データセット作成画面の最下部にある「Dataset Name」の欄に，作成するデータセット名として「train」と入力し，「Create」ボタンをクリックする．

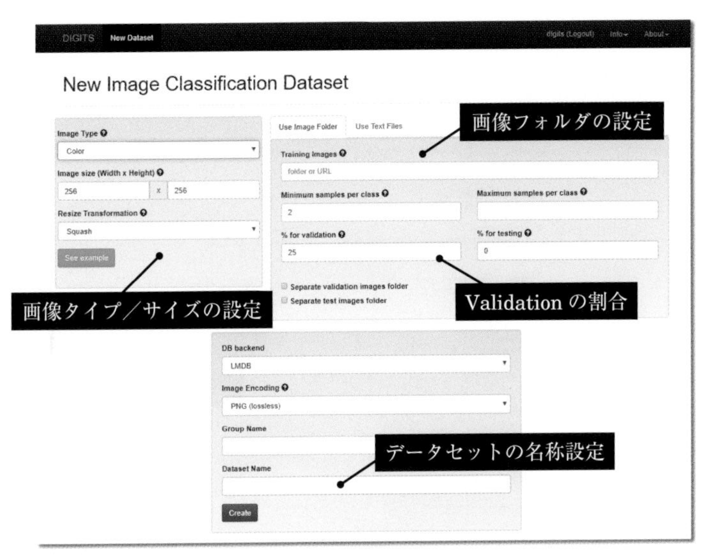

(a)データセット作成画面

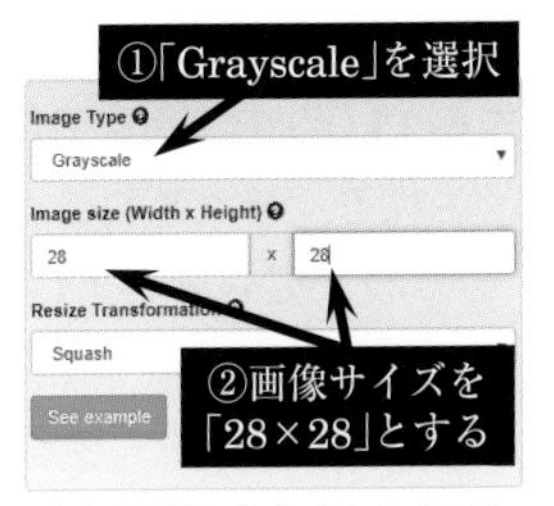

(b) 画像タイプ／サイズの設

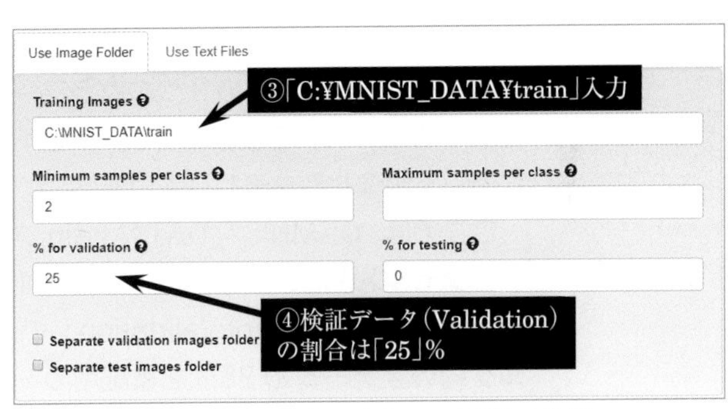

(c) 画像フォルダとValidationの割合の設定

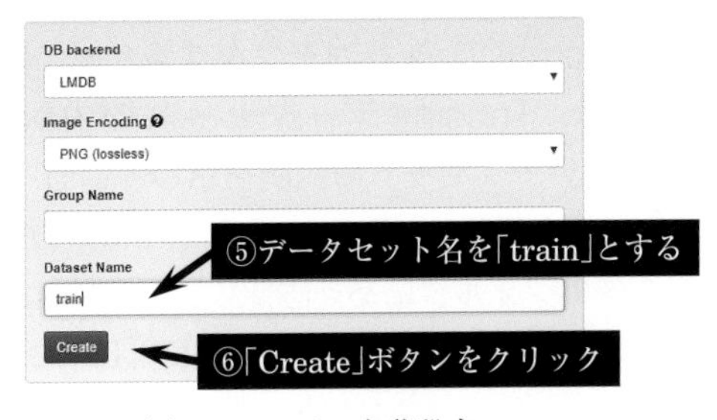

(d) データセットの名称設定

図 3.4-9 データセット作成画面（MNIST データ）

クリック終了後，**図 3.4-10** のようなデータセット詳細画面が表示される．データ作成処理の残り時間が画面右上に表示され，処理が完了すると「Job Status」には「done」と表示される．

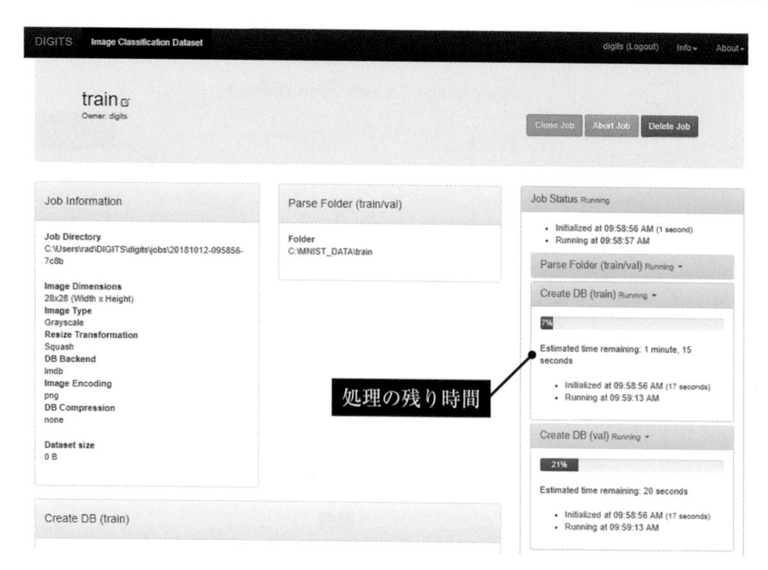

図3.4-10　データセット詳細画面の一部

データセット作成処理の終了後には，**図3.4-11**(a)のようにCreate DB(train)とCreate DB (val) の2つのグラフが表示される．それぞれのグラフは10個の要素で構成され，各要素は「0」から「9」のクラスに対応している．各値は学習に用いる画像枚数を表わしている．

ここでは，C:\MNIST_DATA\trainフォルダ内のデータを，学習用の「Trainingデータセット」と，検証用の「Validationデータセット」の2つに分割している．図3.4-9 (c) の「%for validation」の値が25になっている．これは，trainフォルダ内の全データの25%を検証用のValidationデータセットとして使用し，残りの75%を学習用のTrainingデータセットとすることを意味している．Trainingデータセットを使って学習する過程において，Validationデータセットは分類精度 (accuracy) を逐次モニタするために使用される．「Create DB (train)」のグラフは，Trainingデータセットの内訳を示し，「Create DB (val)」は，Validationデータセットの内訳を示している．各グラフの数値を見るとその比は75：25になっており，Create DB (train) のグラフにおいては，それぞれの手書き数字画像のフォルダにある画像枚数の75%になっていることが確認できる．

また，図3.4-11 (a) に示すように「Explore the db」をクリックすると，同図 (b) のようにデータセットに含まれる画像データが表示され，各画像を確認することができる．

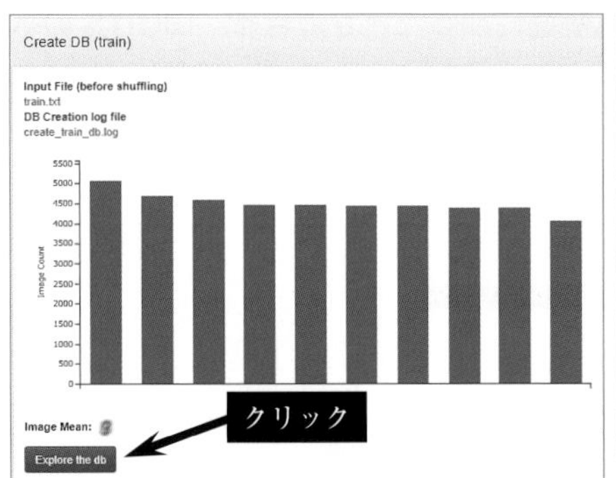

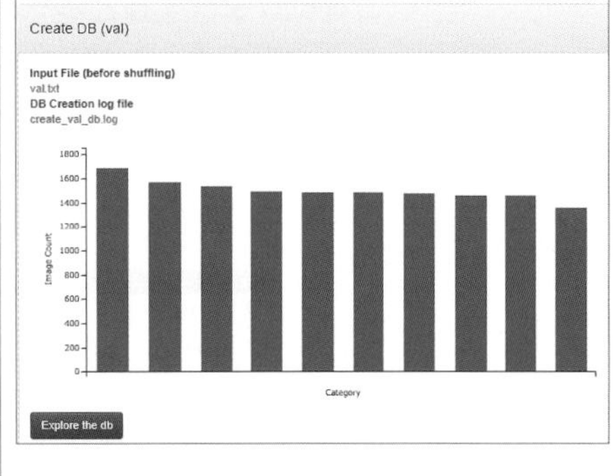

(a) 学習データセットの内訳を表わす2つのグラフ
左：Trainingデータセット，右：Validationデータセット

(b) Trainingデータセットの確認
（手書き数字とクラスが確認できる）

図3.4-11　学習データセットの表示

3.4.4　モデルの作成と学習処理

モデルを作成するためにDIGITSホーム画面に戻る．DIGITSでは，常に**図3.4-12**に示すように画面左上には「DIGITS」ロゴが表示されているので，ロ

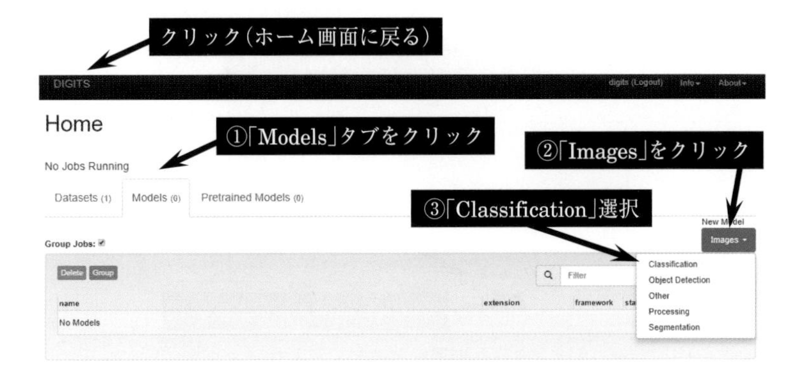

図3.4-12　モデルの新規作成（MNISTデータ）

ゴをクリックするとホーム画面に戻ることができる．DIGITS のホーム画面に戻ったら，図 3.4-12 に示すように，「Models」タブをクリックし，次に「Images」をクリックし「Classification」を選択すると，**図 3.4-13**（a）のようなモデル作成画面が表示される．

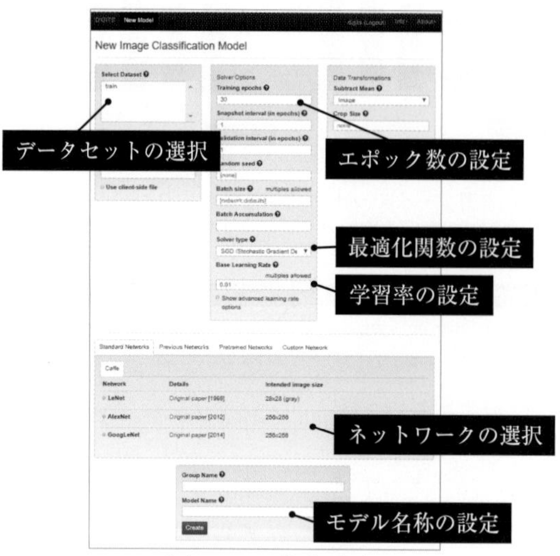

（a）　モデル作成画面

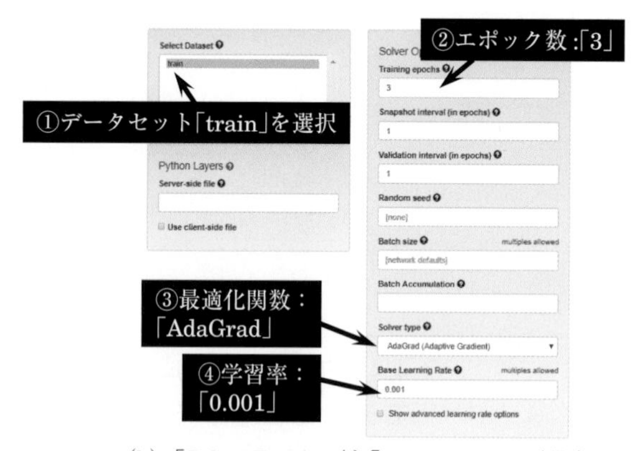

（b）「Select Dataset」と「Solver Options」設定

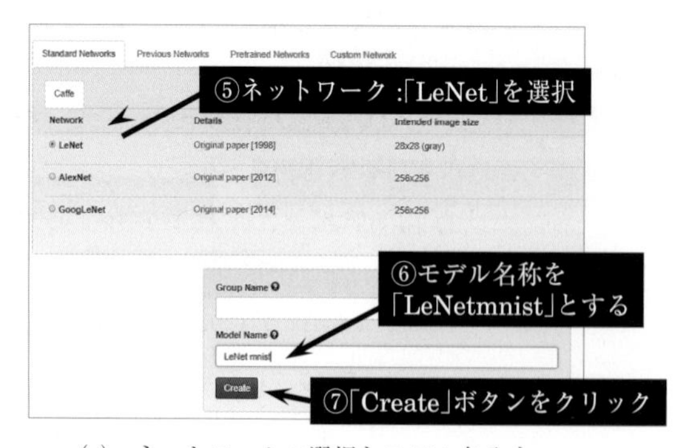

（c）　ネットワークの選択とモデル名入力

図 3.4-13　モデル作成画面（MNIST データ）

モデル作成画面では，学習用データセットの選択と，学習用パラメータと使用するネットワークを設定する．図 3.4-13（b）の「Select Dataset」の欄では，前節で作成した MNIST の学習データセット「train」が表示されているので，これをクリックして選択する．「Solver Options」の，エポック数の設定である「Training epochs」には「3」を入力し，最適化関数の設定である「Solver type」は，「AdaGrad（Adaptive Gradient）」を選択する．学習率を設定する「Base Learning Rate」は「0.001」と入力する．次に，同図（c）のように，「Standard Networks」タブでは，Caffe で使用できるスタンダードなネットワークが表示されるが，ここでは「LeNet」を選択する．最後に，「Model Name」に，作成する

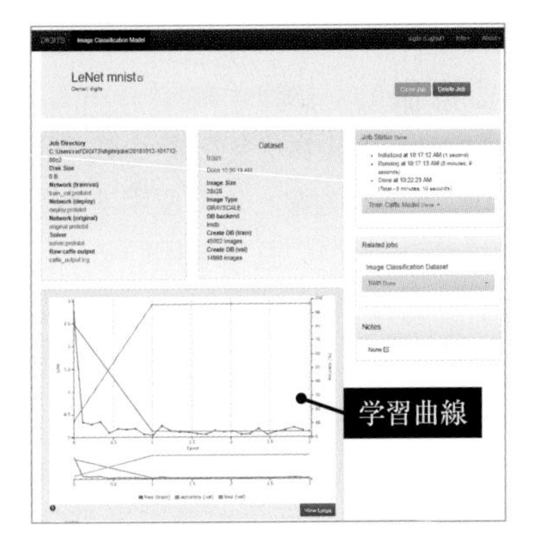

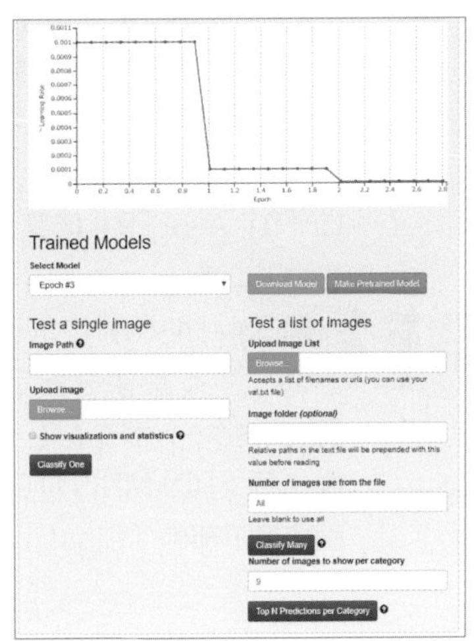

(a) 学習結果の詳細
左：画面上部，右：画面下部

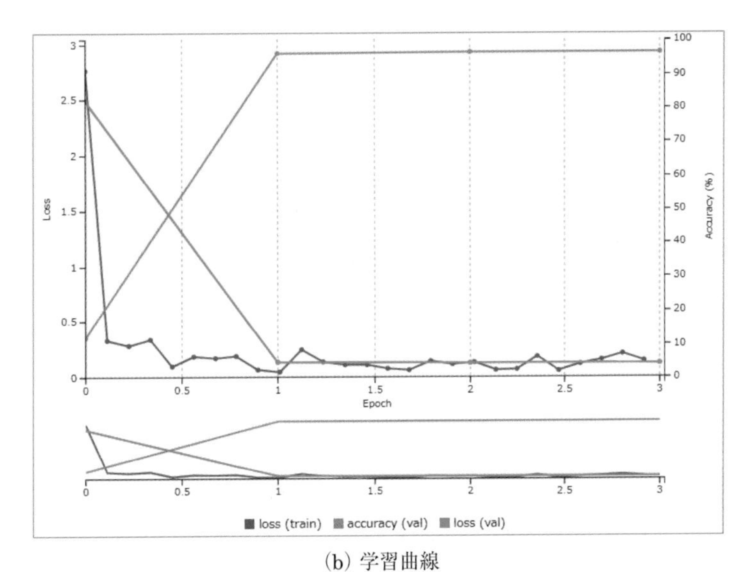

(b) 学習曲線

図 3.4-14　学習結果の詳細と学習曲線（MNIST データ）

モデルの名前として「LeNet mnist」を入力し，その下の「Create」ボタンをクリックする．

「Create」ボタンをクリックすると学習処理が始まり，モデルの詳細と学習状況がリアルタイムに表示される．**図 3.4-14**（a）に，学習結果の詳細とテストに関する画面を示し，同図（b）に学習曲線を示す．得られた学習曲線は，学習用データを用いた学習結果で，loss（train）の曲線が，「学習用（training）データ」の損失で，loss（val）の曲線が，「検証用（validation）データ」の損失を表わしている．両者ともを epoch 数（横軸）の増加に伴い値が減少しており，学習が良好に行われたことがわかる．accuracy(val) は，「検証用データ」の分類精度（accuracy）を表わしており，高い精度が得られていることがわかる．

3.4.5　Test データによる評価

学習には使用していない Test データセットを使って，前節で学習したモデルによる画像分類を試みる．未知のテスト画像として使用するデータは，「C:\MNIST_DATA」フォルダ内の「test」フォルダの画像を用いる．「train」フォルダと同様に「0」から「9」にフォルダが分かれており，それぞれに手書き数字画像が保存されている．

図 3.4-14（a）に示した学習済みモデルの結果詳細を示した画面下部において，テストする画像を指定する．**図 3.4-15** に示す「Trained Models」において，「Browse…」ボタンをクリックして，表示されるダイアログから，テストする画像（例：「C:\MNIST_DATA」→「test」→「9」→「0.0007.png」）を指定し，画面最下部の「Classify One」ボタンをクリックする．

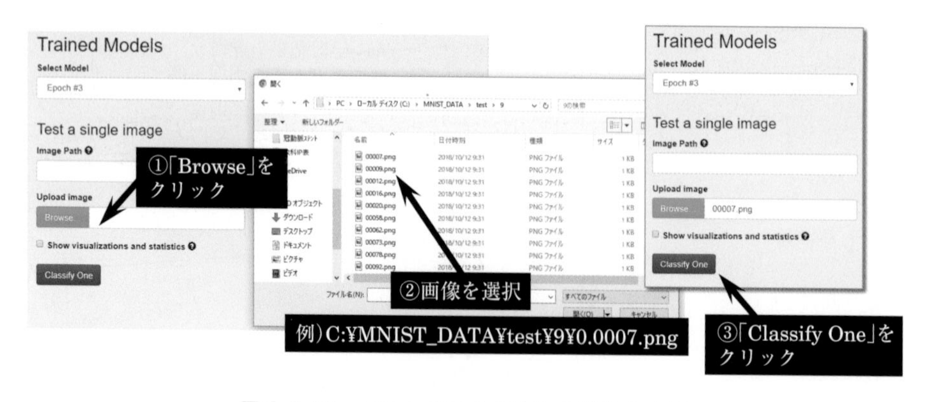

図 3.4-15　テスト画像を指定して分類を実行

処理が終了すると**図 3.4-16** のような結果画面が表示される．画面左には，テストに用いた画像が表示され，中央には分類結果が示される．この例では「9」として 97.24% の確率で認識されていることがわかる．その下には，確率の高い順に，候補クラスが表示される．

本節では，MNIST の手書き文字画像を用いて，ネットワークモデル LeNet を学習させて画像分類を行った．DIGITS の画像分類は，ここで紹介した一連の処理で実行することができる．ここでは，MNIST の画像サイズが 28×28 と比較的小さかったため，CPU のみの PC でも比較的短時間で処理することができた．各自,「9」以外の手書き文字画像もテストしてみると，学習したモデルの分類性能が把握できるであろう．

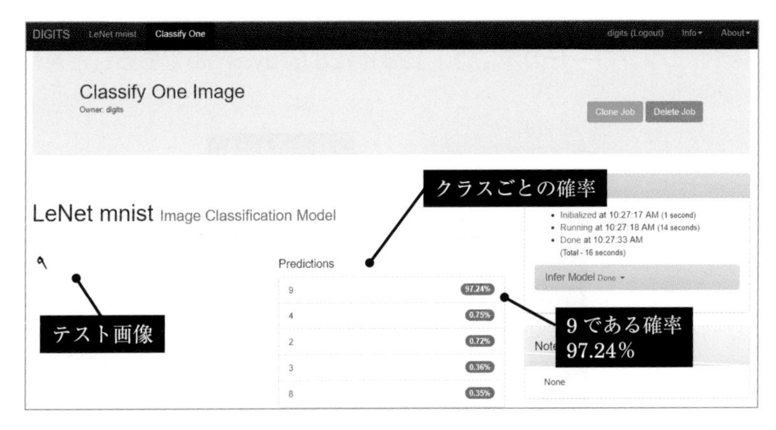

図 3.4-16　テスト画像の分類結果の画面

3.5　画像分類

本節では，胸部 X 線画像を用いた画像分類を行う．AlexNet を使ったモデルを作成して，胸部 X 線画像の 4 方向の画像分類を試みる．対象とする 4 方向の胸部 X 線画像を **図 3.5-1** に示す．左から，「Up」，「Right」，「Left」，「Down」である．

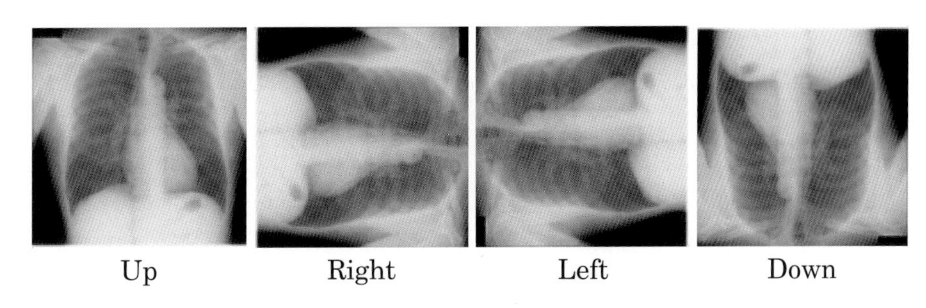

図 3.5-1　4 方向の胸部 X 線画像

以下の手順で作業を進めていく．
- 分類を行う 4 方向の胸部 X 線画像データの準備
- 学習用データセットの作成
- AlexNet モデルの作成
- テスト用データを用いた分類テスト

3.5.1　4 方向の胸部 X 線画像の準備

本節で使用する胸部 X 線画像の画像データは，日本放射線技術学会画像部会の

miniJSRT_database を利用する．

はじめに Web ブラウザを開き，以下の URL にアクセスする．

URL　http://imgcom.jsrt.or.jp/minijsrtdb/

つぎに，**図 3.5-2** に示すように，miniJSRT_database サイトの「Classification」の「Directions01」をクリックして画像データセットをダウンロードする（※ダウンロードの際には，128×128 Gray 8 bit であることを確認すること）．

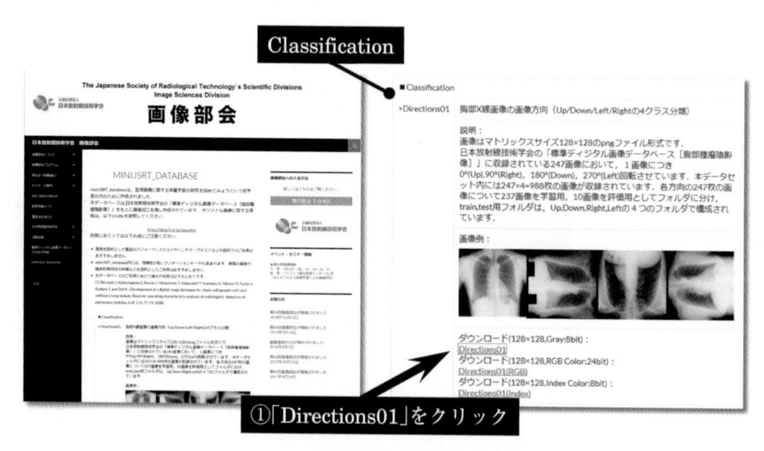

図 3.5-2　画像データのダウンロード
（出典）URL　http://imgcom.jsrt.or.jp/minijsrtdb/

圧縮ファイル Directions01.zip のダウンロードが完了したら，ファイル解凍ソフト（もしくは Windows 標準のツール）を使ってファイルを展開し，C ドライブ直下に Direction01 フォルダを移動する．**図 3.5-3**（a）のように「Directions01」フォルダ内には「train」と「test」フォルダがあり，それぞれに「down」，「left」，「right」，「up」フォルダがあることを確認する．

C:\Direction01\train のフォルダ内の「down」，「left」，「right」，「up」フォルダには，図 3.5-3（b）に示すような画像が保存されており，各フォルダ内にはそれぞれ 237 枚の画像がある．また，test フォルダ内の「down」，「left」，「right」，「up」フォルダ内には，それぞれ 10 枚の画像が存在する．

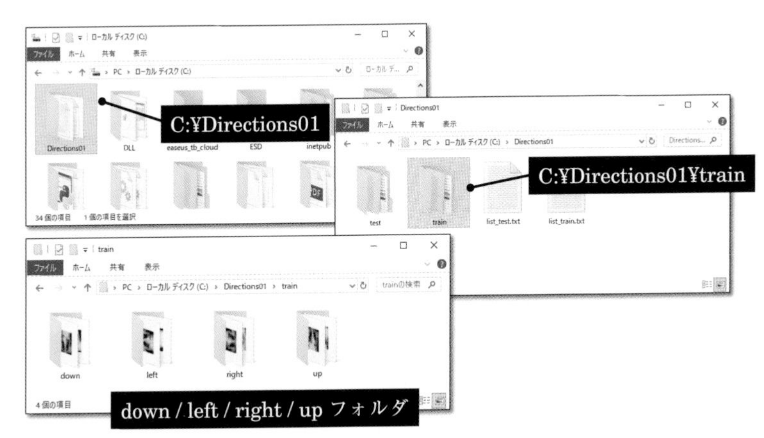

(a) Direction01 のフォルダ構造

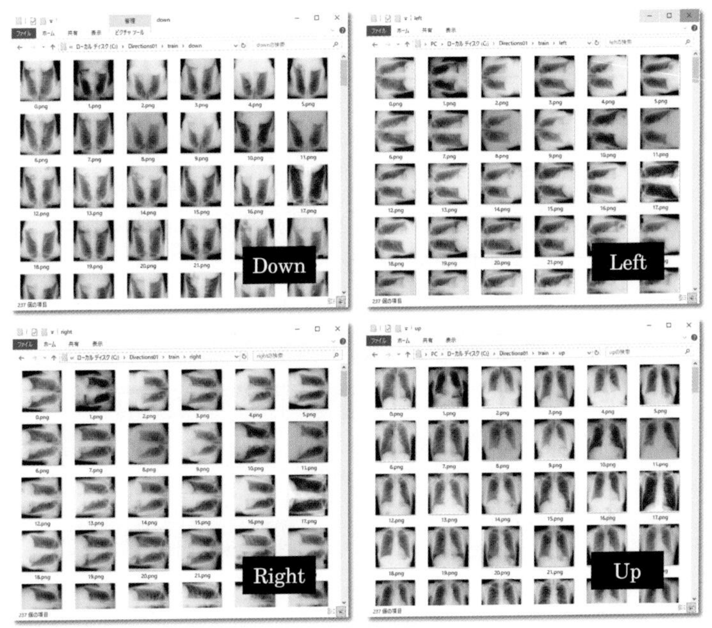

(b) down/left/right/up フォルダ内の画像

図 3.5-3　ローカルディスク（C:）に保存した「Directions01」データ

図 3.5-4 に示すように任意の画像上で，マウスを右クリックし，「プロパティ」を開き，詳細タブから画像情報が確認できる．画像は，画像サイズが 128×128，濃度分解能（ビットの深さ）が 8 ビット（256 階調），PNG 形式であることが確認できる．

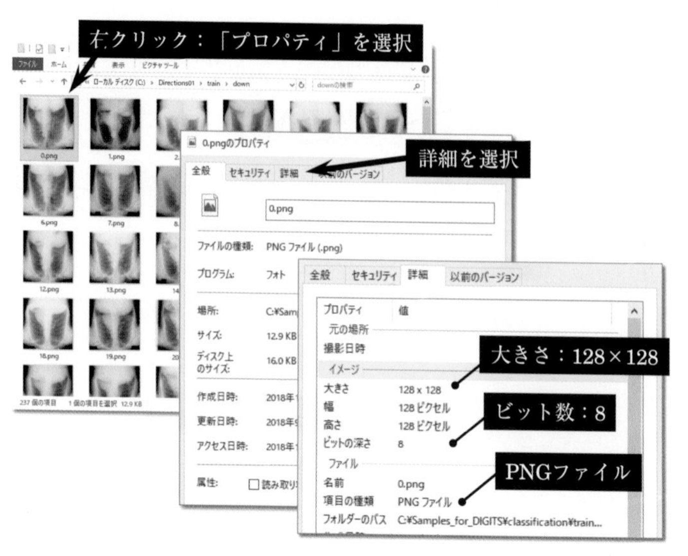

図 3.5-4　画像のプロパティの確認

3.5.2　学習用データセットの作成

節 3.4.2 と同様の方法で DIGTS6 を起動し，**図 3.5-5** に示す手順で，**図 3.5-6**(a) のデータセット作成画面を表示する．

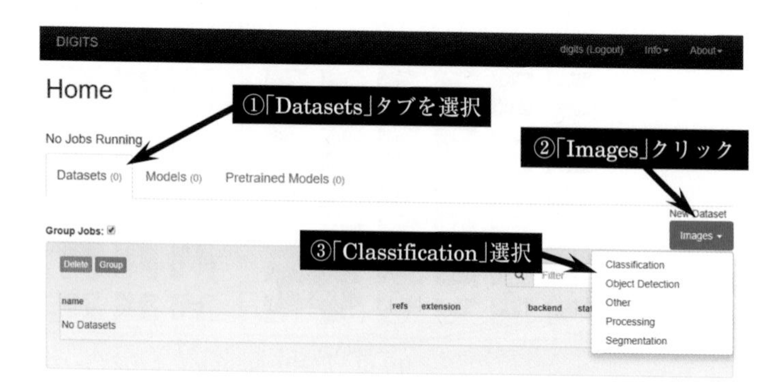
①「Datasets」タブを選択
②「Images」クリック
③「Classification」選択

図 3.5-5　学習データセットの新規作成（胸部 X 線画像の分類）

図 3.5-6（b）に示すように，「Image Type」から「Grayscale」を選択し，Image size を「128×128」とする．

次に図 3.5-6（c）のように「Training Images」に，「Directions01」データの「train」フォルダを指定するため，以下のように入力する．

```
C:\Directions01\train
```

また，「%for validation」の値は 25 とする．これにより，train フォルダ内の全データの 25% を検証用の「Validation データセット」に，75% を学習用の「Training データセット」に割り当てる．

最後に，図 3.5-6（d）に示すように，データセット作成画面の最下部にある

「Dataset Name」欄に，作成するデータセット名として「train」を入力し，最後に「Create」ボタンをクリックし学習データの作成を開始する．

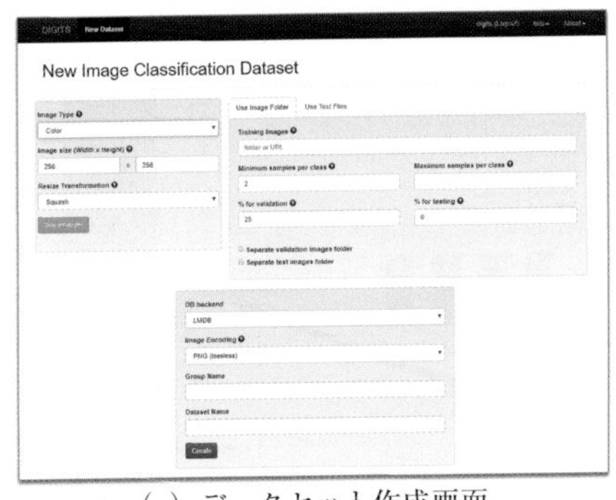

(a) データセット作成画面

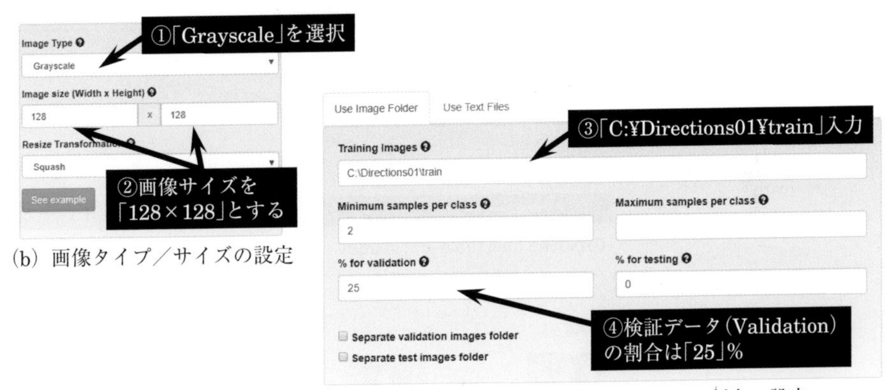

(b) 画像タイプ／サイズの設定

(c) 画像フォルダと Validation の割合の設定

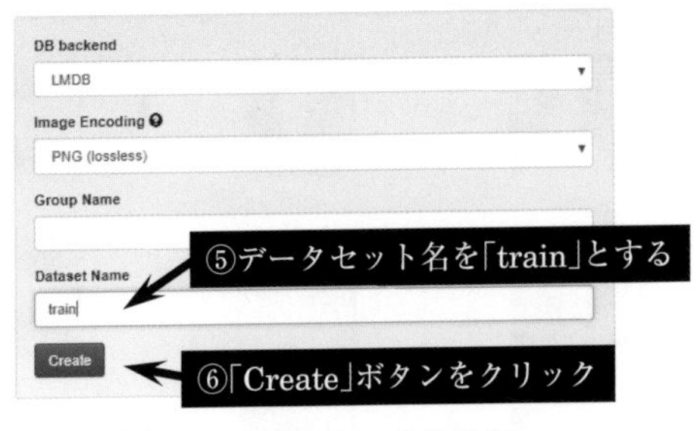

(d) データセットの名称設定

図 3.5-6　学習データセット作成画面（胸部 X 線画像の分類）

データセット作成処理が完了すると，**図 3.5-7** のように画面に「Job Status done」と表示される．図中の「Image Mean」の画像は，学習に用いた全画像の加算平均画像である．また，「Explore the db」をクリックすると，**図 3.5-8** のように学習データセットの画像を閲覧することができる．

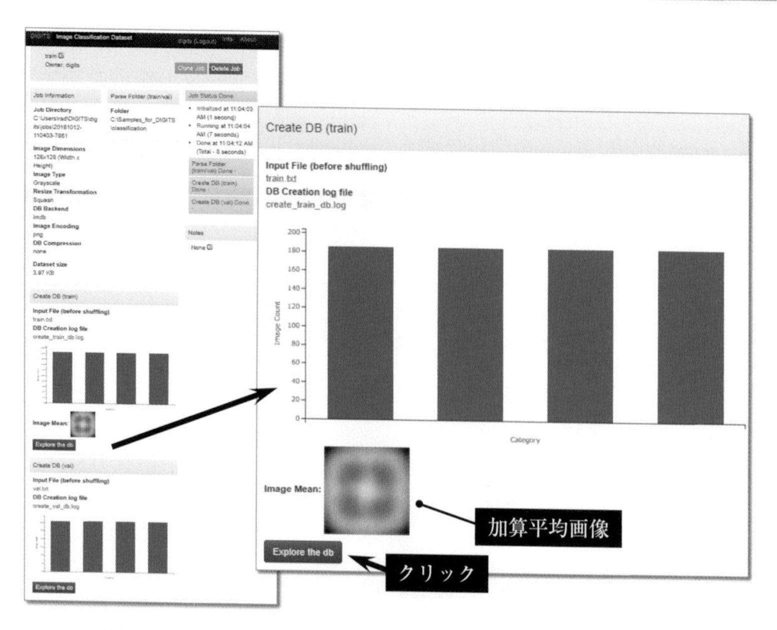

図 3.5-7　作成処理が終了した学習データセット詳細画面

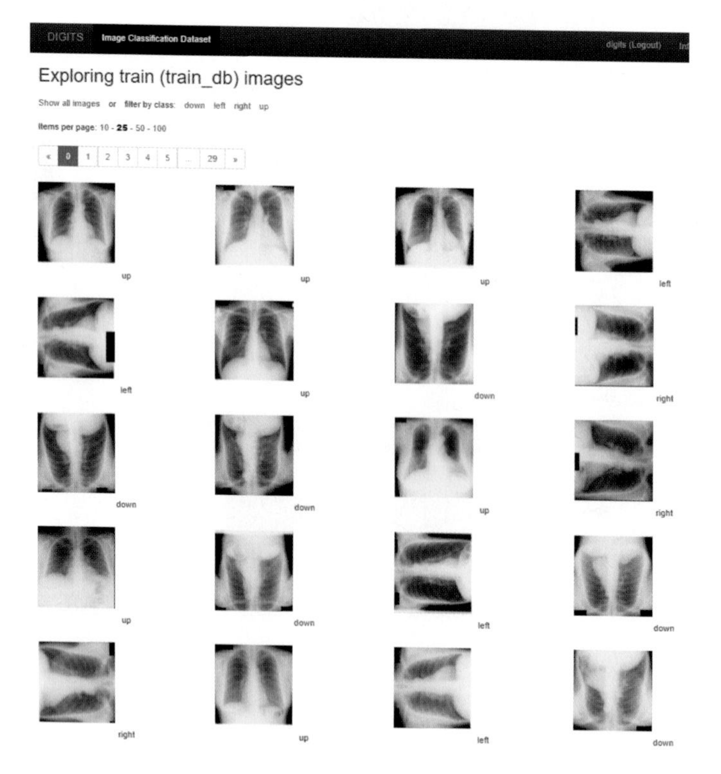

図 3.5-8　学習データセットの画像一覧

3.5.3 モデルの作成と学習処理

DIGITS 画面の左上には「DIGITS」のロゴが表示されているので，これをクリックすると DIGITS のホーム画面に戻ることができる．ホーム画面に戻ったら，**図 3.5-9** に示すように，「Models」タブをクリックし，次に「Images」をクリックし「Classification」を選択すると，**図 3.5-10**（a）のようにモデル作成画面が表示される．

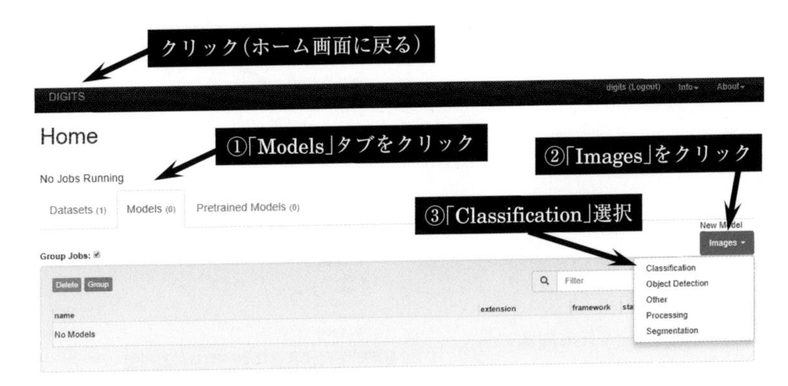

図 3.5-9　モデルの新規作成（胸部 X 線画像の分類）

モデル作成画面で，学習パラメータと使用するネットワークを設定する．図 3.5-10（b）に示すモデル作成画面において，前節で作成した学習データ「train」が表示されているのでクリックして選択する．「Solver Options」内の「Training epochs」の欄に「20」と入力しエポック数を 20 とする．「Solver type」には，最適化関数として「SGD」が表示されているが，ここでは，「AdaGrad（Adaptive Gradient)」に変更する．学習率を設定する「Base Learning Rate」の欄を「0.001」とする．

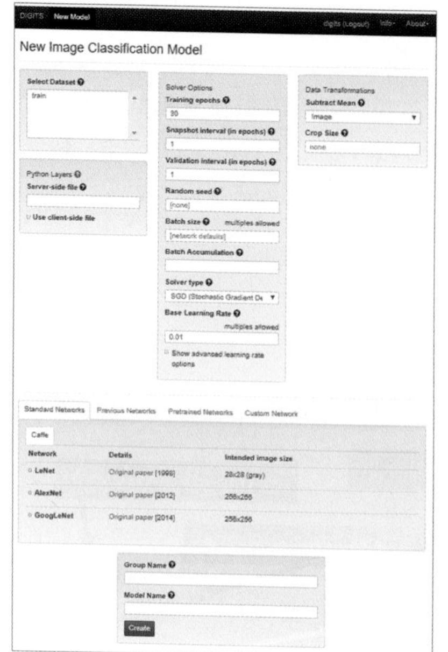

(a) モデル作成画面

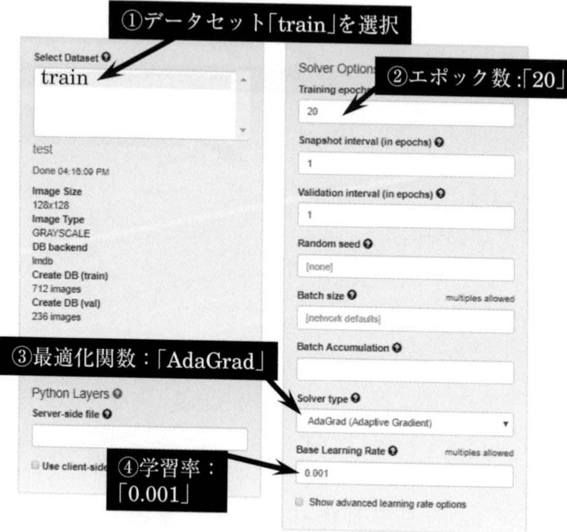

(b) 「Select Dataset」と「Solver Options」の設定

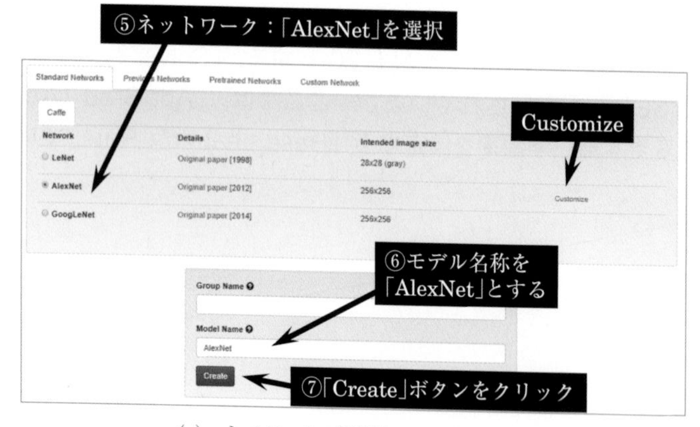

(c) ネットワークの選択とモデル名の入力

図 3.5-10　モデル作成画面（胸部 X 線画像の分類）

図 3.5-10（c）に示すように，モデル作成画面の下部には使用できるネットワークが表示されている．ここでは，ネットワークに「AlexNet」を選択する．また，「Customize」をクリックすると，**図 3.5-11** のように，Caffe 用に記述された AlexNet の定義を見ることができる．必要に応じてコードを改変して使うこともできる．最後に，図 3.5-10（c）の「Model Name」の欄に，作成するモデルの

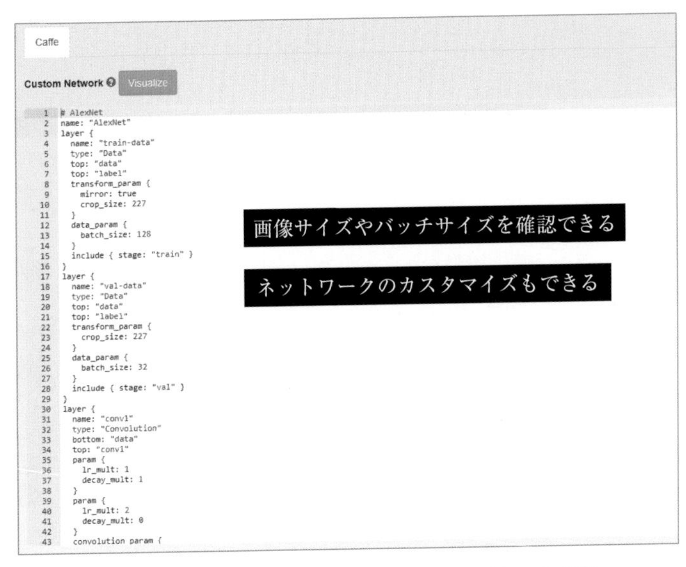

図 3.5-11　Caffe 用に記載された AlexNet の定義

名前として「AlexNet」と入力し，「Create」ボタンをクリックすると学習処理が開始される．

学習終了時に表示される画面を**図 3.5-12** に示す．学習処理中は，同図（a）の画面右上に学習終了までの残り時間が表示され，画面中央部には，学習データに対する損失と分類精度をあらわす学習曲線が表示される．学習が終わると，「Job Status」の欄が Done となり学習が完了したことが確認できる．

図 3.5-12（b）のような表示される学習曲線を見ると，epoch 数（横軸）の増加に伴い，「accuracy」が 100% に，「loss」が 0% に近づいており，学習が良好に行われたことを確認できる．

本章で使用した PC 環境（GPU なし）では，学習終了まで約 35 分を要した．ここで用いた対象画像のサイズは 128×128 であり，より大きい画像サイズの画像であれば，学習時間が大幅に増加することが予想される．仮に，GPU による計算が可能であれば，学習時間はその数十分の一に短縮することができる．

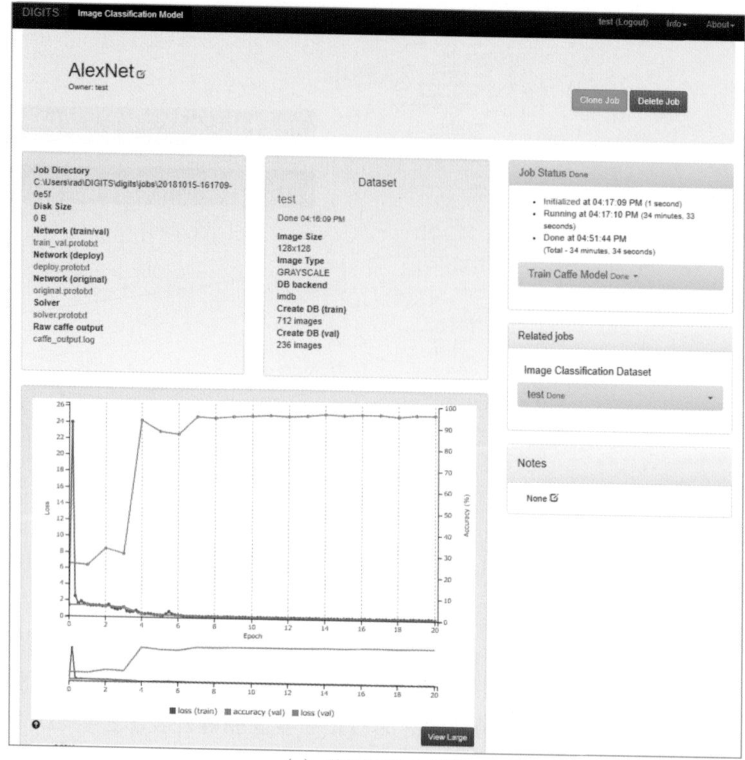

（a）学習結果の詳細

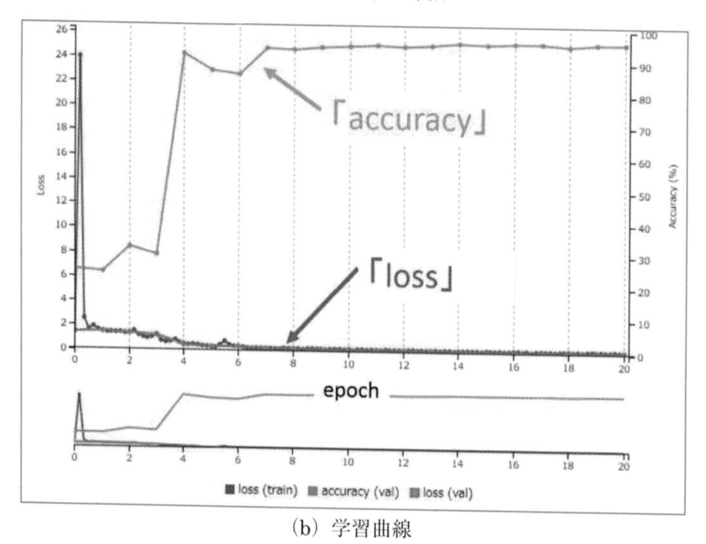

（b）学習曲線

図 3.5-12　学習結果の詳細と学習曲線（損失と分類精度）

3.5.4　テストデータによる分類と評価

学習済みの AlexNet モデルを使って，テストデータの分類を行う．

分類テストを行う前に，作成した学習データセットと，学習済み AlexNet モデルの状態を再確認する．まず．画面左上部の「DIGITS」のロゴをクリックして，ホーム画面に戻る．学習したモデルの確認を行うためには，**図 3.5-13**（a）のようにホーム画面上で,「Models」タブを選択し作成したモデルの一覧を表示する．ここでは，作成した「AlexNet」が表示されているので，これをクリックすると，図 3.5-12 と同じ画面が表示される．次に，学習データセット詳細画面の表示を行うためには，図 3.5-13（b）のように，「Datasets」タブをクリックすると，作成した学習データセット名「train」が表示されている．データセット名「train」の部分をクリックすると図 3.5-7 と同じ学習データセット詳細画面が表示される．

ここでは，テストデータを用いて，モデル名「AlexNet」で評価を行うので，「Models」タブを表示してモデル名「AlexNet」をクリックして，モデルの詳細画面（図 3.5-12）を開く．

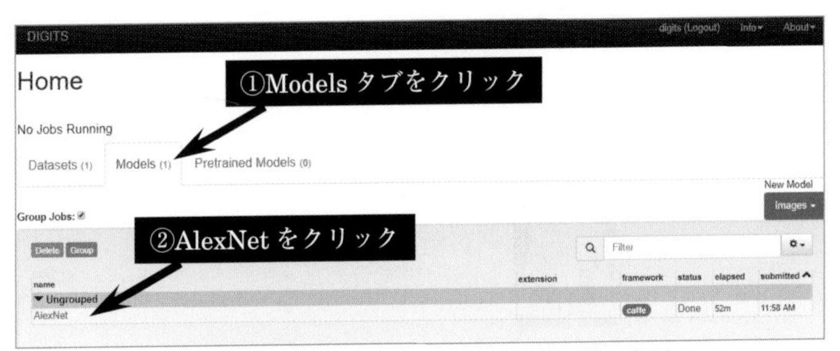

（a）学習が終了したモデルの結果画面の表示

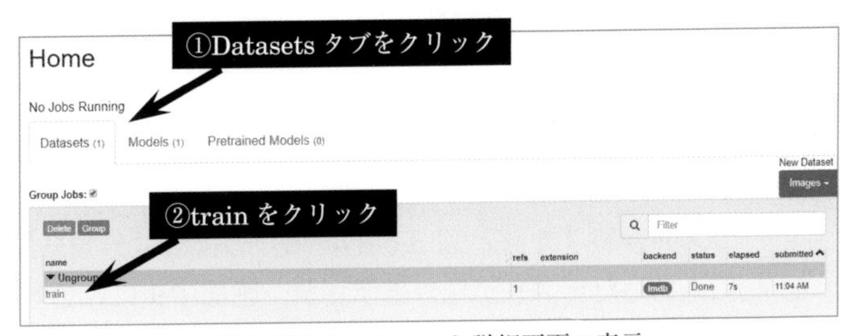

（b）学習データセット詳細画面の表示

図 3.5-13　DIGITS ホーム画面上でのタブによる表示切り替え

［1］　画像 1 枚の分類（Classify One）

図 3.5-12 に示した結果画面の左下部には，**図 3.5-14**（a）のような，「Test a single image」の欄がある．「Upload image」の項目の「Browse…」ボタンをクリックし，テストする画像を選択する．ここでは C:\Directions01\test\down\1.png を指定し，「Classify One」ボタンをクリックして，テストを開始する．

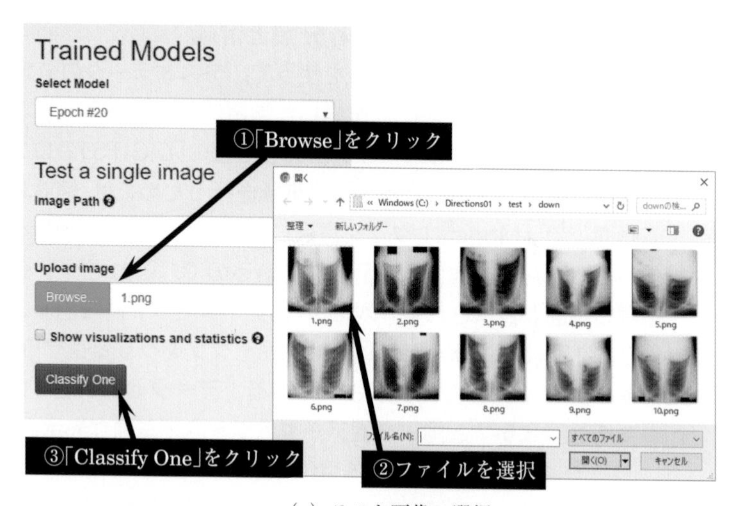

（a）テスト画像の選択
（ファイルのパス：C:\Directions01\test\down\1.png を選択）

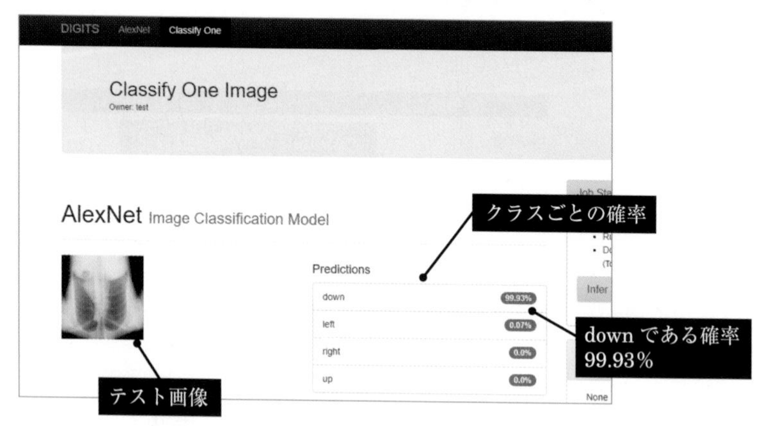

（b）評価結果画面

図 3.5-14　画像 1 枚の分類（Classify One）

テストが終了すると図 3.5-14（b）のような分類結果画面が表示される．画面左に入力したテスト画像が表示され，画面中央には分類結果が表示される．「Predictions」欄には，クラス名が識別確率の高い順に表示される（この例では「down」,「left」「right」「up」の順）．学習データセットを作成するときに使用したフォルダ名が，そのまま自動的にクラス名に変換されている．

図 3.5-14（b）の例では，テスト画像（「down」）において，下向きである確率が 99.93% となり正しく分類できていることがわかる．また，**図 3.5-15** に示す画面「Trained Models」内「Classify One」上にある「Show visualization and statistics」にチェックをいれて，「Classify One」ボタンをクリックすると，図 3.5-15 右図のように，各層プロセスごとの情報を可視化して確認することができる．各層には，学習に用いるパラメータ数が表示されている．画面最下部では，学習に用いる総パラメータ数が表示される（この例では，パラメータ数が 28,549,828 であることが確認できる）．

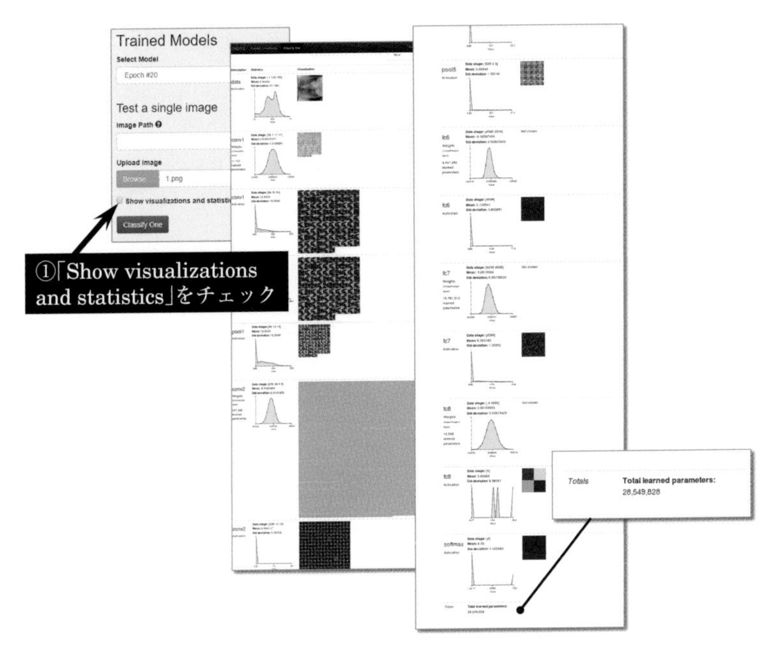

図 3.5-15 分類プロセスごとの情報の可視化

[2] 複数枚の分類テスト（Classify Many）

複数枚の画像を一括して分類テストする方法を紹介する．DIGITS6 には，テキストファイルに記載された複数画像を読み込み，分類テストする機能がある．

はじめに，複数の画像を読み込むための画像リストを，画像の格納場所と画像名をテキストエディタを使って作成する．**図 3.5-16** に示すように 10 枚の画像リストを記述して，「test10.txt」ファイルとして，「C:\Directions01」フォルダ内に保存する．

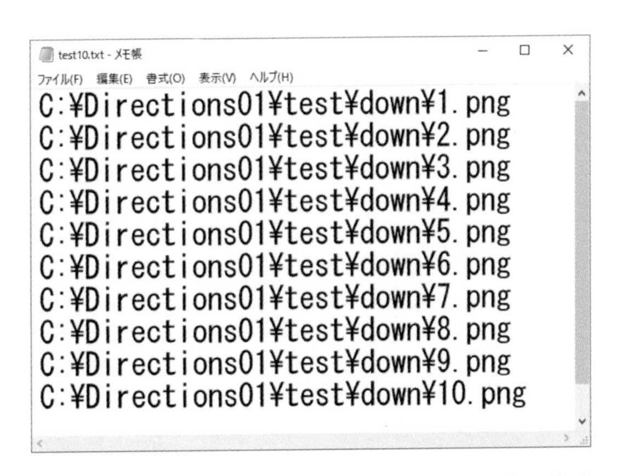
test10.txt - メモ帳
ファイル(F) 編集(E) 書式(O) 表示(V) ヘルプ(H)

```
C:¥Directions01¥test¥down¥1.png
C:¥Directions01¥test¥down¥2.png
C:¥Directions01¥test¥down¥3.png
C:¥Directions01¥test¥down¥4.png
C:¥Directions01¥test¥down¥5.png
C:¥Directions01¥test¥down¥6.png
C:¥Directions01¥test¥down¥7.png
C:¥Directions01¥test¥down¥8.png
C:¥Directions01¥test¥down¥9.png
C:¥Directions01¥test¥down¥10.png
```

図 3.5-16 画像リスト（test10.txt ファイル）の作成

図 3.5-12 の結果画面の右下には，**図 3.5-17**（a）のような「Test a list of images」があるので,「Upload Image List」の項目の「Browse…」ボタンをクリックして，「Directions01」フォルダ内の「test10.txt」を選択する．次に，「Classify Many」ボタンをクリックすると，画像分類テストがスタートする．

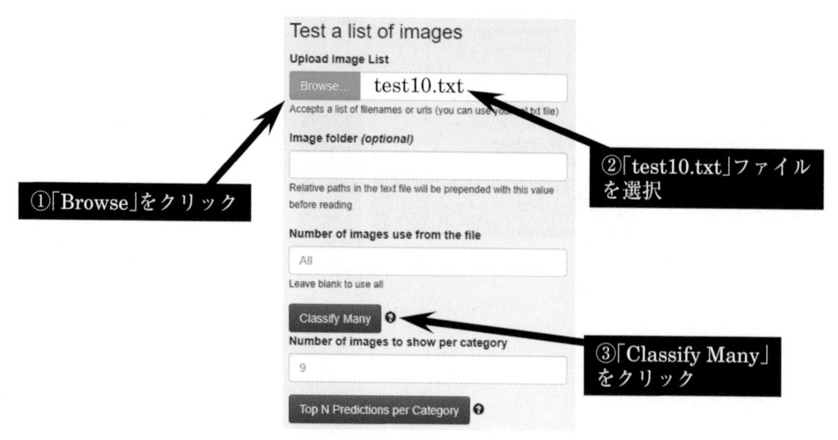

(a)　複数枚の分類テスト(Classify Many)

All classifications

	Path	Top predictions							
1	C:\Directions01\test\down\1.png	down	99.9%	left	0.1%	right	0.0%	up	0.0%
2	C:\Directions01\test\down\2.png	down	99.9%	left	0.1%	right	0.0%	up	0.0%
3	C:\Directions01\test\down\3.png	down	99.23%	left	0.73%	right	0.03%	up	0.01%
4	C:\Directions01\test\down\4.png	down	99.97%	left	0.03%	right	0.0%	up	0.0%
5	C:\Directions01\test\down\5.png	down	99.9%	left	0.1%	right	0.0%	up	0.0%
6	C:\Directions01\test\down\6.png	down	99.72%	left	0.28%	right	0.0%	up	0.0%
7	C:\Directions01\test\down\7.png	down	99.97%	left	0.03%	right	0.0%	up	0.0%
8	C:\Directions01\test\down\8.png	down	99.78%	left	0.21%	right	0.0%	up	0.0%
9	C:\Directions01\test\down\9.png	down	99.55%	left	0.45%	right	0.0%	up	0.0%
10	C:\Directions01\test\down\10.png	down	99.97%	left	0.03%	right	0.0%	up	0.0%

(b)　複数枚の分類テストの結果

図 3.5-17　10 画像の分類テスト結果画面

複数枚の画像分類の結果を図 3.5-17（b）に示す．10 枚の画像リストとともに分類結果が表示される．画像ごとに，識別確率の高い順に左からクラスが表示される．この例では，全例で正しく「下向き」と分類できたことがわかる．

本節では，4 方向の胸部 X 線画像を用意し AlexNet を使ったモデルを作成して，4 クラス分類を行った．ここでは，ネットワークとして AlexNet を扱ったが，図 3.5-10（c）に示すように GoogLeNet も選択することができる．ネットワークの選択で GoogLeNet をチェックするだけでよいので，AlexNet と比較してみるのもよい．また，図 3.5-10（b）に示す「Solver Option」の各種パラメータは分類結果に影響を与えるので，パラメータを適宜変えて分類性能の変化を確認してみるとよい．

3.6 領域分割

本節では，胸部 X 線画像を用いた領域分割として，胸部 X 線画像から肺野領域の抽出を試みる．ここでは，ネットワークとし **FCN**（fully convolutional network）[31] を用いた **FCN-AlexNet** による領域分割を行う．FCN-AlexNet は，前節で使用した AlexNet をベースとしたネットワークとなっている．

ここでは，画像データセットとして，miniJSRT_database を用い，領域分割の教師データとして，miniJSRT_database にあらかじめ収録されている肺野領域のラベル画像を用いる． FCN-AlexNet を使ったモデルを作成し，胸部 X 線画像とそのラベル画像を用いて学習処理を行った後に，この学習済みモデルに，別に用意したテスト画像を入力し肺野の領域分割を行う．本節では，以下の順番で作業を進めていく．

- FCN-AlexNet のモデルをダウンロードする
- 胸部 X 線画像と肺野ラベル画像の準備
- 学習用データセットの作成
- FCN-AlexNet を使ったモデルの作成と学習処理
- 学習済みのモデルによる肺野領域の分割

3.6.1 FCN-AlexNet のダウンロード

領域分割を行う前に，必要なファイル「fcn_alexnet.caffemodel」を生成する．

まず，ANACONDA NAVIGATOR を立ち上げ，図 3.3-15 のように，ANACONDA NAVIGATOR の仮想環境名「DIGITS」のターミナルを開き，ターミナル画面に以下のコマンドを入力する．

```
cd DIGITS\examples\semantic-segmentation ⏎
```

DIGITS\examples\semantic-segmentation へ移動したら，PC がインターネットに接続されていることを確認し，次のコマンドを入力して「fcn_alexnet.caffemodel」をダウンロードする．

```
python net_surgery.py ⏎
```

図 3.6-1（a）に，ターミナルへのコマンド入力と，同図（b）に生成された「fcn_alexnet.caffemodel」ファイルを示す． fcn_alexnet.caffemodel ファイルは，C:\Users\(各自ユーザー名)\DIGITS\examples\semantic-segmentation のディレクトリ内に配置される．

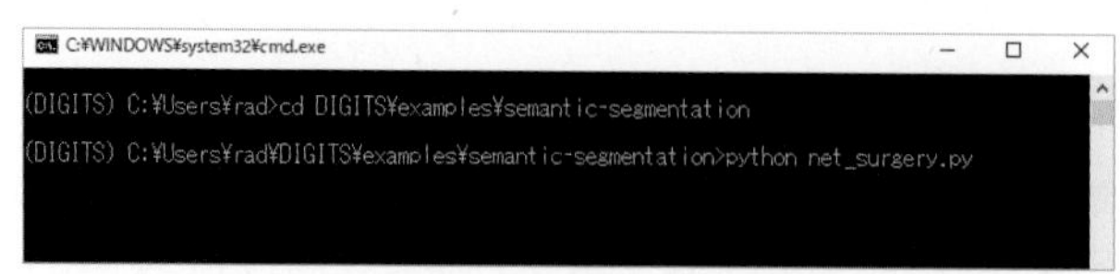
C:¥WINDOWS¥system32¥cmd.exe
(DIGITS) C:¥Users¥rad>cd DIGITS¥examples¥semantic-segmentation
(DIGITS) C:¥Users¥rad¥DIGITS¥examples¥semantic-segmentation>python net_surgery.py

(a) ターミナルへのコマンド入力

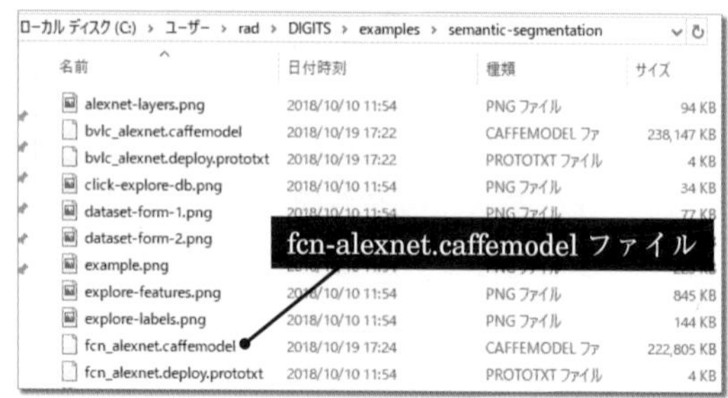
fcn-alexnet.caffemodel ファイル

(b) ターミナルへのコマンド入力

図 3.6-1　ターミナルへのコマンド入力と生成された「fcn_alexnet.caffemodel」ファイル

3.6.2　胸部 X 線画像と肺野ラベル画像の準備

本節で使用する胸部 X 線画像の画像データは，日本放射線技術学会画像部会の miniJSRT_database からデータセットをダウンロードし利用する．

Web ブラウザを開き，以下の URL にアクセスする．

URL　http://imgcom.jsrt.or.jp/minijsrtdb/

図 3.6-2 に示すように，miniJSRT_database のサイト上の「Segmentation」の「Segmentation01（Index）」をクリックして画像データセットをダウンロードする．

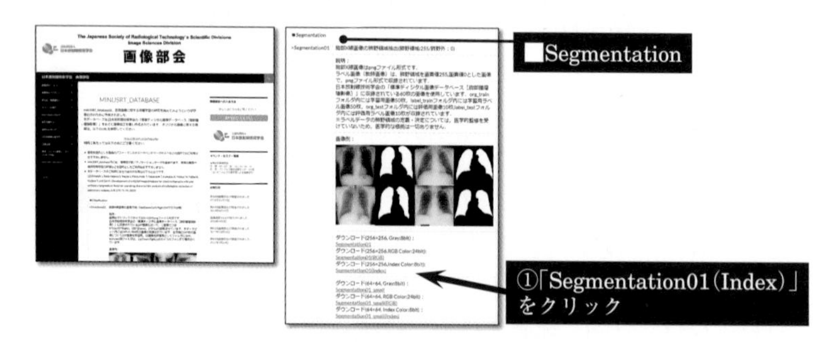
画像部会
■Segmentation
①「Segmentation01（Index）」をクリック

図 3.6-2　画像データのダウンロード

圧縮ファイル Segmentation01_Index.zip のダウンロードが完了したら，ファイル解凍ソフト（もしくは Windows 標準の圧縮フォルダーツール）を使ってファイルを展開し，C ドライブ直下に Segmentation01_Index フォルダを移動する．**図 3.6-3** のように「Segmentation01_Index」フォルダ内には「train」と「test」フォルダがあり，それぞれに「org」，「label」フォルダがあることを確認する．

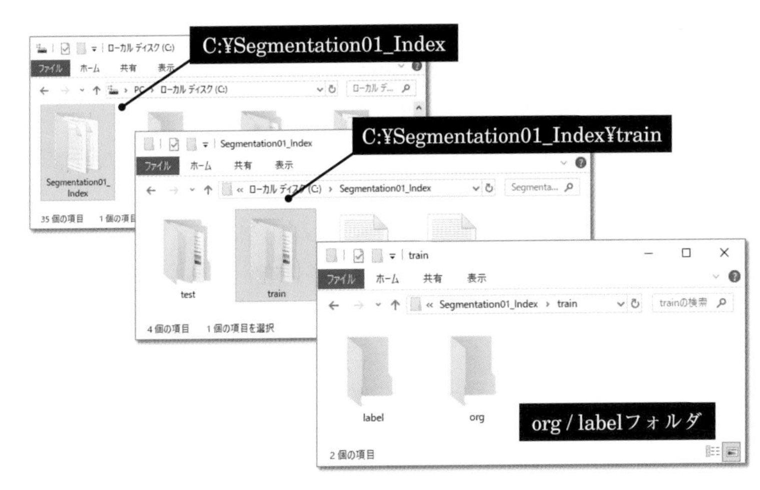

図 3.6-3　C ドライブ直下に保存した「Segmentation01_Index」データセットの確認

「train」フォルダの「org」と「label」フォルダには，胸部 X 線画像とその肺野領域のラベル画像が，それぞれ 50 枚ずつ格納され，「test」フォルダ内の「org」と「label」フォルダには 10 枚ずつ格納されている．**図 3.6-4** に胸部 X 線画像とラベル画像の一部を示す．

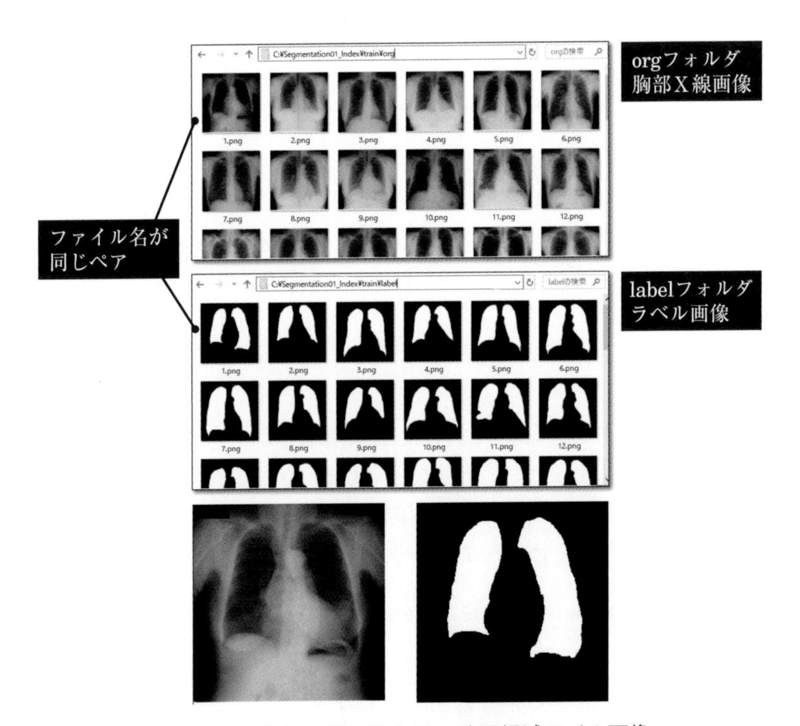

図 3.6-4　胸部 X 線画像とその肺野領域ラベル画像

画像ファイルは，ファイル名が通し番号になっており，例えば，label フォルダ内の「1.png」のラベル画像は，org フォルダ内の「1.png」から生成された画像となっている．

このように DIGITS では，オリジナル画像とラベル画像のファイル名を一致させて対応させておく必要がある．

miniJSRT_database の Segmentation01_Index データセットに含まれる胸部 X 線画像とラベル画像は，画像サイズが 256×256 で，8 bit（256 階調）インデックスカラー画像で，ファイル形式は PNG 形式となっている．FCN-AlexNet は，8 bit のインデックスカラー画像のみを対象としており，8 bit グレースケール画像を入力するとエラーが発生する．また，ラベル画像は 2 値化されており，肺野領域の画像値は，(R,G,B)＝(255,255,255)，その他領域は (R,G,B)＝(0,0,0) となっている．

3.6.3　学習用データセットの作成

DIGITS ホーム画面からデータセット作成画面に移行する．**図 3.6-5** に示すような順番でマウスをクリックすると，**図 3.6-6** に示す領域分割用のデータセット作成画面が表示される．

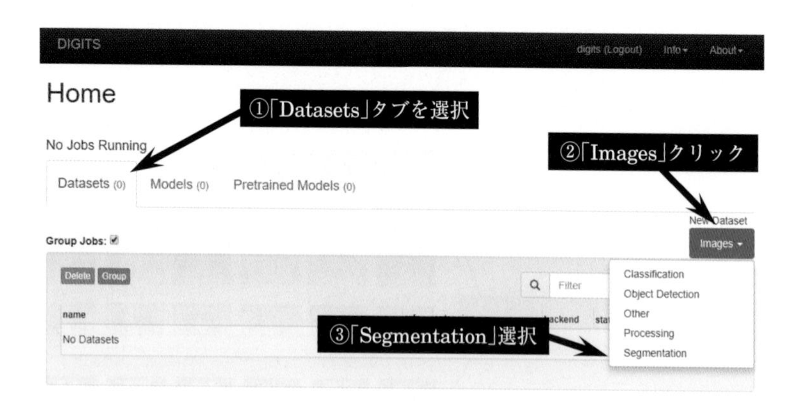

図 3.6-5　学習用データセットの新規作成（胸部 X 線画像の領域分割）

図 3.6-6（a）に示した画像領域分割データセット作成画面「New Segmentation dataset」の上部を図 3.6-6（b）に示す．はじめに，「Feature image folder」に「train」フォルダ内の「org」フォルダを指定し，学習用のオリジナル胸部 X 線画像をセットするため，以下のように「Feature image folder」欄に入力する．

```
C:\Segmentation01_Index\train\org
```

「Label image folder」に「train」フォルダ内の「label」フォルダを指定し，学習用のラベル画像をセットするため，以下のように「Label image folder」欄に入力する．

```
C:\Segmentation01_Index\train\label
```

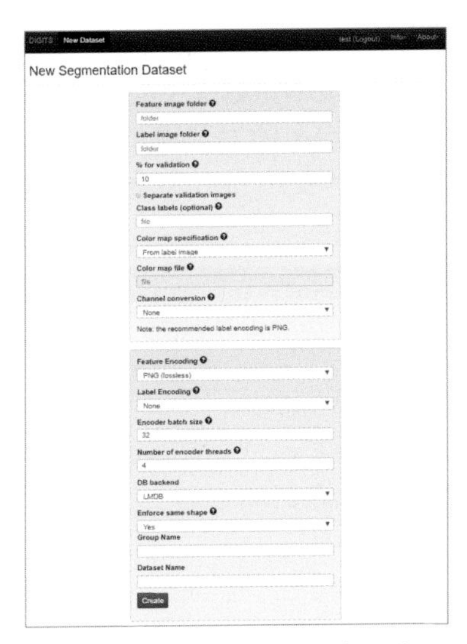

(a) 学習データセット作成画面

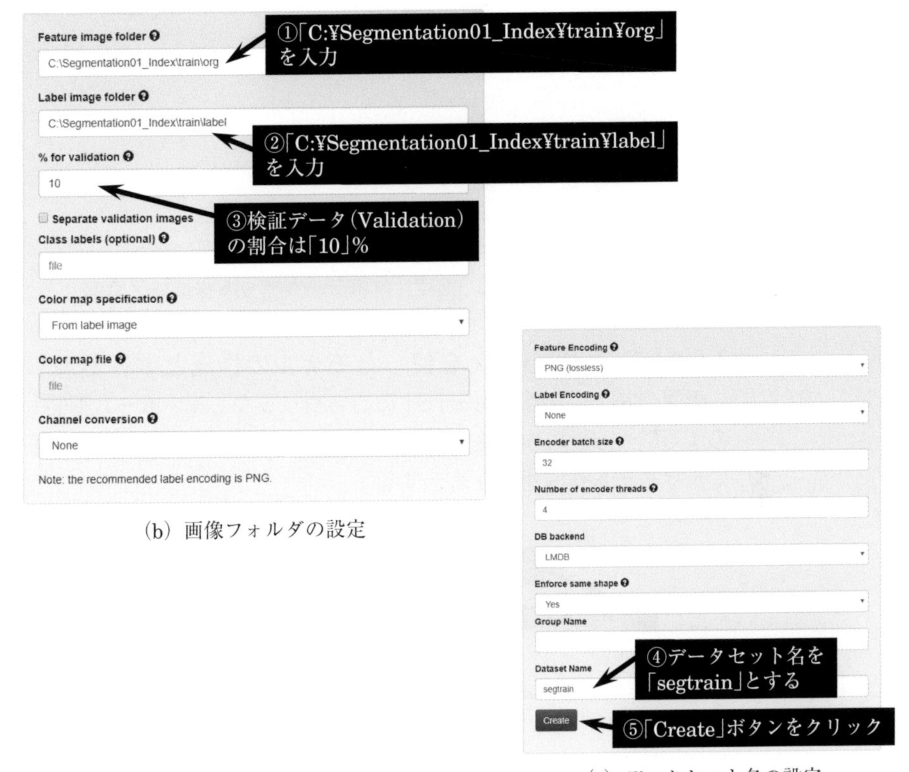

(b) 画像フォルダの設定

(c) データセット名の設定

図 3.6-6 学習用データセットの作成(胸部 X 線画像の領域分割)

「% for validation」の値は「10」のままとして，train フォルダ内の全データの10% を検証用の「Validation データ」に，90% を学習用の「Training データ」に割り当てる.

最後に，図 3.6-6(c)に示すように「Dataset Name」の欄にデータセットの名前を入力する．ここでは「segtrain」と入力し，「Create」ボタンをクリックする．学習データセットの作成処理が開始される．

学習データセットの作成処理が終了すると，**図 3.6-7** に示すようにデータセット作成確認画面の右の「Job Status」の欄に「Done」と表示される．

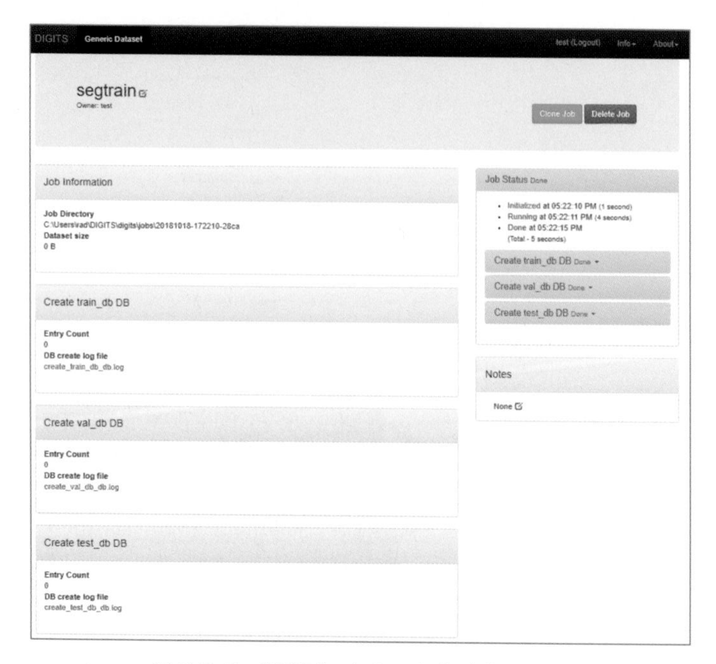

図 3.6-7　学習データセット作成終了画面

3.6.4 FCN-AlexNet を使ったモデルの作成と学習処理

画面の左上にある「DIGITS」ロゴをクリックして「ホーム画面」に戻り，**図 3.6-8** のように Models タブを選択し，Images の Segmentation を選択し**図 3.6-9**（a）に示すモデル作成画面を表示する．

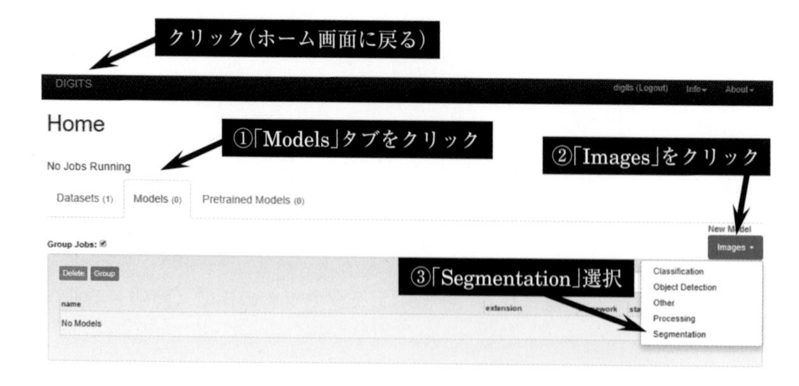

図 3.6-8　モデルの新規作成（胸部 X 線画像の領域分割）

図3.6-9（b）の「Select Dataset」において，前節で作成した学習データセット「segtrain」が表示されているのでクリックして選択する．次に「Solver Options」の「Training epochs」の値を「5」とする．「Solver type」には，デフォルトで「SGD」が表示されているが，ここでは，「AdaGrad」を選択する．「Base Learning Rate」の値を「0.001」とする．「Data Transformations」の「Subtract Mean」は，「None」を選択する．

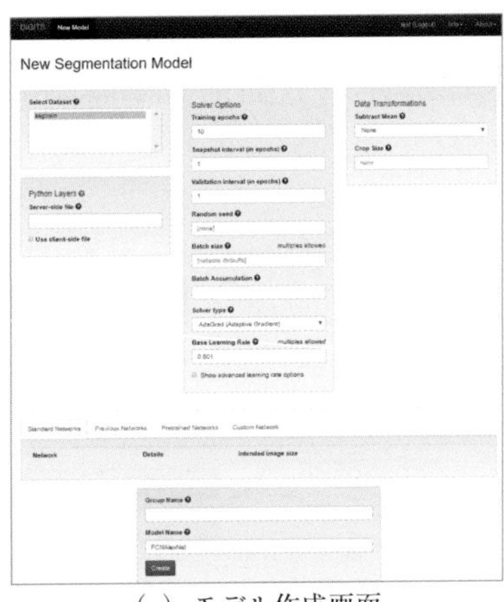

（a）モデル作成画面

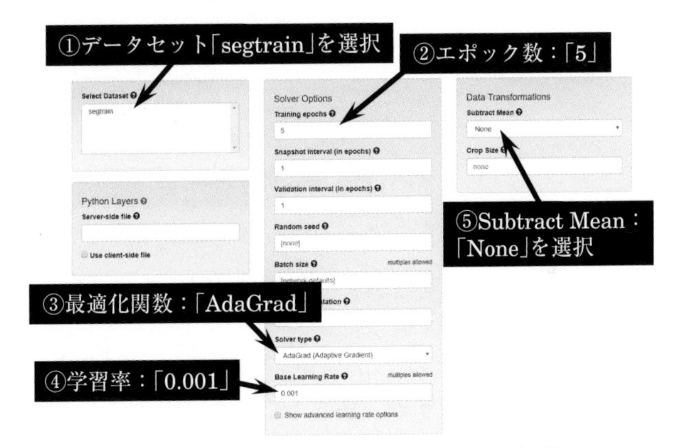

（b）「Select Dataset」と「Solver Options」の設

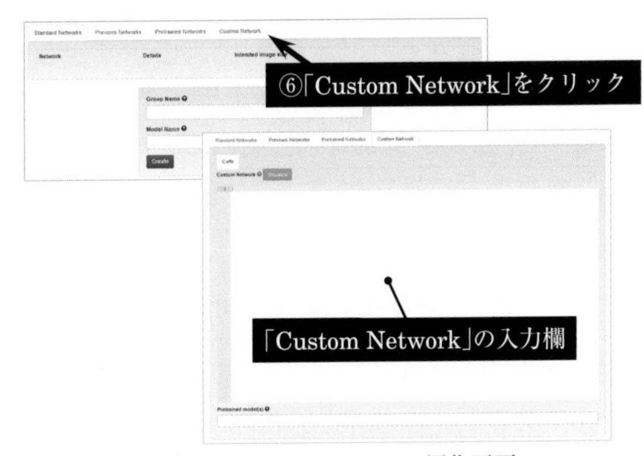

（c）Custom Network の編集画面

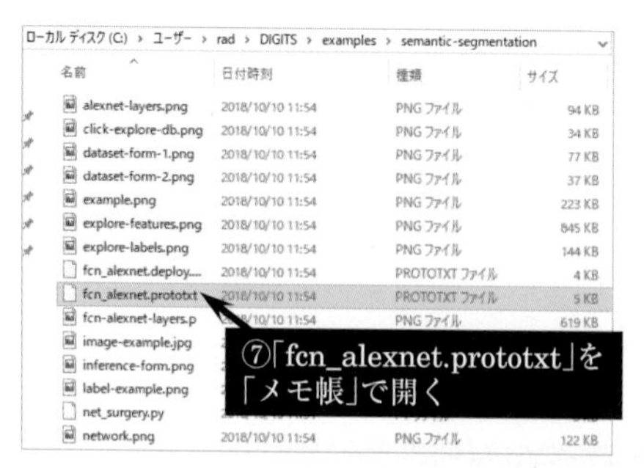
⑦「fcn_alexnet.prototxt」を
「メモ帳」で開く

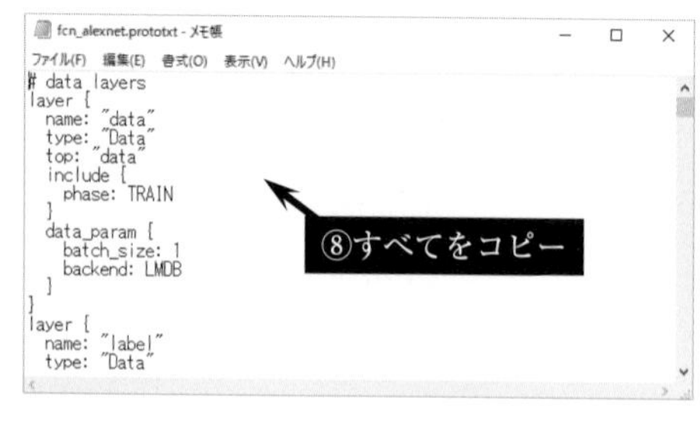
⑧すべてをコピー

(d) fcn_alexnet.prototxt ファイルの内容をコピーする
C:\Users\(ユーザー名)\DIGITS\examples\semantic-segmentation\fcn_alexnet.prototxt

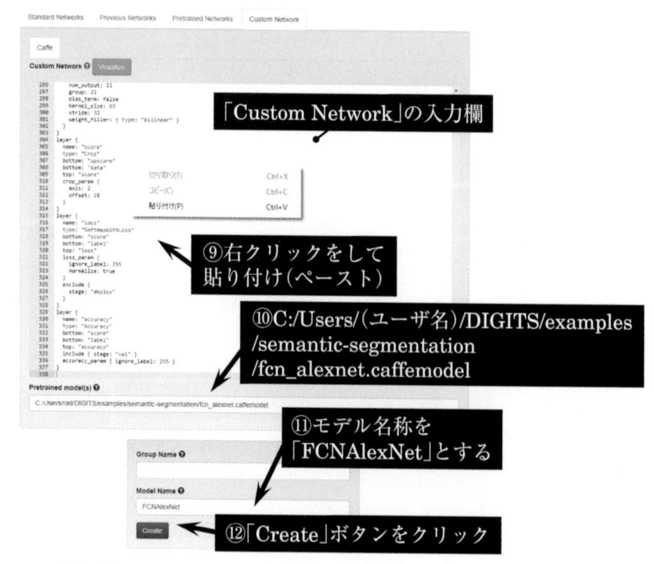
「Custom Network」の入力欄
⑨右クリックをして
貼り付け(ペースト)
⑩C:/Users/(ユーザ名)/DIGITS/examples
/semantic-segmentation
/fcn_alexnet.caffemodel
⑪モデル名称を
「FCNAlexNet」とする
⑫「Create」ボタンをクリック

(e) Custom Network の記述の貼り付けとモデル名称の設定

図 3.6-9　モデルの作成（胸部 X 線画像の領域分割）

ネットワークモデルの選択においては，図 3.6-9（c）のように Custom Network タブを選択する．画面上にはカスタムネットワークのコードを入力する入力欄が表示される．

次に，「Custom Network」の入力欄に，項 3.6.1 でダウンロードした FCN-Alexnet を記載する．図 3.6-9（d）に示すように，以下のパスの fcn_alexnet.prototxt ファイルを，テキストエディタで開き，記載されているすべてのコードをコピーし，図 3.6-9(e)のように，カスタムネットワークの入力欄に貼り付け（ペースト）を行う．

```
C:\Users\(ユーザー名)\DIGITS
              \examples\semantic-segmentation\fcn_alexnet.prototxt
```

図 3.6-9（e）のように「Pretrained model（s)」には，以下のように学習済みモデルである fcn_alexnet.caffemodel を指定する．

```
C:/Users/(ユーザー名)/DIGITS
        /examples/semantic-segmentation/fcn_alexnet.caffemodel
```

最後に，「Model Name」にモデルの名称として「FCNAlexNet」と入力し，「Create」ボタンをクリックする．これにより学習処理が開始される．

学習が終了時の結果画面を**図 3.6-10**（a）に示す．画面右上には学習処理に要した時間が表示される．本章で使用した PC 環境（GPU なし）では約 35 分を要した．前節で行った画像分類と違い，学習に時間を要することがわかる．画像分類と同様に，画面中央に学習曲線が表示される．学習曲線を図 3.6-10（b）に示す．学習曲線より 90% 以上の accuracy が得られていることが確認できる．

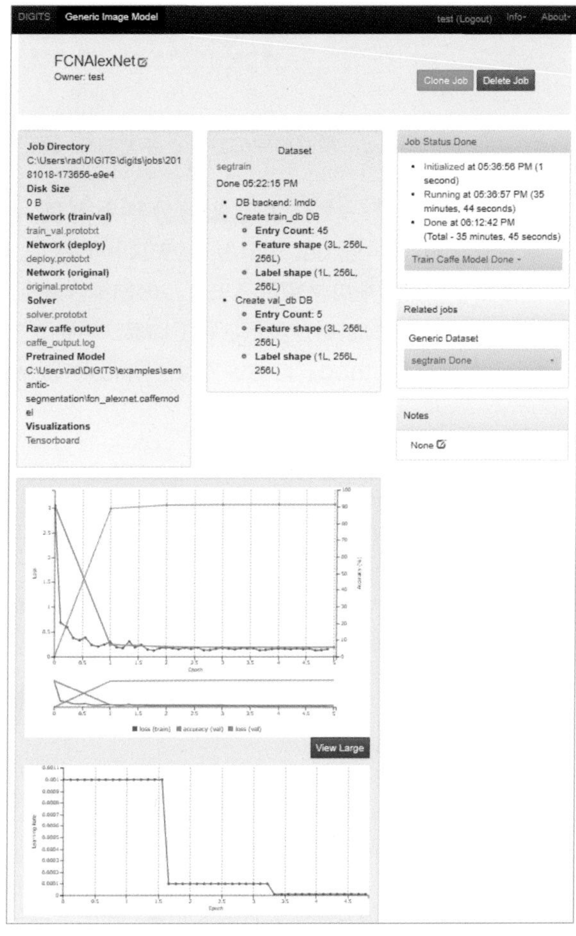

(a) 学習結果の詳細

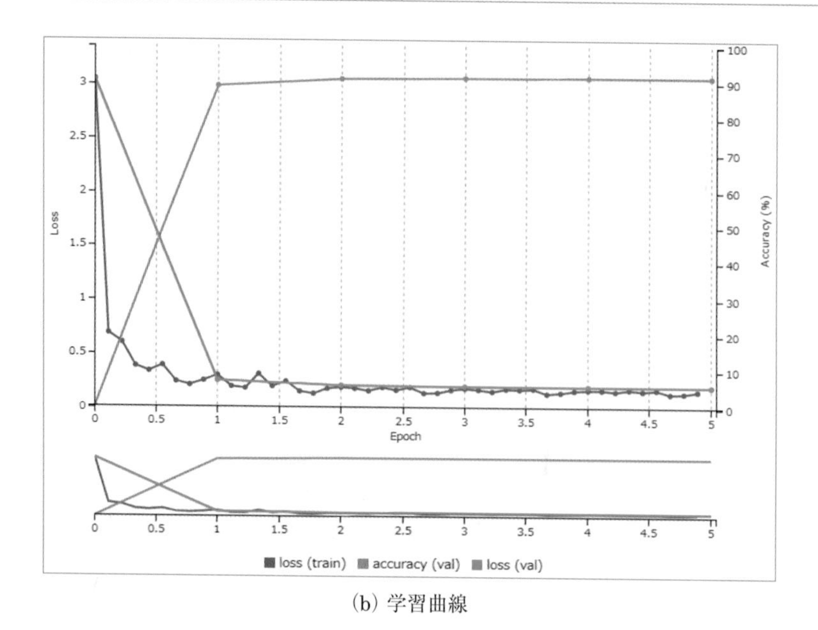

(b) 学習曲線

図 3.6-10　学習結果の詳細と学習曲線（胸部 X 線画像の領域分割）

3.6.5　テストデータによる領域分割と評価

学習済み FCN-Alexnet モデルで，テストデータに対する肺野領域の分割を行う．学習が終了した状態の学習済みモデルの結果詳細画面の下部には，**図 3.6-11** のように「Trained Models」が表示されている．結果画像の提示方法を選択する「Select Visualization Method」においては，「Image Segmentation」を選択する．

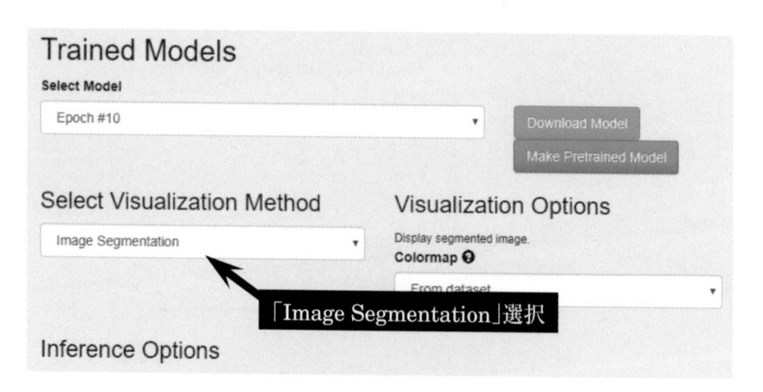

図 3.6-11　テスト画面の設定

図 3.6-12（a）に示すように，「Test a single image」下の「Upload image」の「Browse…」ボタンをクリックして，任意のテスト画像を選択する．ここでは，「test」フォルダの「0.png」画像を選択する．最後に「Test One」ボタンをクリックしてテストを開始する．

テストが終了すると結果が図 3.6-12（b）のように表示される．上段にオリジナル画像，下段の「inference visualization」に領域分割された結果画像が表示される．

結果画像では，分割された肺野領域が白ラインで囲まれて表示されている．

本節では，胸部X線画像とその肺野領域をラベルづけした画像を一対の組にして，FCN-AlexNetのモデルを作成し，肺野領域分割を行った．図3.6-12（b）の出力結果を見ると，肺野領域が適切に分割されているのがわかる．

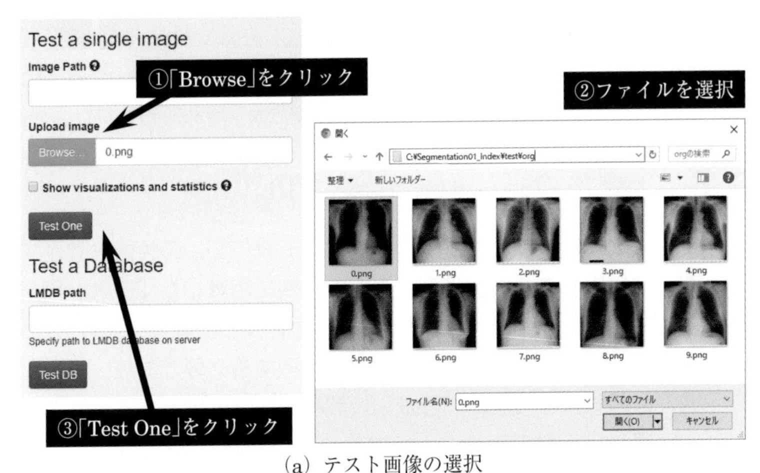

(a) テスト画像の選択
（ファイルのパス：C:\Segmentation01_Index\test\org\0.pngを選択）

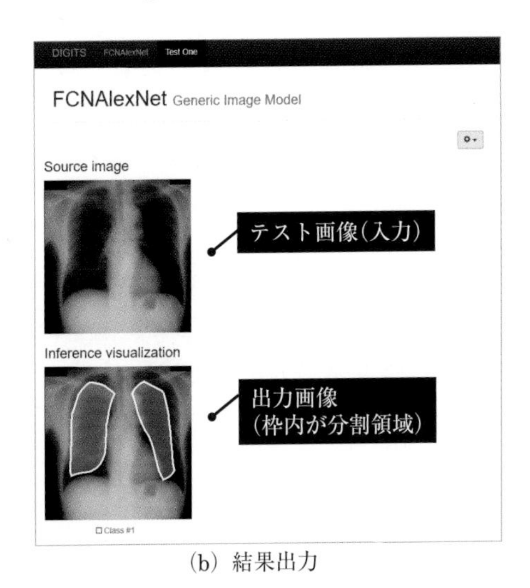

(b) 結果出力

図3.6-12　領域分割の結果画面

一般に，学習画像枚数や学習回数であるエポック（epoch）数を増加すると，領域分割の正確性は高まる[32]．参考のために，GPUを搭載したDIGITS6（Windows版）を用いて，図3.6-12（b）と同じ画像を領域分割した結果を**図3.6-13**に示す．エポック数を増やすことで，領域分割の精度が向上していることがわかる．

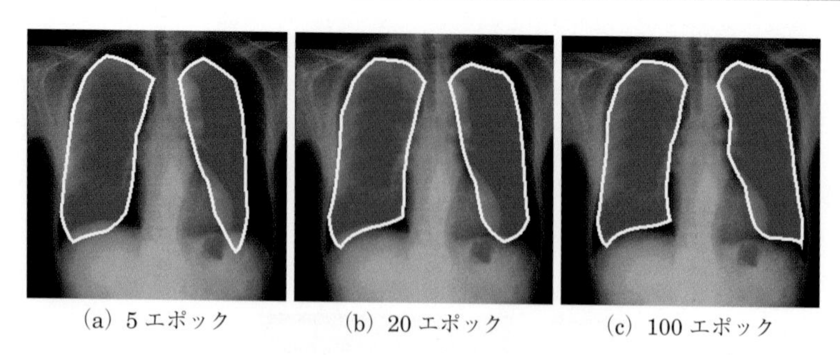

(a) 5 エポック　(b) 20 エポック　(c) 100 エポック

図 3.6-13　学習回数（エポック数）による変化

3.7　交差検証法（Cross-validation）

一般に，学習を行ったネットワークモデルの性能を検証する場合，モデルの学習に使用する「学習用データ」とは別に用意した「テスト用データ」を使ってモデルの性能を評価する．したがって，学習から検証までを行うためには，「学習用データ」と「テスト用データ」を分けて用意する必要があり，そのため大量の画像を用意しなければならない．しかし，我々が研究対象とする医用画像は，一般的な画像とは異なり大量の画像を入手することが困難である．対象にもよるが 100 枚を集めるだけでも容易ではない．

この問題を解決するため，小規模な画像データを用いて評価する場合には，「テスト用データ」を別に用意せず，効率よく検証する**交差検証法**[33)]がよく用いられる．Python などのプログラム言語を用いてプログラムすれば，交差検証法による検証が容易に行えるが，DIGITS には，交差検証法の機能は実装されていない．しかし，DIGITS でも１つ１つ順を追って手動で処理すれば，交差検証法を行うことは可能である．

本節では，特に少数の画像を扱う場合に用いられる，**leave-one-out 交差検証法**を例に，節 3.5 で行った胸部Ｘ線画像の画像分類（２方向）に関して DIGITS での交差検証法の実践方法を述べる．

以下の順番で処理を進めていく．

- データの準備
- 学習用データセットの作成
- モデルの作成
- テスト用データを用いた分類テスト

3.7.1　データの準備

本節では，10 枚の画像で leave-one-out 交差検証法を行う．10 枚では少なすぎるため，良好な結果は得られないことが予想されるが，処理内容をわかりやすくするため少数画像で行う．

leave-one-out 交差検証法では，はじめに 10 枚の画像から１枚の画像を除いた残りを「学習用データ」として使い学習を行う．この学習済みモデルを用いて，除いた１画像に対してテストを行う．次に，10 枚の画像から先ほどとは異なる１画像を除いて同様の処理を行い，除いた１画像に対してテストを行う．以後同様の操作を繰り返し，全部で10回のテストを行う．最後に，得られた10回のテストの結果から識別率を計算する．

ここでは，節3.5で使用した「Directions01」フォルダの胸部X線画像を用いて，交差検証用にデータを用意していく．理解を容易にするため，「up」と「right」の2クラス分類とする．

[1] テストデータの作成

手順1）**図3.7-1** に示すように，Cドライブ直下に「CV」フォルダを新規作成し，その中に「train」と「test」フォルダを作成する．「train」フォルダ内に「1」フォルダを作成する．さらにその中に「up」と「right」フォルダを作成する．

手順2）C:\Directions01\train\up フォルダから，1.png~5.png の5つのファイルを選択し，C:\CV\train\1\up フォルダにコピーする．C:\Directions01\train\right フォルダから，1.png~5.png の5つのファイルを選択し，C:\CV\train\1\right フォルダにコピーし，ファイル名を6.png~10.png に変更する．

作業終了後のファイルの配置を **図3.7-2** に示す．

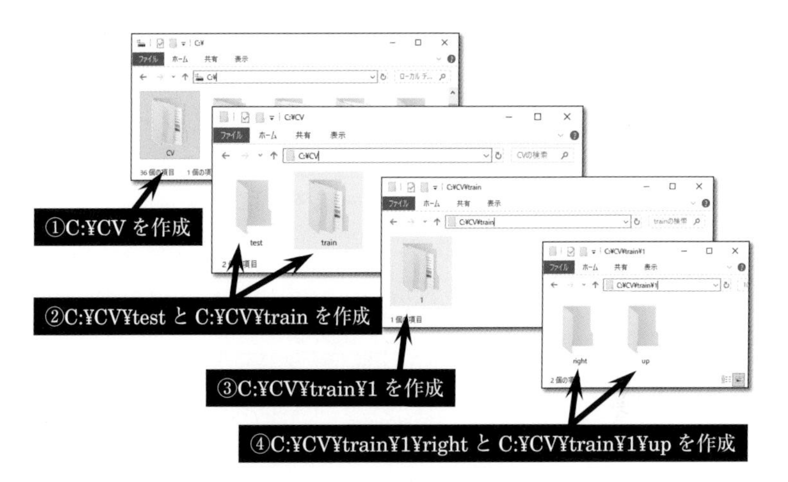

図3.7-1 交差検証のためのフォルダの作成

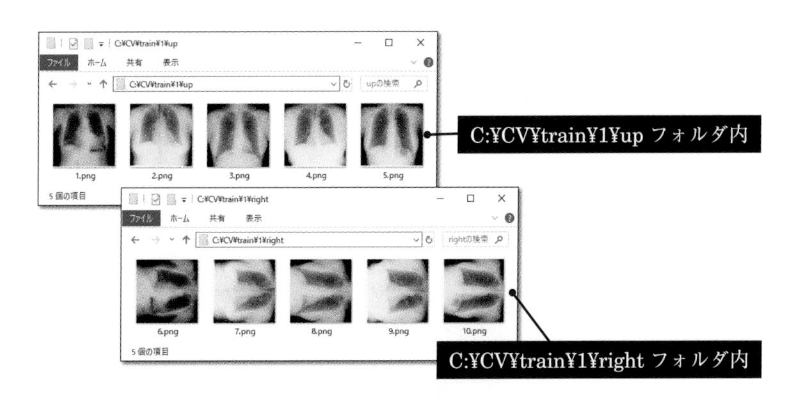

図3.7-2 項3.7.1［1］の手順2の作業終了後のファイル配置

手順 3）**図 3.7-3** に示すように，C:\CV\train\1\up フォルダ内の 5 つのファイルを，C:\CV\test フォルダ内にコピーする．C:\CV\train\1\right フォルダ内の 5 つのファイルを C:\CV\test フォルダ内にコピーする．
作業終了後の C:\CV\test フォルダ内のファイルの配置を **図 3.7-3** に示す．

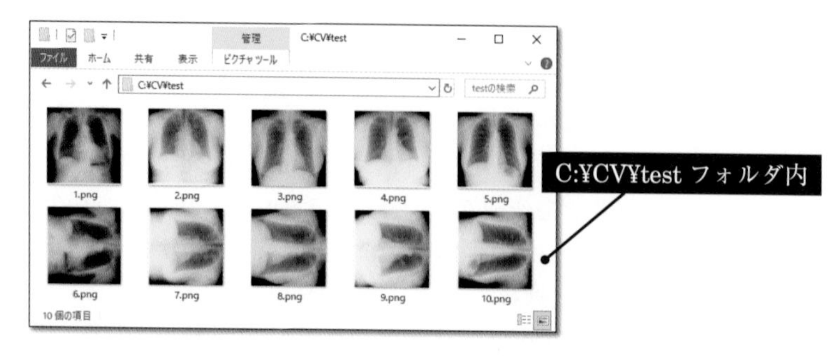

図 3.7-3　項 3.7.1［1］の手順 3 の作業終了後のファイル配置

［2］　学習データの作成

手順 1）C:\CV\train\1 フォルダを複製して，C:\CV\train\2 フォルダを作成する．
同様に，C:\CV\train\3～C:\CV\train\10 フォルダを作成する．
作業終了後の C:\CV\train フォルダ内のフォルダ配置を **図 3.7-4** に示す．

手順 2）C:\CV\train フォルダにあるフォルダ 1～10 について，各フォルダ内の階層下で，フォルダ名（番号）と同じファイル名（番号）をもつ以下のリストの 10 個のファイルを削除する．

リスト：削除する 10 個のファイル

C:\CV\train\1\up\1.png	C:\CV\train\6\right\6.png
C:\CV\train\2\up\2.png	C:\CV\train\7\right\7.png
C:\CV\train\3\up\3.png	C:\CV\train\8\right\8.png
C:\CV\train\4\up\4.png	C:\CV\train\9\right\9.png
C:\CV\train\5\up\5.png	C:\CV\train\10\right\10.png

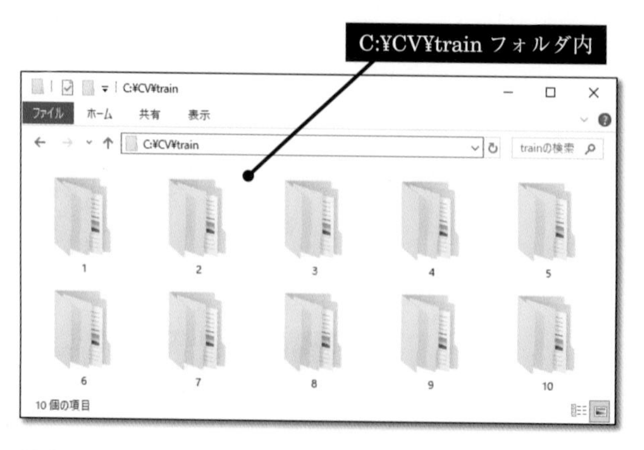

図 3.7-4　項 3.7.1［2］の手順 1 の作業終了後のフォルダ配置

［3］ テストデータと学習データの確認

データ作成と，これから行う leave-one-out 交差検証法のイメージを **図 3.7-5** に示す．C:\CV\train\1〜10 のフォルダ内には，それぞれ 9 個の画像が格納されており．C:\CV\test フォルダ内には，テスト用の 10 個の画像が格納されている．

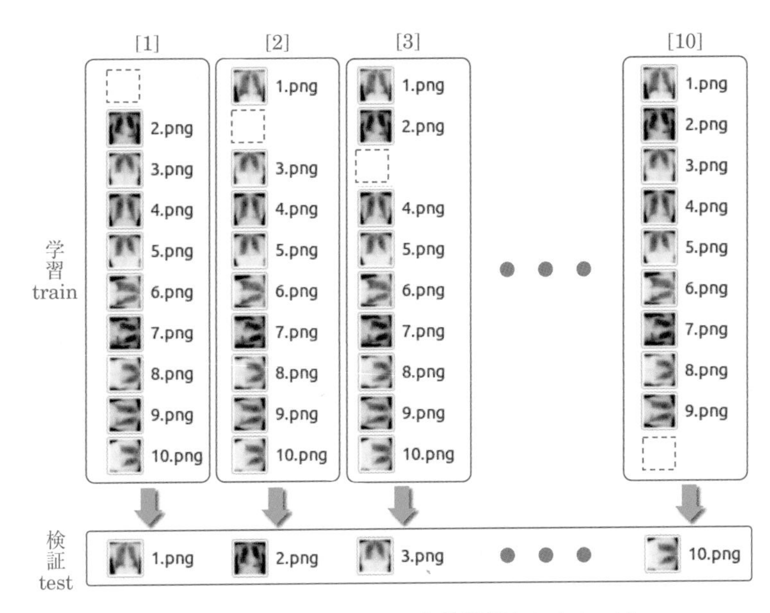

図 3.7-5 leave-one-out 交差検証法のイメージ

3.7.2 学習用データセットの作成

前節で準備した C:\CV\train\1 〜 10 のフォルダを用いて，DIGITS 学習用データセットをフォルダごとに作成していく．DIGITS のホーム画面からデータセット作成画面を表示する（ホームから Datasets タブをクリックし，画面右上の Images から Classificeation を選択し，データセットを新規作成する）．

C:\CV\train\1 フォルダに対する学習用データセットを作成するため，**図 3.7-6** に示すように，「Image Type」を「Grayscale」に，「Image size」を「128×128」に，「% for validation」を「0」設定にする．「0」にするのは，学習用画像を検証に用いないためである．「Training Images」は，以下のように入力する．

```
C:\CV\train\1
```

次に，画面下の「Dataset Name」にはデータセット名として「1」を入力する．最後に，その下の「Create」ボタンをクリックして学習データセットの作成を開始する．

学習データセット作成が終了したら，ブラウザの「もどる」ボタンをクリックして，データセット作成画面に戻り，つづいて「2」フォルダの学習データセットの作成を行う．

データセット作成画面は，図 3.7-6 に示した「1」フォルダ用のセットを作成した設定がそのまま残っている．ここでは 2 箇所のみ設定を変更する．まず，「Training Images」を C:\CV\train\2 とする．次に，「Dataset Name」を「2」

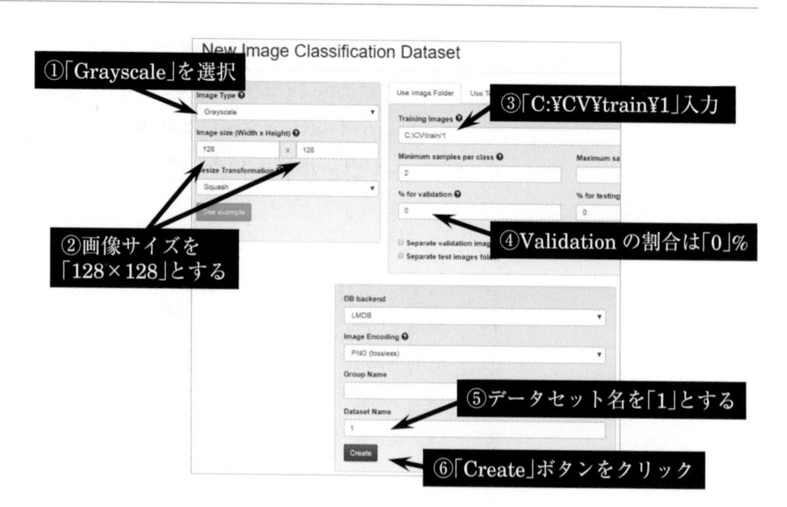

図 3.7-6　DIGITS 学習用データセット作成画面

に変更して「Create」ボタンをクリックし，学習データセットを作成する．この操作を繰り返して，最終的に「1」から「10」までの 10 個の学習データセットを作成する．

なお，1 つの作成処理が完了する前であっても，次のデータ作成処理をバックグランドプロセスとして実行することができる．すべての処理を完了後，DIGITS 画面左上の「DIGITS」ロゴをクリックしてホーム画面に戻り，「Datasets」タブをクリックする．**図 3.7-7** に示すように，作成した 10 個の学習データセット名の一覧が表示される．

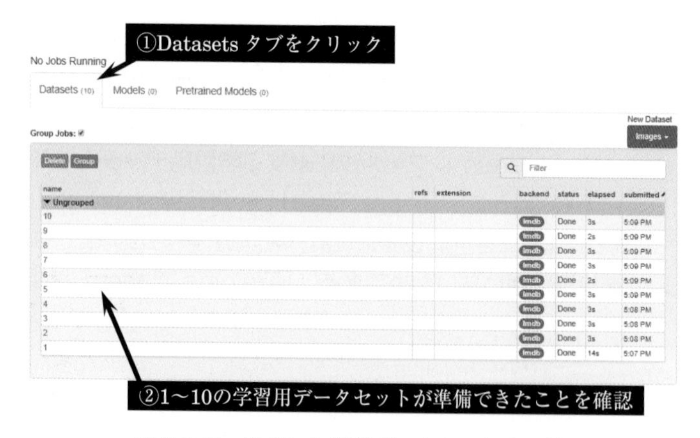

図 3.7-7　作成した学習データセットの一覧

3.7.3　モデルの作成

前節で作成した学習用データセット 1〜10 を用いて，AlexNet の分類モデルを作成する．はじめに「1」の学習データセットを用いたモデルを作成するため，**図 3.7-8** に示すように設定を行う．「Select Dataset」の欄には，学習データセット 1〜10 が表示されるので，ここでは「1」を選択する．次に，「Solver Options」内の「Training epochs」を「10」として,「Solver type」には「AdaGrad

(Adaptive Gradient)」を選択する．次に，「Base Learning Rate」を「0.001」とする．「Model Name」に「T1」を入力して，最後に「Create」ボタンをクリックして学習処理を開始する．

つぎに，学習データセット 2 に対するモデルを作成するため，ブラウザの「もどる」ボタンを押し，図 3.7-8 の画面に戻る．モデル T1 の設定が残っているので，「Select Dataset」で「2」を選択し，「Model Name」を「T2」として「Create」ボタンをクリックして学習処理を開始する．

この作業を繰り返し行い，モデル T10 まで順次作成する．

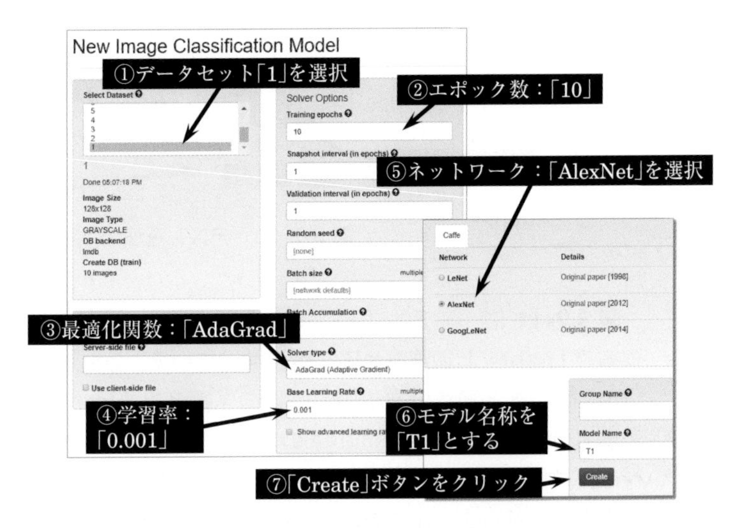

図 3.7-8　モデル作成画面

（学習データセット「1」を対象としたモデル T1 の作成）

3.7.4　テストデータを用いた分類テスト

モデル T1 ～ T10 を作成し，DIGITS のホーム画面に戻ると **図 3.7-9** のようにモデルの一覧が表示されている．

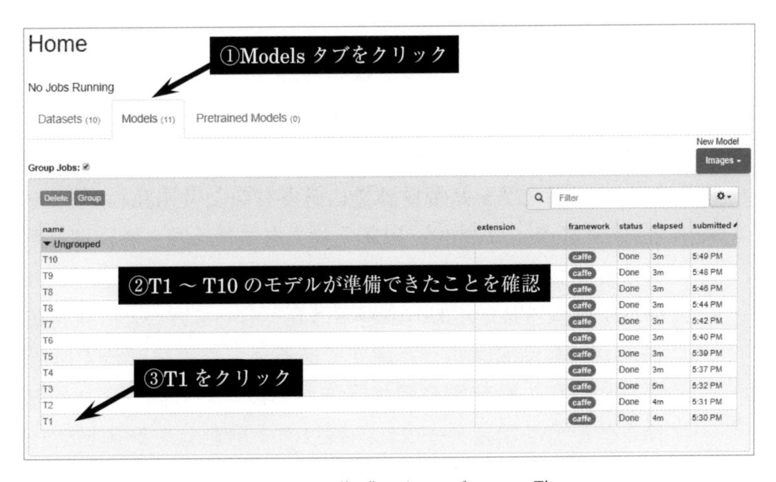

図 3.7-9　作成したモデルの一覧

ここで「T1」をクリックすると，「1」の学習済みAlexNetモデル詳細画面が表示され，画面左下に**図3.7-10**のテスト画像選択画面「Test a single image」がある．ここでは，同図に示すようにUpload imageの項目の「Browse...」ボタンを押し，「C:\CV\test\1.pngファイルを指定して，「Classify One」ボタンをクリックする．

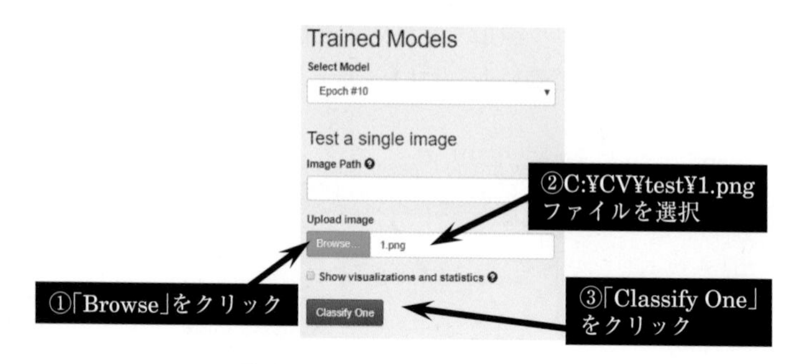

図3.7-10　テスト画像の指定

図3.7-11に，モデル「T1」のテスト結果を示す．上向きの画像が85.87%の確率で「right」と識別され不正解となっている．次に，モデル「T2」をテストする．「T1」のときと同様の方法で，「2」の学習済みAlexNetモデル「T2」詳細画面を表示させた後，Upload imageの項目でC:\CV\test\2.pngを指定してテストを行う．同様に「T10」までテスト行い，それぞれの分類結果を記録していく．

筆者の環境では，10画像中正しく分類できた画像は6枚で識別率は60%であった．

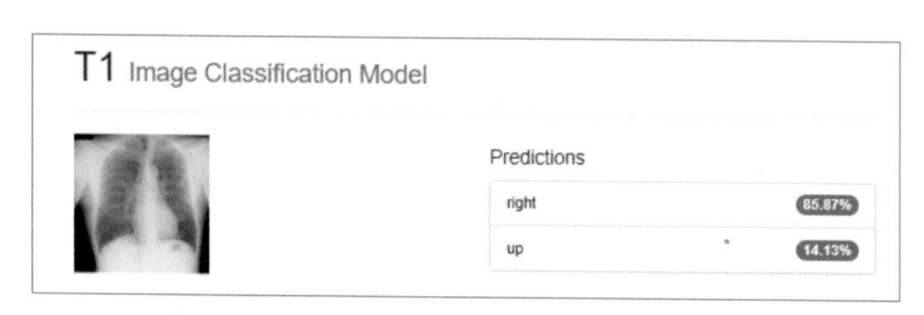

図3.7-11　テスト結果の一例

本節では，DIGITSを使用した場合のleave-one-out交差検証法の実践方法を述べた．画像フォルダを評価に必要な数だけ用意してleave-one-out交差検証法を行った．この方法は，時間と労力を要するが，識別率，感度，特異度などモデルの性能を評価することができる．本節では，理解を容易にするため画像数を極端に少なく学習させたため，識別率は高くならなかった．実際の研究では，学習データを増せば識別率はもっと増すであろう．交差検証法では，leave-one-out交差検証法以外に，**K-分割交差検証法**がある．K-分割交差検証法はデータをK分割し，K-1分割分を学習データに，残りの1分割分をテストデータとして評価する方法である．本節で解説した方法を参考にすれば，任意のK-分割交差検証法がDIGITSでも可能になる．

第4章 MATLABを使った深層学習と医用画像処理

中山良平

本章では，MathWorks® 社が開発したMATLAB® を使って，深層学習による医用画像処理を解説する．まず，MATLABの概要，MATLABによる深層学習の処理の流れを説明し，MATLABを使った胸部単純X線写真の画像分類，胸部単純X線写真の肺野領域の領域分割を行う．また，MATLABアプリであるディープネットワークデザイナーを用いて，視覚的にネットワークを構築，編集する方法も紹介する．

4.1 MATLABとは

MATLABは，MathWorks社が開発した数値解析ソフトウェアであり，そのプログラミング言語の名称でもある．MATLABは機械学習，信号処理，画像処理，コンピュータービジョン，通信，金融工学，制御設計，ロボット工学などさまざまな分野で使用されており，そのユーザー数は数百万人と言われている．公式サイト（https://jp.mathworks.com/）には，各関数のドキュメンテーションだけでなく，使用例（デモ）が多数掲載されている．ユーザーは，公式サイトから自分がやりたい内容に関連する使用例を探し，そのコード例を少し修正するだけで，適用することができる．

MATLAB言語は，C言語などの汎用プログラミング言語とは異なり，プログラミング入門者の壁となる変数の型宣言や動的メモリ領域の確保が不要である．したがって，入門者が取り付きやすい言語である．また，MATLABには，標準で多数の機能が用意されているため，複雑で長いコードを作成する必要がない．医用画像処理をする上で最初の障害となるDICOM画像の取り扱いも簡単に行える．さらに，拡張パッケージである「Toolbox」を追加することで，機能拡張することが可能である．フリーソフトとは異なり，MATLABやToolboxの機能は厳密に動作検証されており，信頼性も高い．

MATLABは，NVIDIA社のCUDA対応GPU（Graphics Processing Unit）による並列演算にも対応しており，GPUをサポートする深層学習の機能は自動的にGPUで実行される．したがって，GPUの有無を意識せずに，プログラミングすることが可能である．また，MATLABは，深層学習やデータ解析が可能なPythonベースのフレームワークと比較されることも多いが，ONNX[35]を使用してフレームワーク間の相互運用を実現できる．したがって，MATLAB と Python のどちらかを選ぶ必要はなく，それらを組み合わせて効率的に開発を進めることが可能である．

4.2　MATLAB の入手

Python ベースのフレームワークとは異なり，MATLAB は有料となる．ライセンスは，企業／官公庁用「Standard」，教育機関用「Education」，個人用「Home」，学生用「Student」がある（2019 年 12 月現在）．企業や教育機関で使用するのではなく，個人が趣味として MATLAB を使用する場合は「Home」，学生は「Student」を選択すれば良い．「Home」ライセンスで，画像を対象とした深層学習を行う場合，MATLAB 本体と Image Processing Toolbox™，Parallel Computing Toolbox™，Statistics and Machine Learning Toolbox™，Deep Learning Toolbox™ を購入する必要がある．「Student」ライセンスは，MATLAB と複数の Toolbox が含まれており，Deep Learning Toolbox だけを追加購入すれば良い．MATLAB は，Windows（64 bit），Linux（64 bit），Mac OS のオペレーティングシステムで動作可能である．MATLAB のインストールは，公式サイトからインストーラーをダウンロードし，実行するだけでよい．MATLAB は高額であるとの印象を持たれている人が多いが，Python の環境設定の煩わしさを考えるとリーズナブルな価格設定である．また，これらのライセンスには，MathWorks 社のテクニカルサポートが含まれており，MATLAB の熟練者に相談しながら効率的に研究，開発を進めることができる．気軽に相談できる熟練者の人件費と考えれば，決して高額ではない．

MATLAB は，年に２回，新機能の追加やパフォーマンスを改善した新しいバージョンがリリースされる．深層学習の分野は日進月歩のため，次々と新しい技術が提案されており，MATLAB にもリリースごとに新しい深層学習技術が追加されている．ソフトウェアの保守契約をしていれば，常に最新バージョンの MATLAB を使用できるため，深層学習で MATLAB を利用される方は，ぜひ保守契約されることをお勧めする．また，いずれのライセンスも無料評価版を 30 日間，試用できるため，MATLAB が気になっている方は，すぐに試用されたい．

4.3　MATLAB の画面構成

MATLAB(R2019b)は，**図 4.3-1** に示すようにファイルブラウザ，コマンドウィンドウ，ワークスペース，コマンド履歴の４つのウィンドウで構成される．

①ファイルブラウザ：現在のフォルダ内のフォルダ，ファイル一覧が表示され，特定のファイルをダブルクリックすることにより開くことができる．

②コマンドウィンドウ：MATLAB 命令（コマンド，関数，コード）を直接入力し，実行することができる．

③ワークスペース：定義済みの変数の一覧が表示され，特定の変数をダブルクリックすることにより，変数に代入されている値を確認することができる．

④コマンド履歴：コマンドウィンドウで実行したMATLAB命令の履歴が表示され，特定の命令をダブルクリックすることにより，実行することができる．

数行のコードであれば，コマンドウィンドウに直接入力し，実行しても良いが，そのコードを何度も実行する場合，繰り返し入力するのは面倒である．そこで，通常，図4.3-1左上にある「新規スクリプト」をクリックし，テキストエディタを起動して，コードをファイルに書き綴り保存しておく．コードをファイルに保存しておけば，ファイル名をコマンドウィンドウに入力するだけで，そのコードを実行できる．

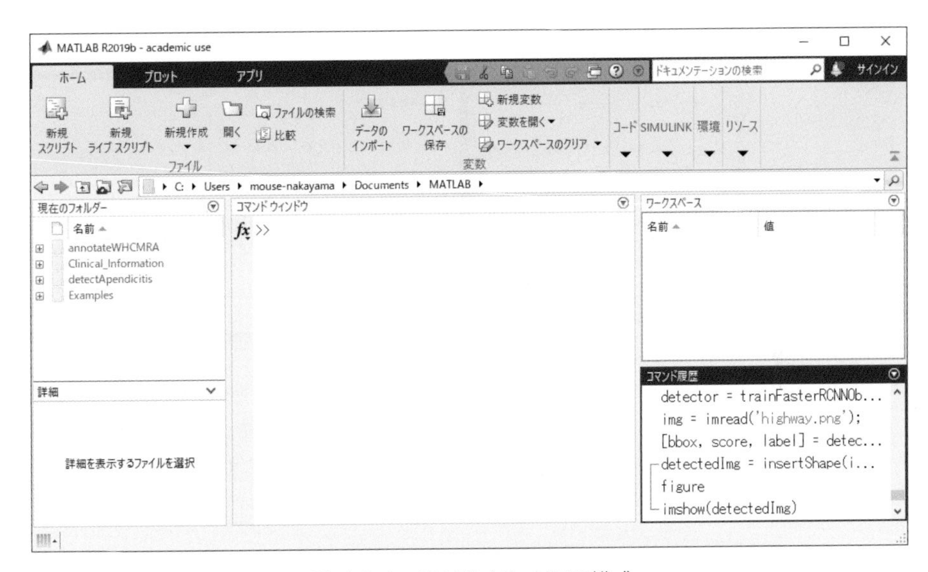

図4.3-1　MATLABの画面構成

4.4　深層学習の例の実行

MATLABは，Neural Network Console[36]やDIGITS[37]とは異なり，Python同様，プログラミングが必要となる．プログラミングが必要と聞くとMATLABによる深層学習が億劫になる読者がいるかも知れない．しかし，MATLAB公式サイトに多数のコード例が公開されており，コードを1行1行追いかければ，処理の流れを理解でき，そのコードを少し修正するだけで，自分の問題に対応することができる．MATLABのコードは，簡潔でわかりやすく，コード例をいくつか実行するうちに，プログラミングの基礎が自然と身に付く言語である．「習うより慣れよ」で，考える前に，コード例を実行することをお勧めする．

MATLABのコードに慣れるために，深層学習の例を実行する．ここでは，公式サイトのDeep Learning Toolbox例（https://jp.mathworks.com/help/deeplearning/examples.html?category=index&s_tid=CRUX_lftnav_example_deep-learning-with-images）にある「分類用のシンプルな深層学習ネットワークの作成」のコードを見ながら，処理の流れを説明する．「分類用のシンプルな深層学習ネットワークの作成」のサイト（**図4.4-1**）を開くと，処理の説明とコード

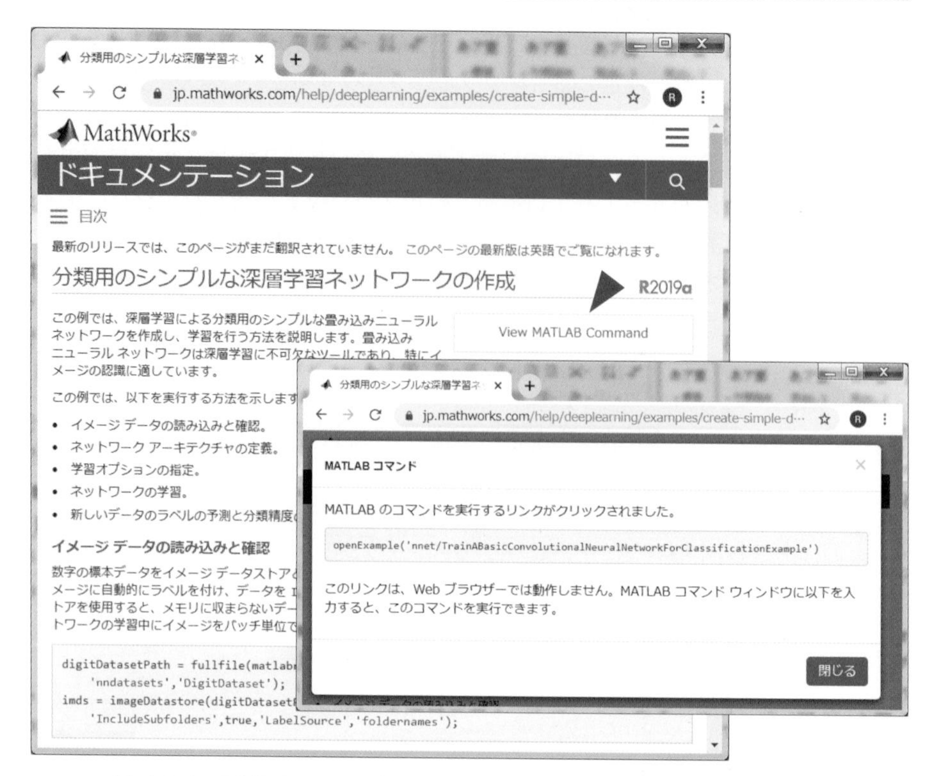

図 4.4-1 「分類用のシンプルな深層学習ネットワークの作成」のサイト
（出典：https://jp.mathworks.com/help/deeplearning/examples/create-simple-deep-learning-network-for-classification.html. Reprinted with permission of The MathWorks, Inc.）

（灰色背景）が記載されている．簡単に例を実行したい場合，右上の「View MATLAB Command」をクリックすると，コード例をライブエディタで実行するコマンドが表示されるので，このコマンドをコマンドウィンドウに入力すればよい．ライブエディタでは，コードを記述し，コードの出力値やグラフをコードとともに表示することができる（**図 4.4-2**）．また，ライブエディタではコードを複数のセクションに分割して，セクションごとに順次評価することも可能である．ライブエディタは実験ノートのように使用できる便利な機能であるが，ここでは，MATLAB コードに慣れることが目的であるため，コードのセクションを順次コマンドウィンドウに入力し，実行させながら処理の流れ，処理するためのファイル構成を確認する．

「分類用のシンプルな深層学習ネットワークの作成」では，まず，MATLAB にあらかじめ保存されている MNIST の手書き数字の画像データを読み込む．MNIST の画像は**図 4.4-3** に示すように，MATLAB が保存されたフォルダの下（¥toolbox¥nnet¥nndemos¥nndatasets¥DigitDataset）に，0〜9 のフォルダに分かれて，各数字 1,000 枚ずつ保存されている．コード例の最初のセクションをコピーし，**図 4.4-4** に示すように，コマンドウィンドウにペーストすることにより実行する．fullfile 関数は指定したフォルダ名，ファイル名から絶対パス（または相対パス）を作成する関数であり，ここでは，MATLAB が保存されたフォルダから手書き数字の画像データが保存されたフォルダまでの相対パスを作成する．また，

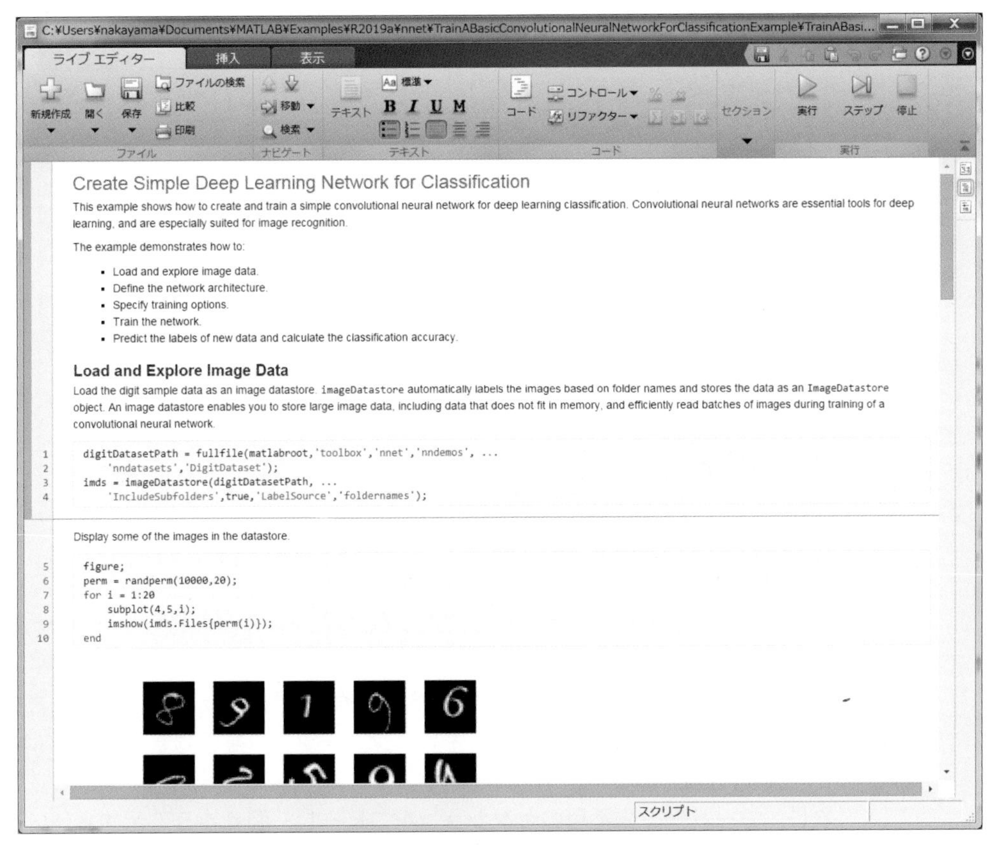

図 4.4-2　ライブエディタで実行した例

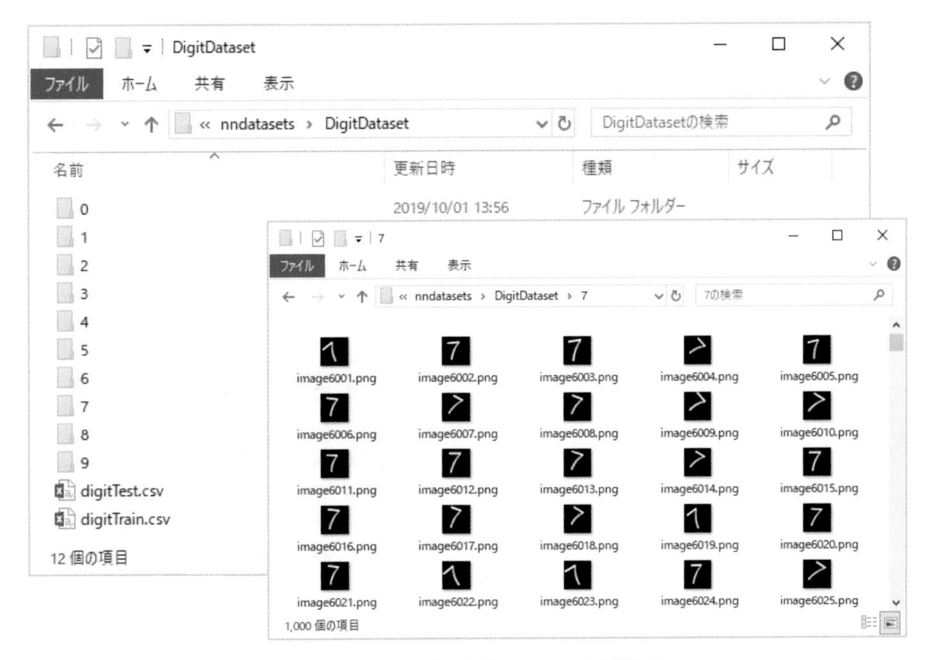

図 4.4-3　MNIST 画像のフォルダ構成

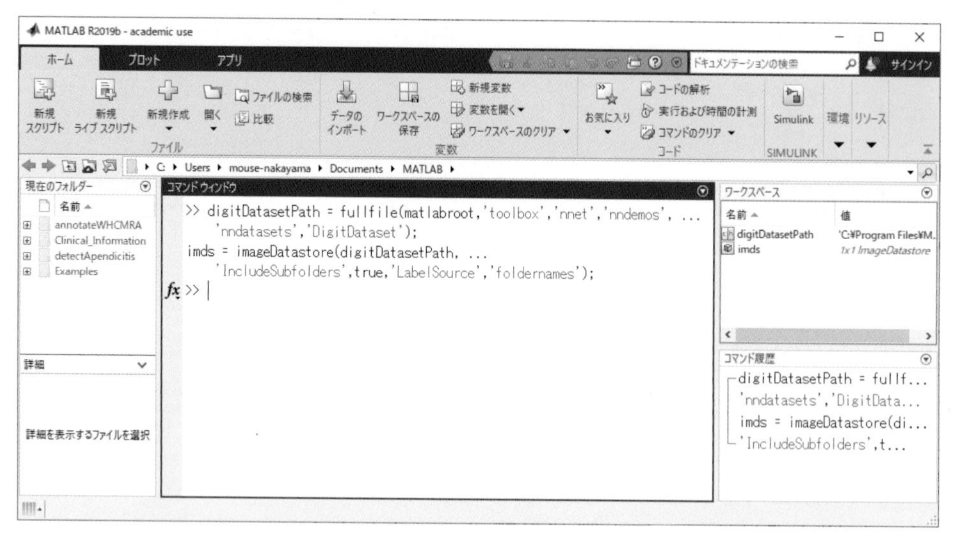

図 4.4-4　コード例の最初のセクションをコマンドウィンドで実行した例

imageDatastore 関数は，画像データが保存されたフォルダの名前をラベルとして各画像データに付与し，画像データを ImageDatastore オブジェクトに格納する．公式サイトのドキュメンテーションに関数の詳細な説明があるので，参考にされたい．新しい関数が出てくる度に，ドキュメンテーションを確認することが MATLAB 上達の近道である．

次に，コード例の 2 番目のセクションをコピーし，**図 4.4-5** に示すように，コマンドウィンドウにペーストし実行する．ここでは，randperm 関数を用いて imageDatastore オブジェクトに格納された手書き数字画像 10,000 枚から 20 枚の画像をランダムに選択し，それらを imshow 関数で表示する．

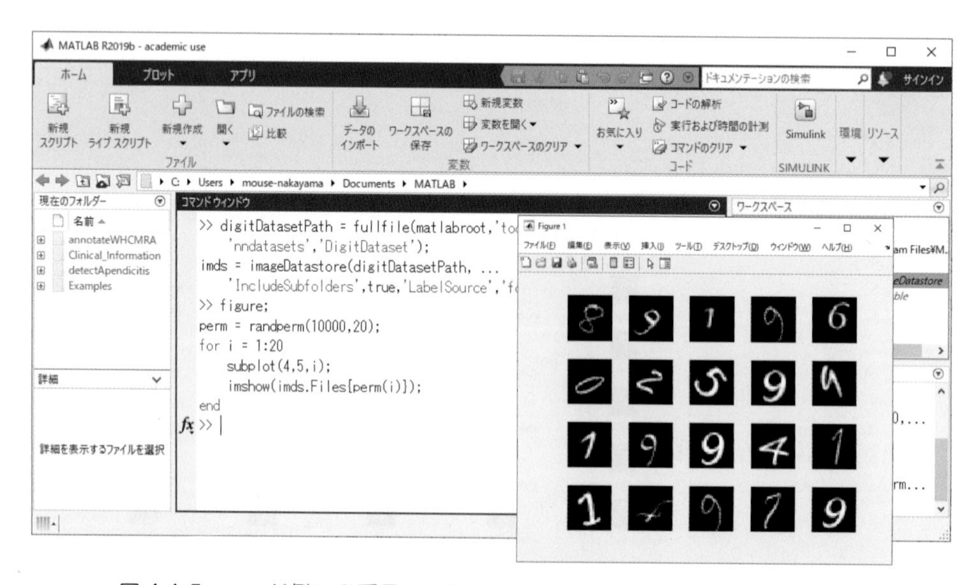

図 4.4-5　コード例の 2 番目のセクションをコマンドウィンドで実行した例

同様にして，コマンドウィンドウで，3番目のセクションを実行すると，countEachLabel 関数が ImageDatastore 内の各クラスの画像数を計算する（**図 4.4-6**）．MATLAB では，センテンスの最後にセミコロン「;」を付けなければ，そのセンテンスの処理結果がコマンドウィンドウに表示されるため，countEachLabel 関数の結果が表示される．

深層学習で用いるネットワークの入力層では，入力する画像サイズを指定する必要がある．そこで，4番目のセクション（**図 4.4-7**）を実行することにより，imageDatastore オブジェクトの最初の画像を読み込み，size 関数で画像サイズを取得する．ここでもセンテンスの最後にセミコロン「;」がないため，処理結果が表示される．

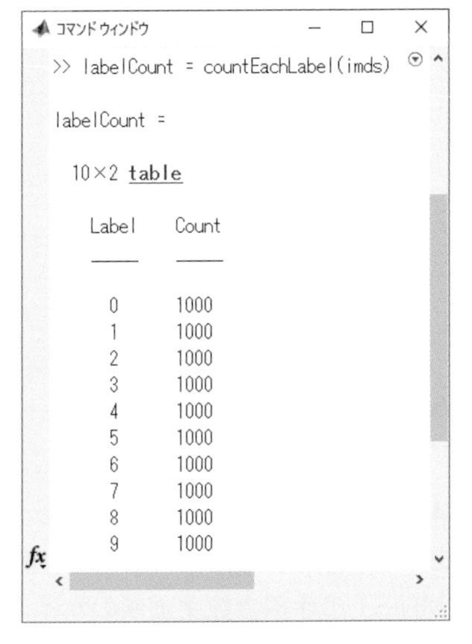

図 4.4-6　コード例の3番目のセクションをコマンドウィンドウで実行した例

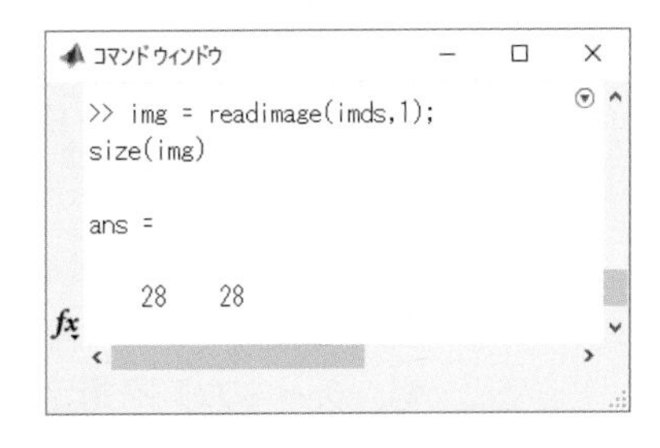

図 4.4-7　コード例の4番目のセクションをコマンドウィンドウで実行した例

一般に，深層学習では，ネットワークの学習に用いる Training データと過学習の状態（ネットワークが Training データに適合し過ぎた状態）を評価する Validation データの2つのデータセットを使って学習が行われる．そして，学習で用いていない独立した Test データを用いて，学習したネットワークの評価を行う．この例では Training データと Validation データを用いて学習を行い，Validation データを使って評価が行われていることに注意されたい．5番目のセクション（**図 4.4-8**）では，splitEachLabel 関数を用いて，ImageDatastore 内のデータを Training データセットと Validation データセットにランダムに分割する．ここでは，Training データセットの各クラスに画像 750 枚が含まれ，Validation データセットに各クラスの残り（250 枚）が含まれるように設定する．

```
>> numTrainFiles = 750;
[imdsTrain,imdsValidation] = splitEachLabel(imds,numTrainFiles,'randomize');
```

図 4.4-8　コード例の５番目のセクションをコマンドウィンドで実行した例

```
>> layers = [
    imageInputLayer([28 28 1])

    convolution2dLayer(3,8,'Padding','same')
    batchNormalizationLayer
    reluLayer

    maxPooling2dLayer(2,'Stride',2)

    convolution2dLayer(3,16,'Padding','same')
    batchNormalizationLayer
    reluLayer

    maxPooling2dLayer(2,'Stride',2)

    convolution2dLayer(3,32,'Padding','same')
    batchNormalizationLayer
    reluLayer

    fullyConnectedLayer(10)
    softmaxLayer
    classificationLayer];
```

図 4.4-9　コード例の６番目のセクションをコマンドウィンドで実行した例

６番目のセクション（**図 4.4-9**）では，畳み込みニューラルネットワークの構成を定義する．まず，入力層である imageInputLayer に，入力画像のサイズ（高さ，幅，チャネル）を指定する．MNIST の手書き数字画像のサイズは，４番目のセクションで取得した 28×28×1 であることから，それらを与える．畳み込み層である convolution2dLayer では，特徴抽出を行うフィルタのサイズと枚数を指定する．この例では，１つ目の畳み込み層は 3×3 のフィルタ８枚，２つ目は 3×3 のフィルタ 16 枚，そして３つ目は 3×3 のフィルタ 32 枚で構成される．「‘Padding’, ‘same’」は，畳み込み層への入力サイズと畳み込み層からの出力サイズが同じになるように，入力データの周りにゼロの画素を埋め込むパディング処理を追加することを示す．batchNormalizationLayer は，バッチ正規化層である．バッチ正規化層はネットワークの学習速度を向上させ，ネットワークの初期化に対する感度を下げる役割を担う．reluLayer は最も一般的な活性化関数である正規化線形ユニット（ReLU）である．maxPooling2dLayer は，前の層からの入力データを矩形のプーリング領域に分割し，各領域の最大値によりダウンサンプリングを実行する最大プーリング層である．ダウンサンプリングにより，後続の層で学習されるパラメータ数を減少できるため，過学習の抑制にも有用である．通常，最後の畳み込み層（またはプーリング層）の後に，１つ以上の全結合層 fullyConnectedLayer が結合される．全結合層は，全結合層の入力データに重み行列を乗算し，バイアスベクトルを加算する層である．この例のような分類問題の場合，最後の全結合層が，抽出された特徴を組み合わせて入力画像を分類する．したがって，最後の全結合層の出力サイズは，データセットのクラス数と等しくする必要がある．この例では0～9のクラスがあるので，出力サイズ10を与える．また，分類問題の出力層はソフトマックス層 softmaxLayer と分類層 classificationLayer で構成され，最後の全結合層の後に結合される．ソフトマックス層では，出力値の合計が1になるように正規化が行われ，分類層で各クラスの確率として使用される．分類層では，ソフトマックス層の確率に基づき，入力画像を1つのクラスに割り当てる．

ネットワークの構成を定義した後，7番目のセクション（**図 4.4-10**）で，ネットワークの学習の際に用いる学習オプションを指定する．「'sgdm'」，「'InitialLearnRate', 0.01」は，初期学習率を0.01としたモーメンタム項付き確率的勾配降下法[38]（SGDM）を使用してネットワークを最適化するパラメータである．「'MaxEpochs', 4」で最大エポック数を4に，「'Shuffle', 'every-epoch'」でエポックごとに学習するデータの順番をシャッフルするよう設定する．5番目のセクションで作成した Validation データを用いて，学習回数30回ごとにネットワークの精度を監視する設定が，「'ValidationData', imdsValidation」，「'ValidationFrequency', 30」である．また，「'Verbose', false」で学習の進行状況がコマンドウィンドウに出力されるのをオフにし，その代わり，「'Plots', 'training-progress'」で進行状況をグラフにプロットするよう設定する．trainingOptions 関数には他にも多数の項目があり，指定していない項目は，規定値が用いられる．詳細は，trainingOptions 関数のドキュメンテーションを参考にされたい．

```
コマンド ウィンドウ
>> options = trainingOptions('sgdm', ...
    'InitialLearnRate',0.01, ...
    'MaxEpochs',4, ...
    'Shuffle','every-epoch', ...
    'ValidationData',imdsValidation, ...
    'ValidationFrequency',30, ...
    'Verbose',false, ...
fx  'Plots','training-progress');
```

図 4.4-10　コード例の7番目のセクションをコマンドウィンドで実行した例

これまでに用意した Training データ，ネットワーク，そして学習オプションを用いて，いよいよ8番目のセクション（**図 4.4-11**）で trainNetwork 関数によりネットワークの学習を行う．この例は，GPU を搭載したパソコンで実行したため，自動的に GPU が使用され，学習の進行状況プロットのハードウェアリソースに GPU と表示されている．GPU がない場合は，CPU が使用される．学習の進行状況プロットには，Training データのミニバッチ（この例では学習オプションでミニバッチサイズを指定していないため既定値128を使用）の損失と精度が実線で，Validation データの損失と精度が点線で表示される．進行状況プロットを見ると，学習回数が増加するにつれ，Training データ，Validation データの精度が順調に改善していることがわかる．また，Training データと Validation データの精度が同じように推移しているので，過学習は発生していないと判断できる．ネットワークの過学習が発生した場合，学習とともに Training データと Validation データの精度の差が大きくなるように推移するので注視されたい．

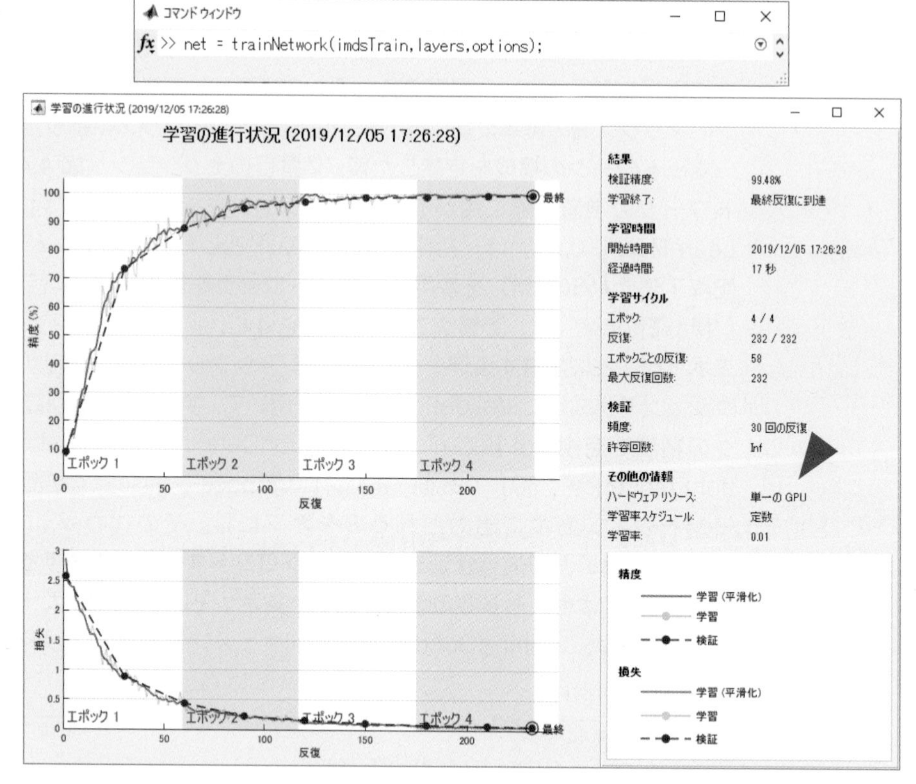

図 4.4-11　コード例の８番目のセクションをコマンドウィンドで実行した例

最後に，９番目のセクション（**図 4.4-12**）で学習したネットワークにより，Validation データのクラスを予測し，分類精度を計算する．classify 関数に，学習したネットワークと Validation データを与えると，各画像データのクラスの予測結果が変数 YPred に返される．YValidation には各画像データのクラスの正解（ラベル）が代入されているので，予測結果と正解が一致するデータ数の合計を sum 関数で求め，Validation データの総数で割ることにより，正答率 accuracy を計算する．上述したように，この例では Validation データを用いて評価が行われているが，通常は学習時に使用しない Test データが評価に用いられることに注意されたい．

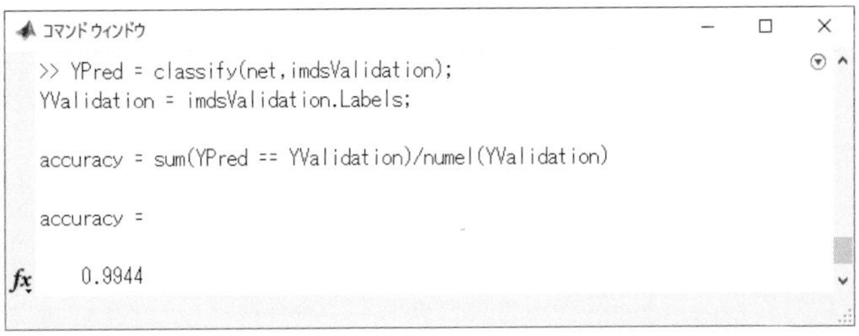

```
コマンドウィンドウ
>> YPred = classify(net,imdsValidation);
YValidation = imdsValidation.Labels;

accuracy = sum(YPred == YValidation)/numel(YValidation)

accuracy =

    0.9944
```

図 4.4-12　コード例の 9 番目のセクションをコマンドウィンドで実行した例

4.5　画像分類

この節では，前節のコード例を少し変更することにより，胸部 X 線画像の画像方向を Up／Down／Left／Right の 4 クラスに分類する例を示す．

4.5.1　画像の準備

実験試料として，日本放射線技術学会画像部会が公開している miniJSRT_database の Directions01 データセットを用いる．miniJSRT_database は，医用画像に関する深層学習の研究を始めたい初学者のために，日本放射線技術学会の標準ディジタル画像データベース［胸部腫瘤陰影像］をもとに作成された画像データベースである．まず，日本放射線技術学会画像部会サイト（http://imgcom.jsrt.or.jp/minijsrtdb/）から，Directions01 データセットをダウンロードし，適当な場所に保存，展開する．**図 4.5-1** に，My Documents フォルダにある MATLAB フォルダに classify_direction フォルダを作成し，そこに Directions01 データセットを置いた例を示す．Directions01 には，247 枚の胸部 X 線画像を 0 度（Up），90 度（Right），180 度（Down），270 度（Left）回転させた 247×4＝988 枚の画像が含まれる．各方向の画像は，Training データセット 237 画像，Test データセット 10 画像に分けられ，それぞれ train フォルダと test フォルダに保存されている．また，train，test フォルダは，Up，Down，Right，Left の 4 フォルダで構成される．

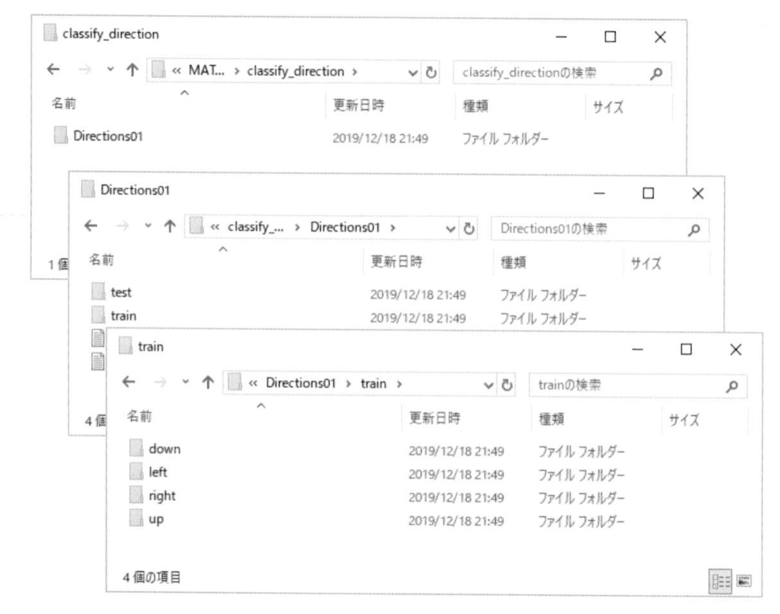

図 4.5-1　Direction01 のフォルダ構成

4.5.2　画像分類コードの作成

4.4 節のコード例を必要に応じ変更し，胸部 X 線画像を Up／Down／Left／Right の 4 クラスに分類するコードを作成する．ここでは，コードをファイルに書き綴り，Directions01 フォルダがある classify_direction フォルダにコードファイルを classify_direction.m のファイル名で保存し，実行する．

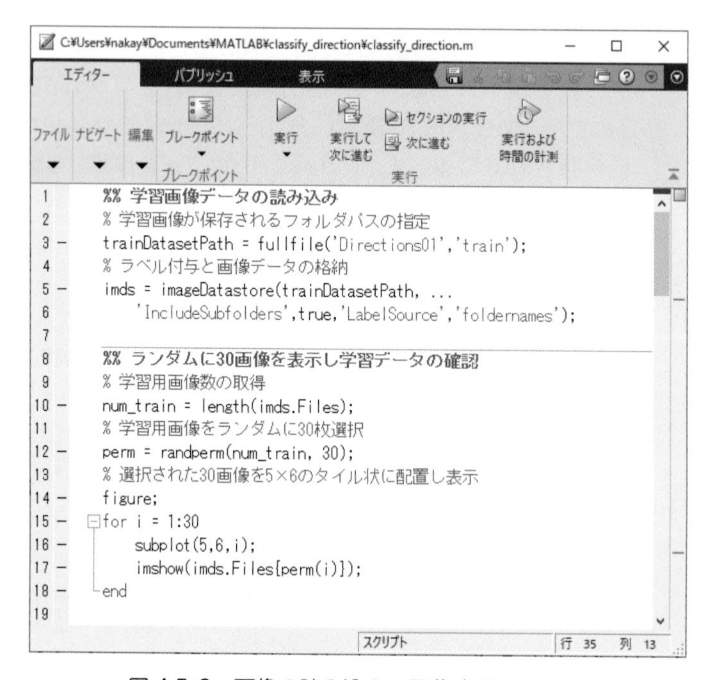

図 4.5-2　画像の読み込み，画像表示のコード

まず，図 4.3-1 左上にある「新規スクリプト」をクリックし，テキストエディタを起動して，4.4 節コード例のセクション 1，2 を**図 4.5-2** のように変更し，画像読み込みおよび画像表示を行うコードを作成する．Training データセットは，Directions01 フォルダ内の train フォルダにある Up, Down, Right, Left の 4 フォルダに含まれる．したがって，3 行目の fullfile 関数で，コードファイルから train フォルダまでの相対パスを指定する．5 行目の imageDatastore 関数により Up, Down, Right, Left のフォルダ名で，各フォルダに格納されている画像にラベルが付与され，画像データが ImageDatastore オブジェクトに格納される．10 行目は length 関数により，imageDatastore オブジェクトに格納された画像データ数を取得する．また，12 行目の randperm 関数により，imageDatastore オブジェクトの画像データから 30 枚の画像をランダムに選択し，それらを subplot 関数，imshow 関数で 5×6 のタイル状に表示する．コード中の「%」は注釈文，「%%」はセクションの区切り，「...」は行継続を示す．ここまでのコードを classify_direction フォルダ内にファイル名 classify_direction.m で保存し，実行する．保存したコードの実行は，コマンドウィンドウにファイル名（拡張子 '.m' は削除）を入力するか，テキストエディタの実行ボタンをクリックすることにより行う．ただし，コマンドウィンドウから実行する場合，ファイルブラウザの現在のフォルダを classify_direction フォルダにするか，図 4.3-1 のメニュー「環境」，「パスの設定」で「MATLAB 検索パス」に classify_direction フォルダを設定しておく必要がある（**図 4.5-3**）．また，コードに誤りがあると実行時，コマンドウィンドウに赤字でエラーメッセージが表示される．**図 4.5-4** に，10 行目の length を Length と誤って記述し，実行した例を示す．MATLAB ではエラーメッセージに問題となる可能性がある行番号と内容が表示されるため，コードの誤りを見つけやすい．エラーメッセージが出ても焦らずに，一つ一つ対処していただきたい．

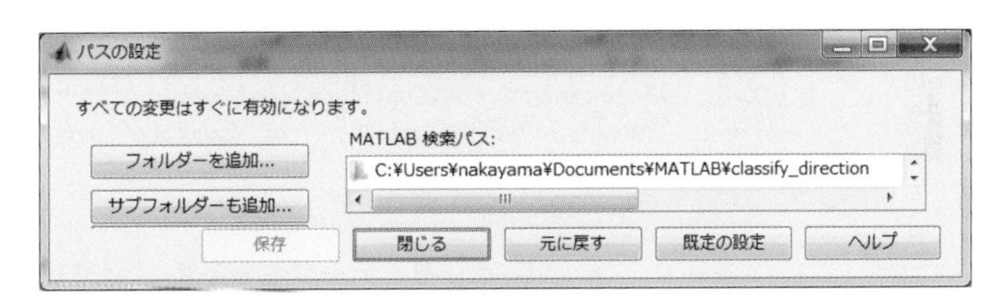

図 4.5-3　使用するコードが保存されたフォルダへのパスの設定

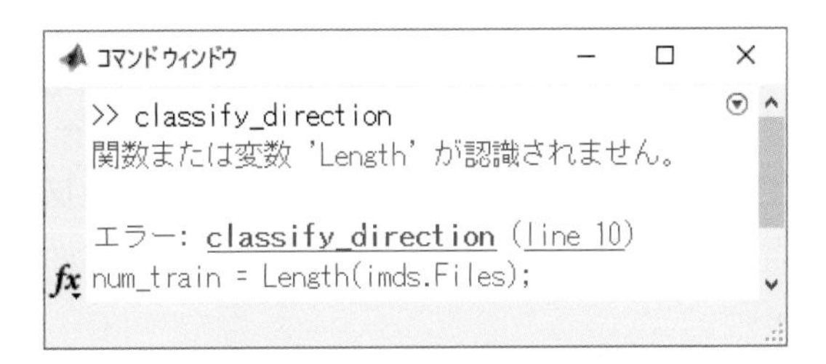

図 4.5-4　コードのエラー例

コード例セクション 3，4 を**図 4.5-5** のように変更し，ネットワークの入出力層の指定サイズを取得する．変更点は，出力層で指定すべきクラス数（ラベル数）を 24 行目の length 関数で取得している点，入力層で指定すべき入力画像サイズを 30 行目の size 関数で取得し，変数 height，width に代入している点である．

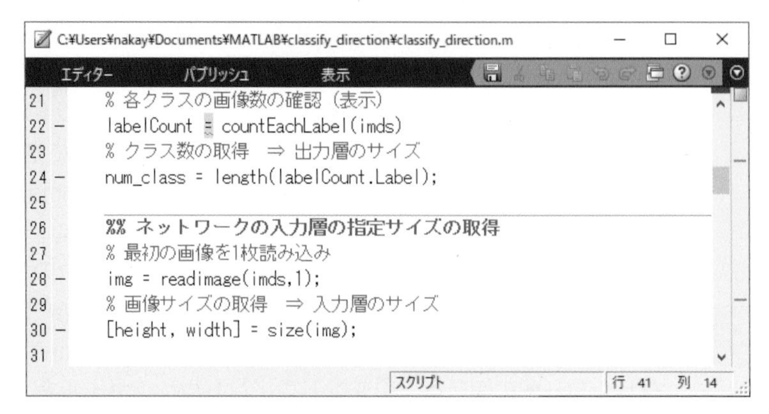

図 4.5-5　ネットワーク入出力層の指定サイズの取得コード

ImageDatastore 内の画像データを Training データセットと Validation データセットにランダムに分割するために，コード例セクション 5 を**図 4.5-6** のように変更する．コード例では Training データセットの数を指定していたが，ここでは，Training データセットに各クラスの 80% の画像が含まれ，Validation データセットに各クラスの残り 20%の画像が含まれるように割合を指定する．これにより，760 枚の Training データセットと 188 枚の Validation データセットに分割される．

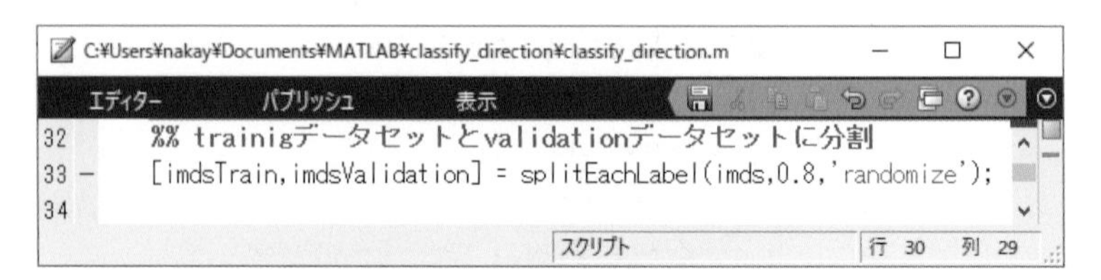

図 4.5-6　データセットの分割コード

次に，ネットワークを**図 4.5-7** のように定義する．ここでは，胸部 X 線画像を入力し，4 クラスに分類を行うように 4.4 節で用いたネットワーク（コード例セクション6）を変更する．変更箇所は 37 行目の入力層のサイズと 55 行目の最後の全結合層の出力サイズだけである．また，学習オプションの指定とネットワークの学習はコード例セクション 7，8 と同じとする（**図 4.5-8**）．

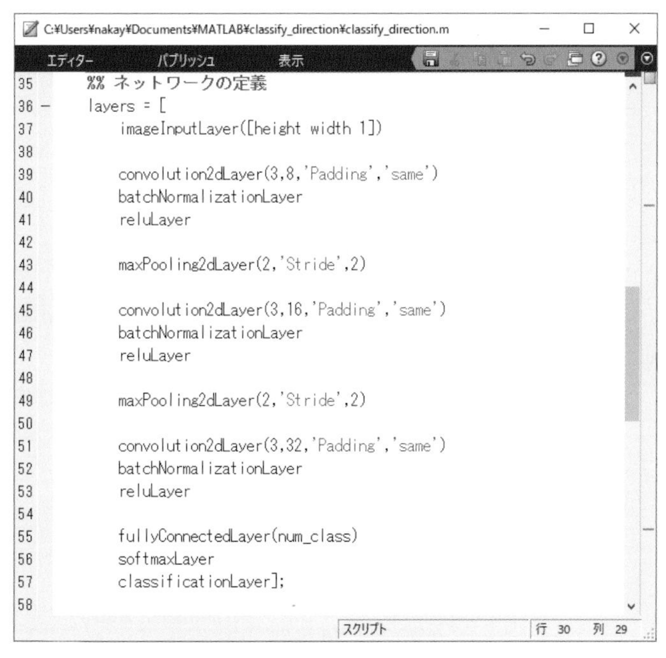

図 4.5-7 ネットワークの定義コード

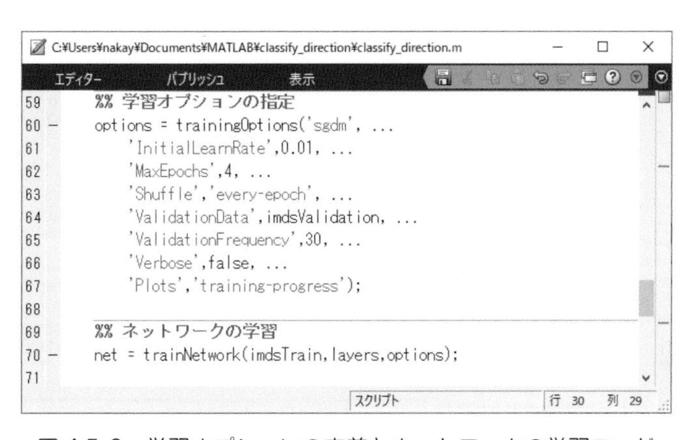

図 4.5-8 学習オプションの定義とネットワークの学習コード

最後に，Directions01 フォルダ内の test フォルダにある Up，Down，Right，Left の 4 フォルダに含まれる Test データのクラスを予測し，分類精度を計算する．Training データのときと同様に，fullfile 関数で，コードファイルから test フォルダまでの相対パスを指定する(**図 4.5-9**)．続けて，imageDatastore 関数によりフォルダ名で，各フォルダに格納されている画像データにラベルを付与し，画像データを ImageDatastore オブジェクトに格納する．そして，classify 関数に，学習したネットワークと Test データを与え，各画像データのクラスを予測する．ここでは，クラス分類の結果をまとめた表である混同行列を表示できるように，plotconfusion 関数を追記する．**図 4.5-10** に混同行列を示す．Test データに対し，クラス分類を行ったところ，正解ラベルと予測結果が 40 例すべてにおいて一致し，分類精度は 100%となった．

```
C:¥Users¥nakay¥Documents¥MATLAB¥classify_direction¥classify_direction.m
エディター　パブリッシュ　表示
72        %% ネットワークの評価
73        % test画像が保存されるフォルダパスの指定
74 -      testDatasetPath = fullfile('Directions01','test');
75        % ラベル付与と画像データの格納
76 -      imdsTest = imageDatastore(testDatasetPath, ...
77            'IncludeSubfolders',true,'LabelSource','foldernames');
78
79 -      YPred = classify(net,imdsTest);
80 -      YValidation = imdsTest.Labels;
81
82 -      accuracy = sum(YPred == YValidation)/numel(YValidation)
83 -      plotconfusion(YValidation,YPred)
84
スクリプト　行 30　列 29
```

図 4.5-9　Test データの読み込みとネットワークの評価コード

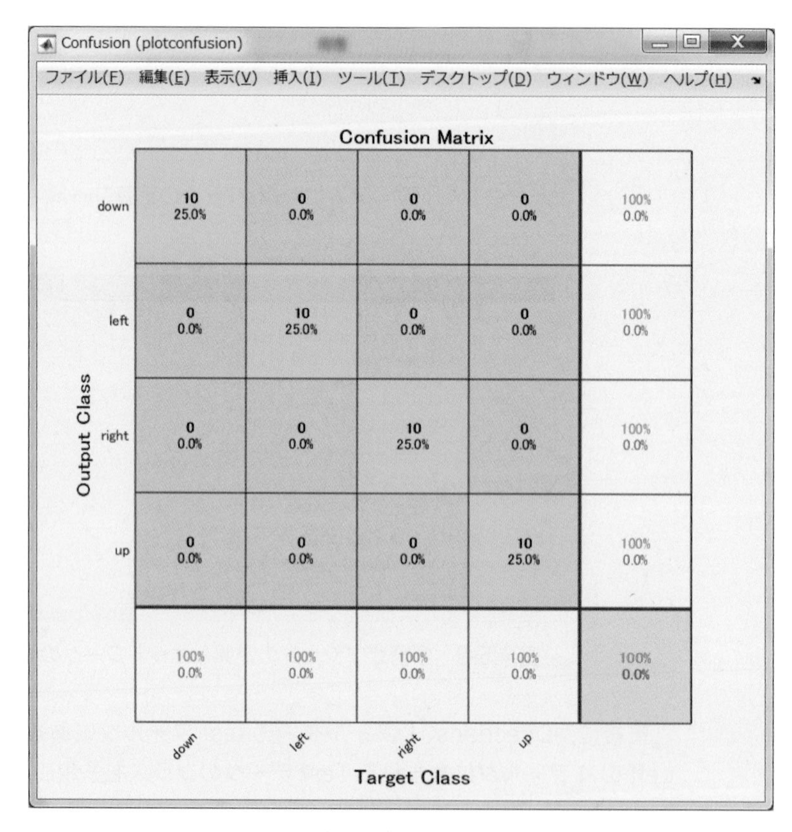

図 4.5-10　4 分類の結果をまとめた混同行列

4.6 領域分割

医用画像の領域分割（セマンティックセグメンテーション）のために提案されたネットワークである U-Net を用いて，胸部 X 線画像から肺野領域を分割する例を示す．ここでは，公式サイトの unetLayers，semanticseg，evaluateSemantic Segmentation 関数のドキュメンテーションにあるコード例を修正して，肺野領域を分割するコードを作成する．これらのドキュメンテーションも参考にしながら，プログラミングをしていただきたい．

4.6.1 画像の準備

実験試料として，日本放射線技術学会画像部会が公開している miniJSRT_database 内の Segmentation01_small データセットを用いる．Segmentation01_small データセットをダウンロードし，適当な場所に保存，展開する．そして，

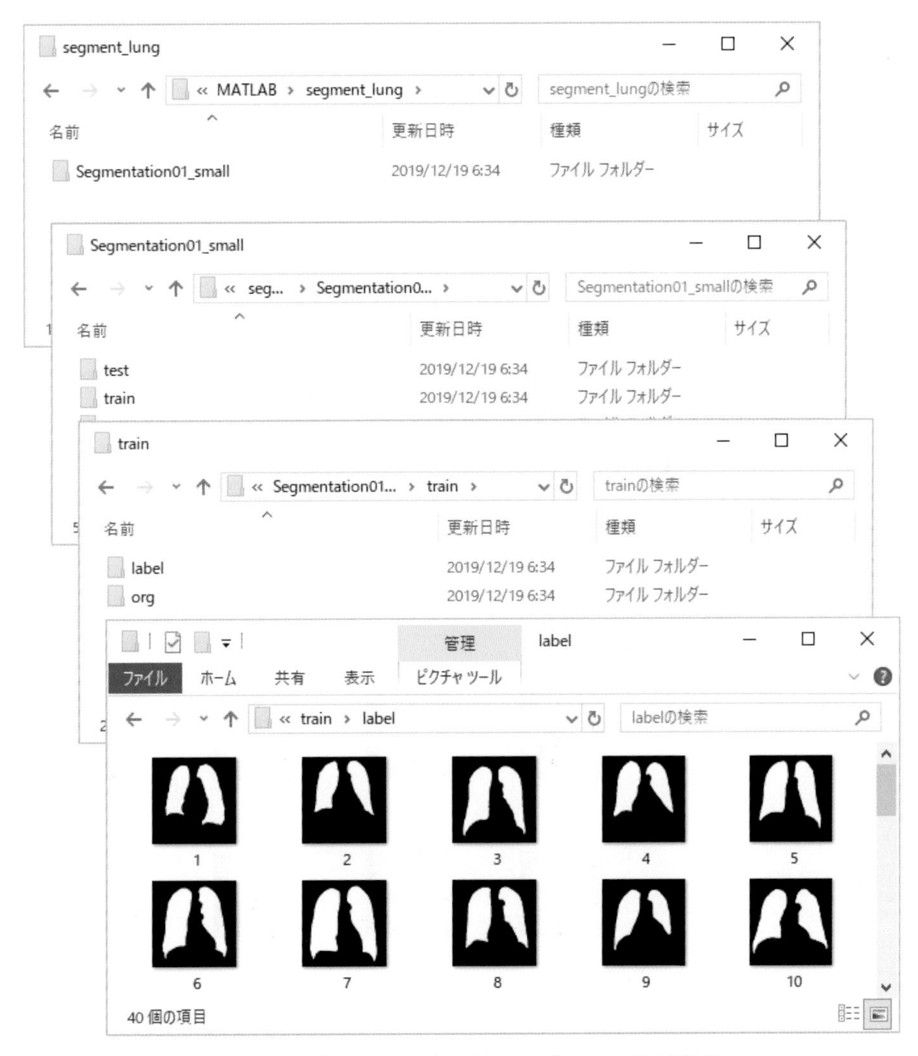

図 4.6-1　Segmentation01_small のフォルダ構成

My Documents フォルダにある MATLAB フォルダに segment_lung フォルダを作成し，そこに Segmentation01_small データセットを置く（**図 4.6-1**）．Segmentation01_small の train フォルダの中に Training 用胸部 X 線画像 50 枚（org フォルダ），Training 用ラベル画像 50 枚（label フォルダ），test フォルダの中に Test 用胸部 X 線画像 10 枚（org フォルダ），Test 用ラベル画像 10 枚（label フォルダ）が含まれる．教師画像として用いるラベル画像は，肺野内領域が画素値 255，肺野外領域が画素値 0 の 2 値画像である．次に，ネットワークの学習に用いる Validation データセットを手動で作成する．Segmentation01_small フォルダに validation フォルダを作成し，validation フォルダ内に org，label フォルダを作成する．そして，Training 用胸部 X 線画像から 10 枚，それらに対応する Training 用ラベル画像 10 枚を，それぞれ org フォルダ，label フォルダに移動する．**図 4.6-2** に，画像 41～50 を Validation データセットとした例を示す．

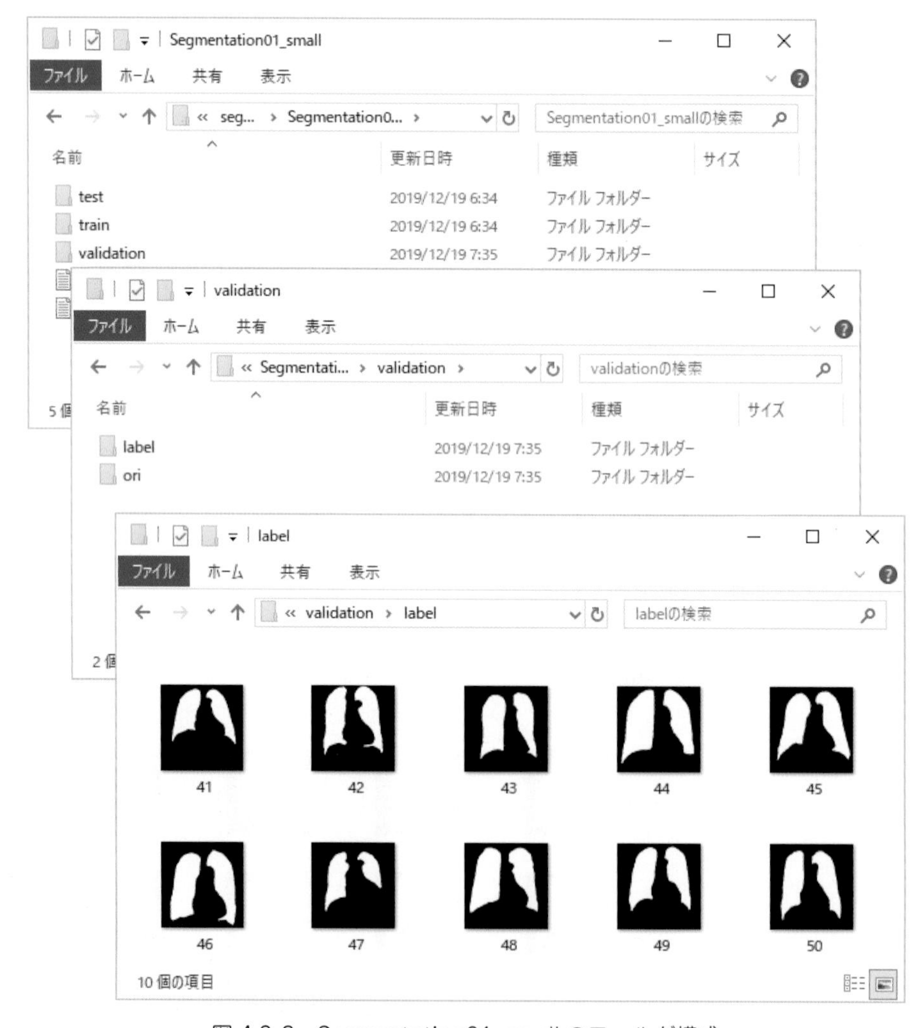

図 4.6-2　Segmentation01_small のフォルダ構成

4.6.2 領域分割コードの作成

公式サイトのコード例を必要に応じ変更し，胸部X線画像の肺野領域を分割するコードを作成する．ここでは，コードをファイルに書き綴り，Segmentation01_smallフォルダがあるsegment_lungフォルダにコードファイルをsegment_lung.mのファイル名で保存し，実行する．

まず，**図4.6-3**のコードを作成し，Trainingデータ，Validationデータを作成する．fullfile関数で，コードファイルからTraining用画像が含まれるorg，labelフォルダ，Validation用画像が含まれるorg，labelフォルダまでの相対パスをそれぞれ指定する．次に，imageDatastore関数により，Training用，Validation用の胸部X線画像をImageDatastoreオブジェクトに格納する．続けて，ラベル画像に含まれるクラス名とその画素値（ラベル）を定義し，pixelLabelDatastore関数により，PixelLabelDatastoreオブジェクトにラベル画像を格納する．そして，pixelLabelImageDatastore関数を用いて，PixelLabelImageDatastoreオブジェクトに胸部X線画像データとラベル画像データをペアで格納し，Trainingデータ，Validationデータを作成する．

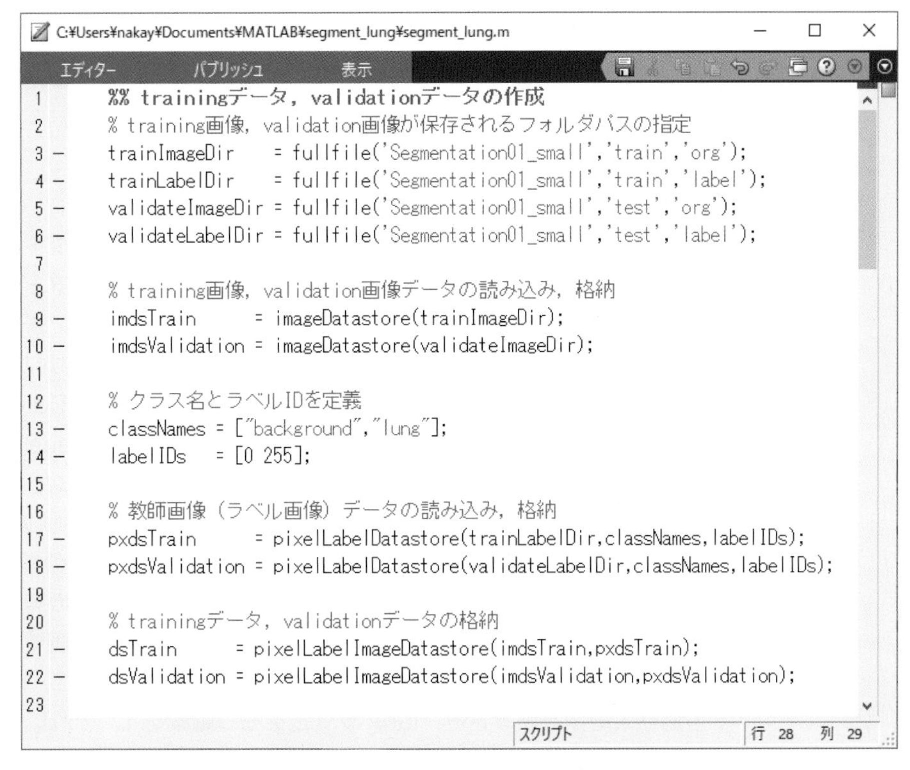
```
%% trainingデータ，validationデータの作成
% training画像，validation画像が保存されるフォルダパスの指定
trainImageDir    = fullfile('Segmentation01_small','train','org');
trainLabelDir    = fullfile('Segmentation01_small','train','label');
validateImageDir = fullfile('Segmentation01_small','test','org');
validateLabelDir = fullfile('Segmentation01_small','test','label');

% training画像，validation画像データの読み込み，格納
imdsTrain      = imageDatastore(trainImageDir);
imdsValidation = imageDatastore(validateImageDir);

% クラス名とラベルIDを定義
classNames = ["background","lung"];
labelIDs   = [0 255];

% 教師画像（ラベル画像）データの読み込み，格納
pxdsTrain      = pixelLabelDatastore(trainLabelDir,classNames,labelIDs);
pxdsValidation = pixelLabelDatastore(validateLabelDir,classNames,labelIDs);

% trainingデータ，validationデータの格納
dsTrain      = pixelLabelImageDatastore(imdsTrain,pxdsTrain);
dsValidation = pixelLabelImageDatastore(imdsValidation,pxdsValidation);
```

図4.6-3 Trainingデータ，Validationデータの作成コード

次に，ネットワークの定義とネットワークの学習コードを**図4.6-4**に示す．前節の画像分類でも行ったように，画像を1枚読み込み，画像サイズを取得する．そして，unetLayers関数に画像サイズと出力クラス数を与え，U-Netを定義し，plot関数で定義したU-Netを表示する．また，学習オプションを「'adam'」と設定し，適応モーメント推定[39]を使用してネットワークを学習させる．

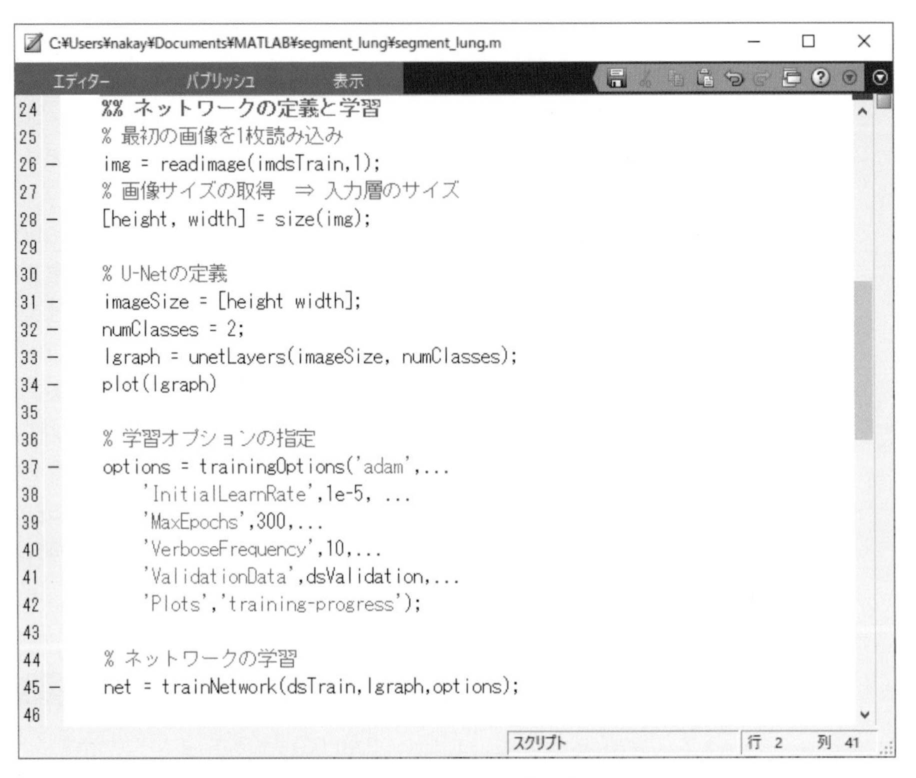

C:¥Users¥nakay¥Documents¥MATLAB¥segment_lung¥segment_lung.m
エディター
パブリッシュ
表示
24 %% ネットワークの定義と学習
25 % 最初の画像を1枚読み込み
26 – img = readimage(imdsTrain,1);
27 % 画像サイズの取得 ⇒ 入力層のサイズ
28 – [height, width] = size(img);
29
30 % U-Netの定義
31 – imageSize = [height width];
32 – numClasses = 2;
33 – lgraph = unetLayers(imageSize, numClasses);
34 – plot(lgraph)
35
36 % 学習オプションの指定
37 – options = trainingOptions('adam',...
38 'InitialLearnRate',1e-5, ...
39 'MaxEpochs',300,...
40 'VerboseFrequency',10,...
41 'ValidationData',dsValidation,...
42 'Plots','training-progress');
43
44 % ネットワークの学習
45 – net = trainNetwork(dsTrain,lgraph,options);
46
スクリプト
行 2 列 41

図 4.6-4　ネットワークの定義と学習コード

最後に，Segmentation01_small フォルダ内の test フォルダ下にある org フォルダに含まれる Test 画像の各画素のクラスを予測し，label フォルダに含まれる正解（ラベル）画像を用いて分割精度を検証する（**図 4.6-5**）．まず，fullfile 関数でコードファイルから org フォルダ，label フォルダまでの相対パスを指定する．次に，imageDatastore 関数により Test 用画像データを ImageDatastore オブジェクトに，pixelLabelDatastore 関数により正解画像を PixelLabelDatastore オブジェクトに格納する．そして，semanticseg 関数に，学習したネットワークと Test 用画像データを与え，各画素のクラスを予測する．「'WriteLocation', 'result'」は，予測結果画像を result フォルダに保存するための指定である．したがって，semanticseg 関数を実行する前に，result フォルダの有無を確認し，無ければ mkdir 関数で作成する．続いて，Test 画像，予測結果画像，正解画像をタイル状に配置し表示する．予測結果画像を見やすくするために，readimage 関数で予測結果画像を読み込み，lung ラベルをもつ画素を 1，それ以外の画素を 0 となるよう変換する．コード中の「lungImg = img == 'lung'」は MATLAB 特有の if 文の記述であり，img で 'lung' ラベルをもつ画素は 1，そうでない画素は 0 として，lungImg に代入しなさいという命令である．最後に，evaluateSemanticSegmentation 関数で，予測結果画像の正解画像に対する分割精度を評価する．評価指標は 5 つあり，GlobalAccuracy はクラスに関係なく，正しく分類されたピクセル数と合計ピクセル数の比率，MeanAccuracy は各クラスに正しく識別されたピクセルの割合，MeanIoU は Jaccard 類似度係数，WeightedIoU はクラスに含まれるピクセル数によって重み付けされた各クラスの平均 IoU，MeanBFScore は輪郭マッチングスコアである．また，ClassMetrics プロパティに保存されている各クラスの分類の精度，Jaccard 類似度係数，および輪郭マッチングスコア，NormalizedConfusionMatrix プロパティに保存されている正規化された混同行列も表示する．**図 4.6-6** に Test 画像，予測結果画像，正解画像の例を示す．

C:¥Users¥nakay¥Documents¥MATLAB¥segment_lung¥segment_lung.m

エディター　パブリッシュ　表示

```
47      %% ネットワークの評価
48      % test画像が保存されるフォルダパスの指定の指定
49 -    testImageDir = fullfile('Segmentation01_small','test','org');
50 -    testLabelDir = fullfile('Segmentation01_small','test','label');
51
52      % test画像データの読み込み，格納
53 -    testImds = imageDatastore(testImageDir);
54
55      % 正解画像（ラベル画像）データの読み込み，格納
56 -    pxdsTruth = pixelLabelDatastore(testLabelDir,classNames,labelIDs);
57
58      % 出力フォルダの作成
59 -    if ~exist('result','dir')
60 -        mkdir('result');
61 -    end
62
63      % 領域分割
64 -    pxdsResults = semanticseg(testImds,net,'WriteLocation','result');
65
66      % test画像，結果画像，正解画像を3×10のタイル状に配置し表示
67 -    figure;
68 -    for i = 1:10
69 -        subplot(3,10,i);     imshow(testImds.Files{i});
70 -    end
71 -    for i = 1:10
72 -        img = readimage(pxdsResults,i);
73 -        lungImg = img == 'lung';
74 -        subplot(3,10,i+10); imshow(lungImg);
75 -    end
76 -    for i = 1:10
77 -        subplot(3,10,i+20); imshow(pxdsTruth.Files{i});
78 -    end
79
80      % 領域分割結果の客観的評価
81 -    metrics = evaluateSemanticSegmentation(pxdsResults,pxdsTruth);
82 -    metrics.ClassMetrics
83 -    metrics.NormalizedConfusionMatrix
84
```

"imdsValidation" の 2 回の使用が見つかりました　スクリプト　行 22　列 46

図 4.6-5　ネットワークの評価コード

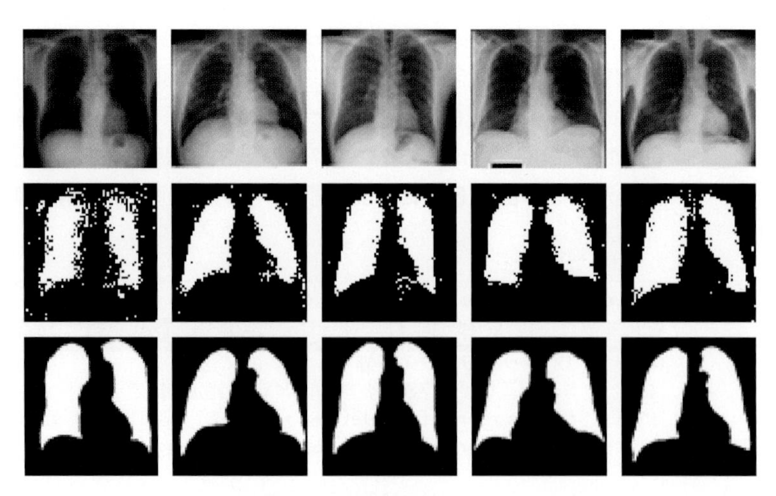

図 4.6-6　Test 画像（上段），予測結果画像（中段），正解画像（下段）の例

4.7　ディープネットワークデザイナー

4.5 節では 3 層の畳み込み層をもつ浅いネットワーク，4.6 節では MALTAB で用意されている U-Net 生成関数を用いたため，ネットワークの定義は簡単であった．しかし，深く複雑なネットワークをコードで定義するのは，プログラミング入門者にとって非常に難しい．そこで，この節では MATLAB アプリであるディープネットワークデザイナーを用いて，視覚的にネットワークを構築，編集する方法を紹介する．

4.7.1　ネットワークの構築

ディープネットワークデザイナーで，4.5 節のネットワークを構築する．まず，**図 4.7-1** の「アプリ」,「ディープネットワークデザイナー」をクリックし，起動する．次に，ディープネットワークデザイナー左にあるアイコンをドラッグし，4.5 節のネットワークの順番に層を並べ，矢印線でつなぐ（**図 4.7-2**）．そして，各層をクリックして，プロパティの内容を確認し，必要に応じパラメータを修正する．例えば，4.5 節では画像サイズ 128×128，チャネル数 1 の画像が解析対象であるため，imageInputLayer のプロパティ InputSize を「128, 128, 1」と変更する．また，1 つ目の畳み込み層はフィルタサイズ 3×3，フィルタ数 8，出力サイズが入力サイズと同じになるようにパディングサイズを自動決定する設定であった．したがって，1 つ目の convolution2dLayer のプロパティ FilterSize を「3, 3」，NumFilters を「8」，Padding を「same」に変更する．同様にして，他の層のプロパティも変更したら，ディープネットワークデザイナーのメニューにある「エクスポート」,「コード生成」をクリックし，コードを生成する．**図 4.7-3** に生成されたライブエディタのコードを示す．ライブエディタの「層の配列の作成」のコードをコピーし，4.5 節のコードにあるネットワークの定義部分にペーストすれば良い．

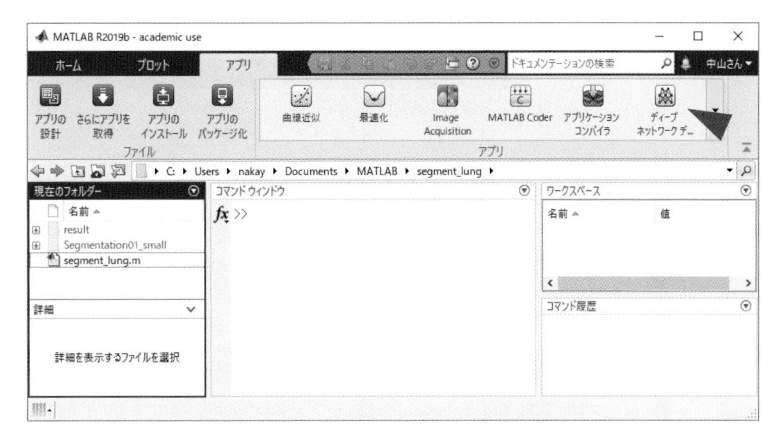

図 4.7-1　MATLAB のアプリ画面

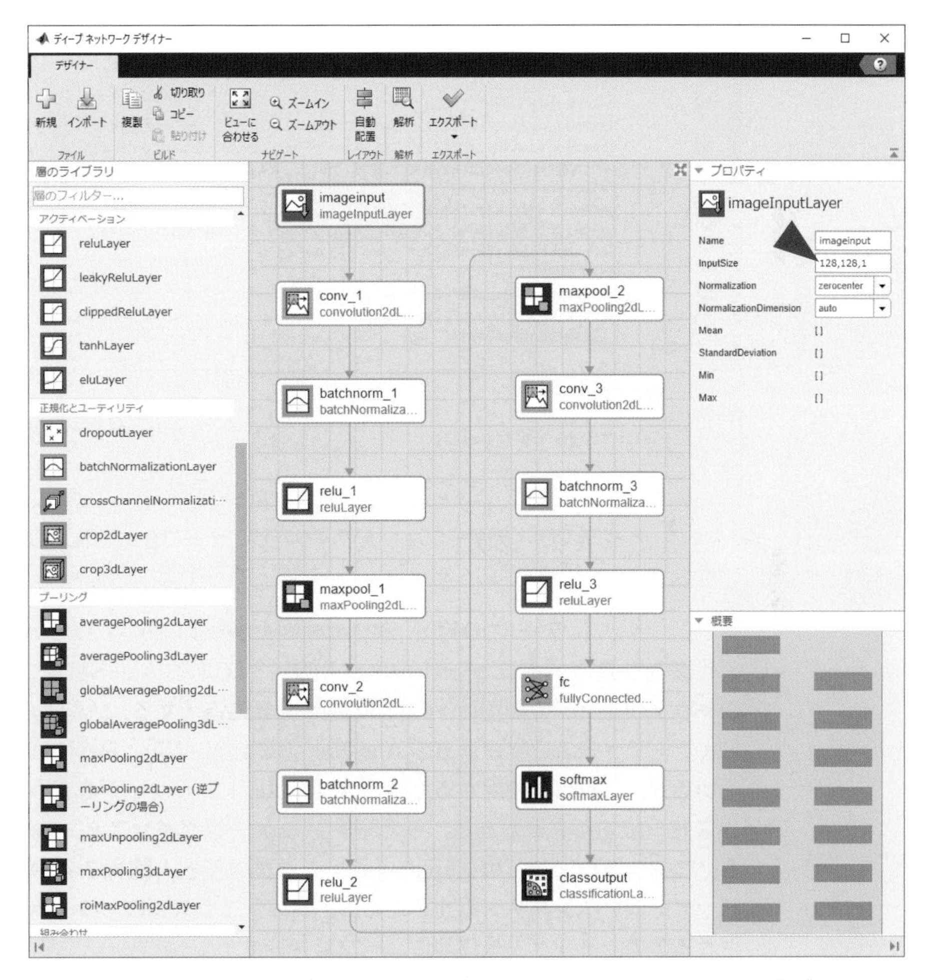

図 4.7-2　ディープネットワークデザイナーによるネットワークの生成

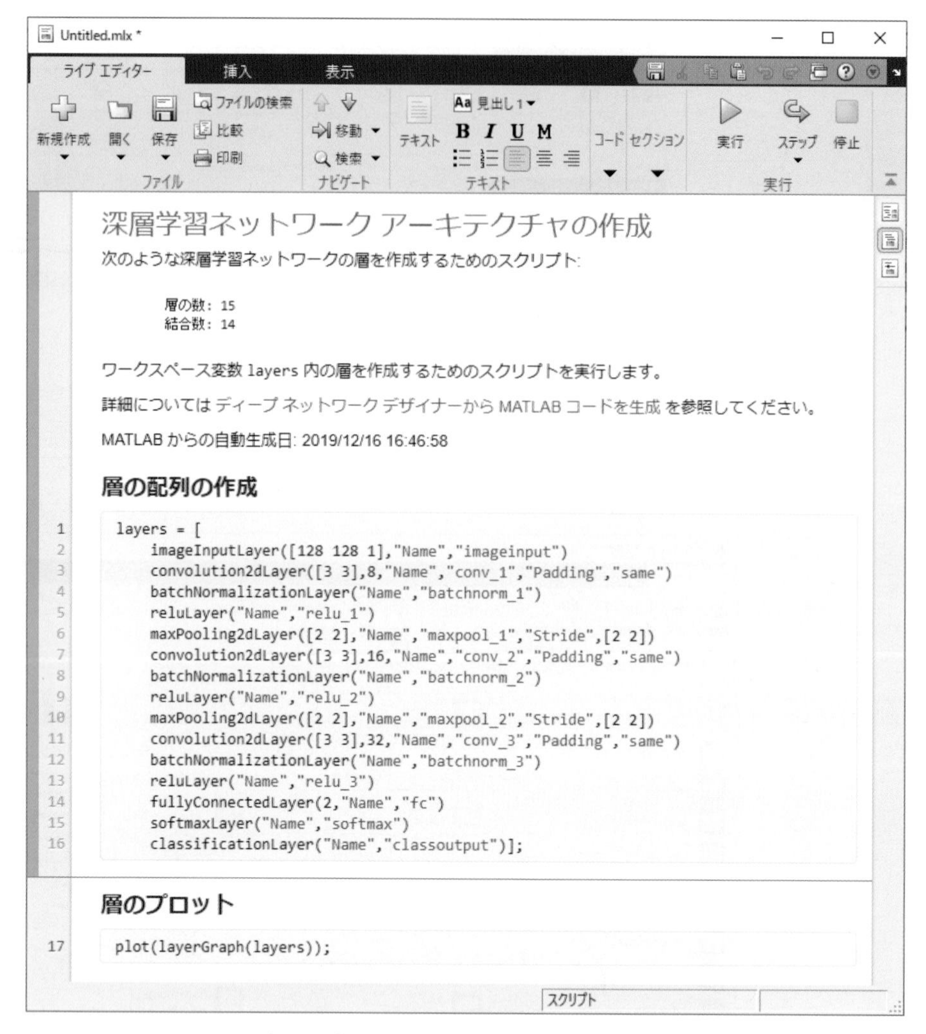

図 4.7-3　ディープネットワークデザイナーで生成されたコード

4.7.2　ネットワークの修正

代表的な畳み込みニューラルネットワークである AlexNet をディープネットワークデザイナーで修正し，4.5 節の画像分類に適用する．MATLAB では，ImageNet データベースで学習済みの AlexNet や GoogLeNet，ResNet などが用意されているが，これらを使用するためには，サポートパッケージをダウンロードし，インストールする必要がある．サポートパッケージがインストールされていない場合，コマンドウィンドウに「alexnet」と入力すると，**図 4.7-4** のようにサポートパッケージをインストールするためのアドオンエクスプローラーへのリンクが表示されるので，リンク先へ移動し，インストールする．

インストール出来たら，**図 4.7-5** のように，コマンドウィンドウに「net = alexnet」と入力し，学習済み AlexNet を読み込む．そして，ディープネットワークデザイナーのメニューにある「インポート」をクリックし，AlexNet（net-25 層の SeriesNetwork）を選択する．次に，ディープネットワークデザイナーに

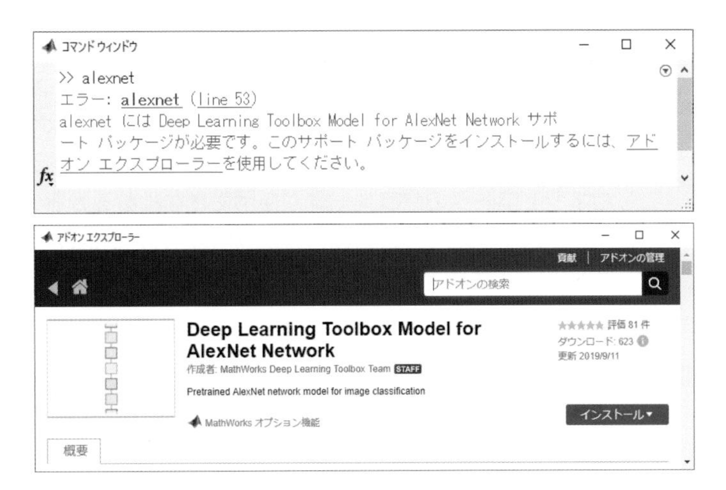

図 4.7-4　AlexNet のインストール画面

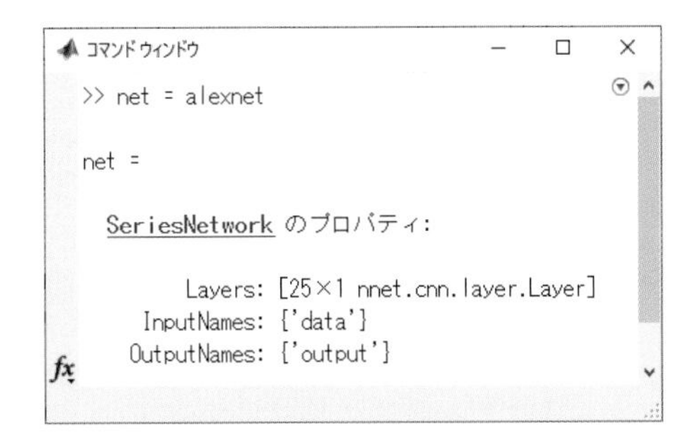

図 4.7-5　AlexNet の読み込み

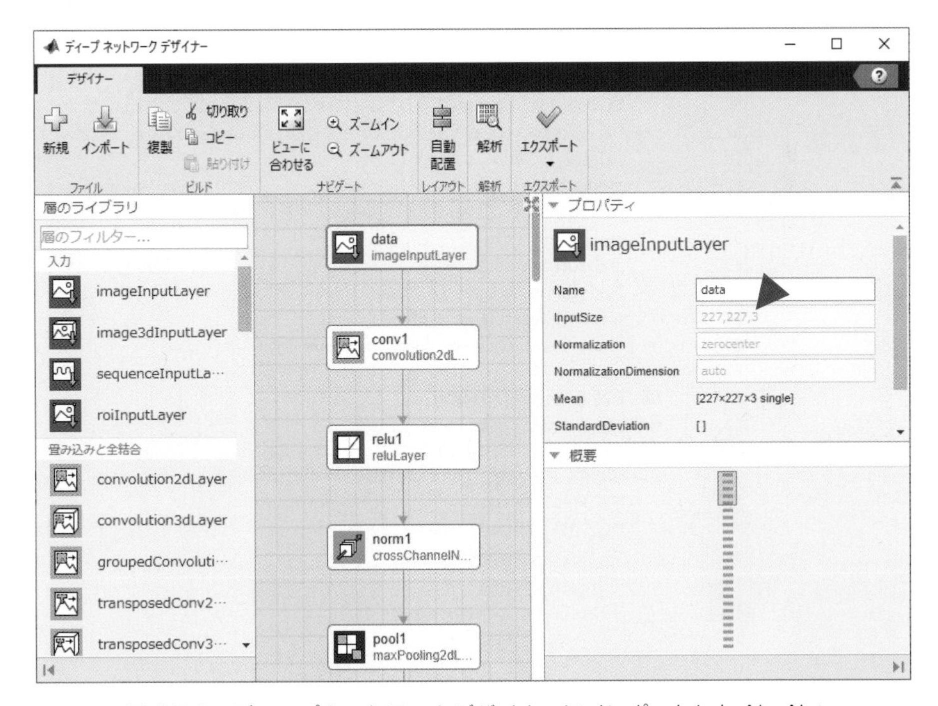

図 4.7-6　ディープネットワークデザイナーにインポートした AlexNet

インポートされた AlexNet の imageInputLayer のプロパティ InputSize を入力画像のサイズに合うように変更したいが，**図 4.7-6** のように変更不可となっている．これは，ImageNet データベースで学習済みの AlexNet の InputSize は「227, 227, 3」であり，これを変更するとネットワークのパラメータ数が変わり，学習したネットワークのパラメータが使用できなくなるからである．ここでは，学習済み AlexNet ではなく，AlexNet の構成を使用したいだけなので，AlexNet のパラメータをリセットする．そこで，ディープネットワークデザイナーのメニューにある

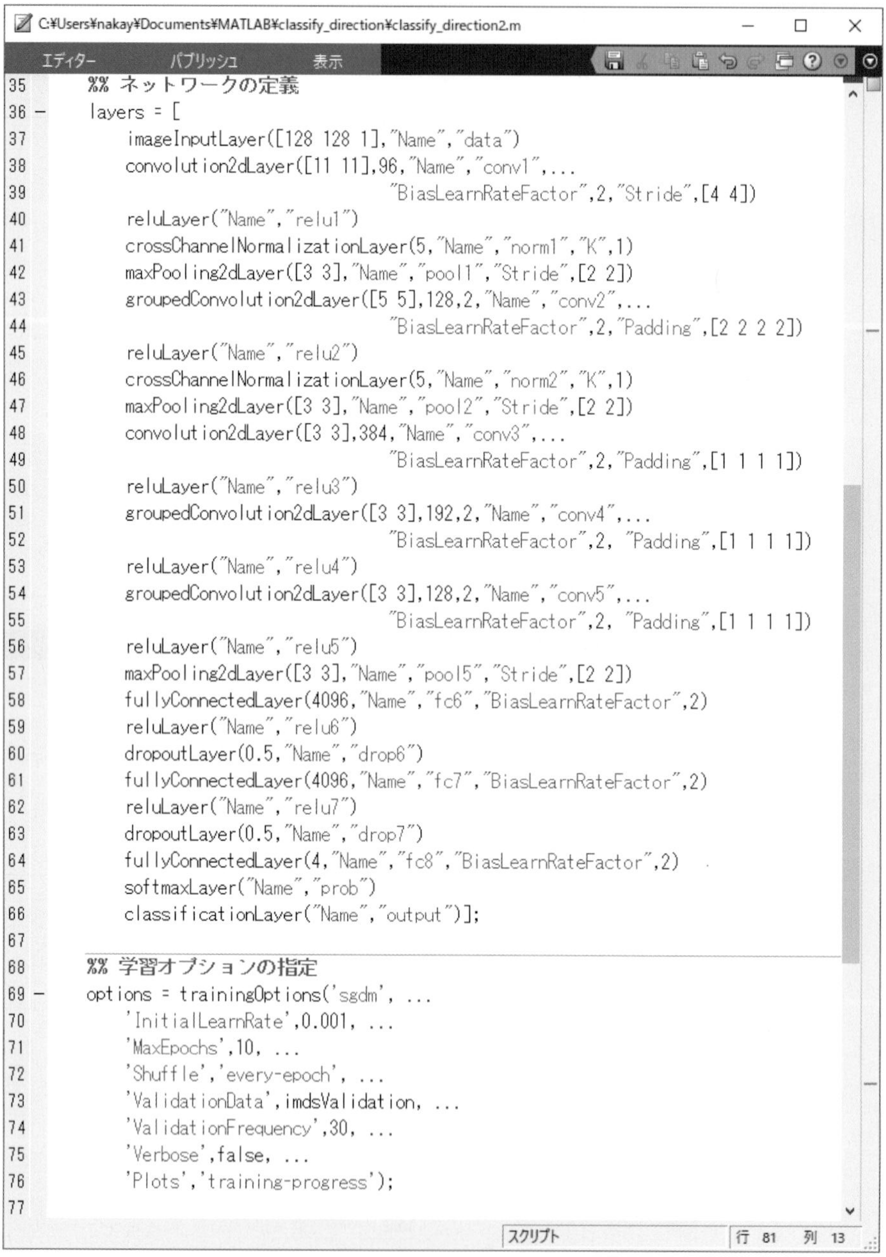

```
C:¥Users¥nakay¥Documents¥MATLAB¥classify_direction¥classify_direction2.m
エディター　パブリッシュ　表示
35        %% ネットワークの定義
36 -      layers = [
37            imageInputLayer([128 128 1],"Name","data")
38            convolution2dLayer([11 11],96,"Name","conv1",...
39                                       "BiasLearnRateFactor",2,"Stride",[4 4])
40            reluLayer("Name","relu1")
41            crossChannelNormalizationLayer(5,"Name","norm1","K",1)
42            maxPooling2dLayer([3 3],"Name","pool1","Stride",[2 2])
43            groupedConvolution2dLayer([5 5],128,2,"Name","conv2",...
44                                       "BiasLearnRateFactor",2,"Padding",[2 2 2 2])
45            reluLayer("Name","relu2")
46            crossChannelNormalizationLayer(5,"Name","norm2","K",1)
47            maxPooling2dLayer([3 3],"Name","pool2","Stride",[2 2])
48            convolution2dLayer([3 3],384,"Name","conv3",...
49                                       "BiasLearnRateFactor",2,"Padding",[1 1 1 1])
50            reluLayer("Name","relu3")
51            groupedConvolution2dLayer([3 3],192,2,"Name","conv4",...
52                                       "BiasLearnRateFactor",2, "Padding",[1 1 1 1])
53            reluLayer("Name","relu4")
54            groupedConvolution2dLayer([3 3],128,2,"Name","conv5",...
55                                       "BiasLearnRateFactor",2, "Padding",[1 1 1 1])
56            reluLayer("Name","relu5")
57            maxPooling2dLayer([3 3],"Name","pool5","Stride",[2 2])
58            fullyConnectedLayer(4096,"Name","fc6","BiasLearnRateFactor",2)
59            reluLayer("Name","relu6")
60            dropoutLayer(0.5,"Name","drop6")
61            fullyConnectedLayer(4096,"Name","fc7","BiasLearnRateFactor",2)
62            reluLayer("Name","relu7")
63            dropoutLayer(0.5,"Name","drop7")
64            fullyConnectedLayer(4,"Name","fc8","BiasLearnRateFactor",2)
65            softmaxLayer("Name","prob")
66            classificationLayer("Name","output")];
67
68        %% 学習オプションの指定
69 -      options = trainingOptions('sgdm', ...
70            'InitialLearnRate',0.001, ...
71            'MaxEpochs',10, ...
72            'Shuffle','every-epoch', ...
73            'ValidationData',imdsValidation, ...
74            'ValidationFrequency',30, ...
75            'Verbose',false, ...
76            'Plots','training-progress');
77
スクリプト　行 81　列 13
```

図 4.7-7　AlexNet を用いた画像分類コード

「エクスポート」,「コード生成」をクリックし，学習をリセットしたAlexNetのコードをライブエディタに生成する．ライブエディタの「実行」をクリックするとAlexNetの構成をもつlayersが作成されるので，それをディープネットワークデザイナーにインポートする．そして，インポートしたAlexNet のimageInput-LayerのInputSizeを「128, 128, 1」に，また，4クラスに分類するので，最後のfullyConnectedLayerのOutputSizeを「4」に変更する．続けて，ディープネットワークデザイナーのエクスポートでコードを生成し，「層の配列の作成」部分のコードを4.5節のコードにあるネットワークの定義部分にペーストすれば，AlexNetの構成をもつ畳み込みニューラルネットワークによる画像分類のコードとなる．ただし，AlexNetは4.5節で定義したネットワークよりも複雑な構造であるので，学習オプションを「'InitialLearnRate',0.001」,「'MaxEpochs',10」に変更した方がよい（**図4.7-7**）.

ここでは，AlexNetを4.5節の画像分類に適用するために，ディープネットワークデザイナーでimageInputLayerとfullyConnectedLayerのプロパティを変更する例を示した．ディープネットワークデザイナーでは，簡単に層の追加／削除，スキップが可能である．代表的なネットワークを用いるだけでなく，ディープネットワークデザイナーを用いて，自分の目的に最適なネットワークを見つけていただきたい．

本章では，まず，MATLABの概要を紹介し，公式サイトの深層学習使用例を用いて，処理の流れを概説した．そして，使用例のコードを少し修正するだけで，胸部単純X線写真の画像分類，胸部単純X線写真の肺野領域の領域分割に適用できることを示した．MATLABは，Neural Network ConsoleやDIGITSとは異なり，プログラミングが必要であるが，決して敷居は高くない．「習うより慣れよ」で，ぜひMATLABによる深層学習にもチャレンジしていただきたい．

第5章 医用画像データの取り扱い

福岡大輔・高橋規之

現在では，さまざまな深層学習のフレームワークが提供されている．また，本書で紹介した Neural Network Console や DIGITS など，GUI を用いたグラフィカルなディープラーニングツールも提供されている．

一般的には，深層学習の勉強をはじめる最初のステップとして，さまざまな書籍やインターネット上のサンプルプログラムを参考にして勉強を進めることになる．しかし，公開されている多くのサンプルプログラムは，医用画像ではなく一般画像を対象としており，ニューラルネットワークの入力として，画像サイズが 256×256 以下で，濃度分解能は 8 ビット（256 階調），画像の保存形式は PNG 形式や JPEG 形式の画像が用いられるのが一般的である．一方，本書の対象となる医用画像では **DICOM**（digital imaging and communication in medicine）フォーマットが用いられる．DICOM 画像は画像サイズが 2000×2000 を超えることも多く，濃度分解能は 12 ビット 4096 階調にもなることがあり，ニューラルネットワークに直接入力することができない[1]．

このため，DICOM フォーマットの画像を 256 階調に減色したり，画像サイズを，縮小したりトリミング加工して，PNG フォーマットや JPEG フォーマットに画像変換する必要がある．

本章では，DICOM フォーマットとビューワソフトについて紹介し，画像解析ソフトウェアである ImageJ を使用して，DICOM 形式の胸部 X 線画像を一般的な画像フォーマットである PNG 形式に変換方法を解説する．

5.1 医用画像フォーマット（DICOM）と各種ビューワソフト

DICOM フォーマットは，医療におけるディジタル画像と通信に関する標準規格である．DICOM フォーマットのディジタル画像は，他の JPEG や PNG 形式などの一般的な画像フォーマットと異なり，ヘッダー内に患者や検査や装置に関する情報が含まれる．

DICOM ファイルは，**図 5.1-1** のように複数のデータ要素で構成され，各データ要素は，タグ，値表現（VR），値の長さ，値の順に情報が格納されている．データ

[1] Python による開発であれば pydicom ライブラリなどを使いニューラルネットワークに DICOM 画像を直接入力することもできる．また，16 ビット PNG 形式をサポートするフレームワークもあるが，いずれにしても医用画像は画像サイズが大きいため，DICOM ファイルを直接ニューラルネットワークに入力することは難しい．

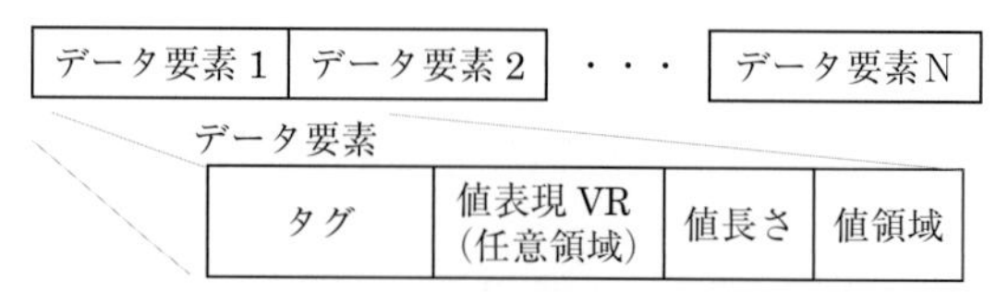

図5.1-1　DICOM画像のファイル構造

表5.1　画像に関する主なDICOMタグ

タグ	意味
0028,0002	光学解釈
0028,0004	画像解釈
0028,0010	縦列
0028,0011	横行
0028,1050	ウィンドウ中心
0028,1051	ウィンドウ幅
0028,1052	リスケール切片
0028,1053	リスケール傾斜
7FE0,0010	画像データ

要素の構造の詳細はDICOM規格書（巻5：データ構造と符号化7. データ集合[34)]）に定義されている．さまざまなタグとその意味については，DICOM規格書（巻6：データ辞書[40)]）に定義されているが，ここでは画像に関する代表的なタグを**表5.1**に示す．

DICOMフォーマットの画像は，専用のDICOMビューワソフトで表示することができる．さまざまなDICOMビューワソフトが公開されており，米国国立衛生研究所NIH（National Institutes of Health）で開発された画像解析ソフトImageJや，macOS環境で動作するOsiriX，Windows環境で動作するSante Dicom Viewerなどがある．また，DCMTKなどのDICOMのためのツールキットも公開されている．

［1］　ImageJ

学術研究に多く使用されている画像解析や画像処理のフリーソフトウェアとして，米国国立衛生研究所NIH（National Institutes of Health）が開発したImageJがある．ImageJはJavaで動作するためWindows，macOS，Linuxなどの各種OSで動作し，8ビット，16ビット，32ビットの各種画像フォーマットの画像を編集，解析，画像処理，保存でき汎用性の高いソフトウェアである．また，プラグインやマクロ機能によって，さまざまな機能を自作し追加することができる．

ImageJは，以下のURLより入手することができる．

URL　https://imagej.nih.gov/ij/

［2］　OsiriX

OsiriXは，オープンソースの下で開発が行われているmacOSおよびiOSで動作する画像処理ソフトウェアで，OsiriX 財団の OsiriX プロジェクトにより開発が行われている．OsiriX MD は有償ソフトウェアとなっているが，OsiriX Lite は OsiriX MD のデモ版として利用できる．

URL http://www.osirix-viewer.com/

〔3〕 Sante Dicom Viewer

Sante Dicom Viewer は，Santesoft 社によって提供されているソフトウェアで，ビューワソフト Sante DICOM Viewer Free や，ユーティリティとして DICOM-DIR（ディレクトリファイル）を表示できる Sante DICOMDIR Viewer が無償で提供されている．

URL https://www.santesoft.com

〔4〕 DCMTK（DICOM ToolKit）

DCKTK は，ドイツのオルデンブルグ大学の OFFIS（Oldenburg Research and Development Institute for Information Technology）により開発された DICOM ライブラリとソフトウェアで，DICOM ファイルを扱った研究開発を行う場合には非常に有用なツールセットである．Windows 用の実行形式ファイル群の DCMTK x.x.x - executable binaries の dcmtk-x.x.x-win64-dynamic.zip（64bit 版用，x.x.x にはバージョン）を，以下の URL よりダウンロードし圧縮ファイルを解凍すると，多くの実行形式ファイルが展開される．実行形式ファイルは，Windows のコマンドプロンプト上で動作する．例えば，実行ファイル dcmdump.exe は DICOM 形式ファイル内のヘッダー内のタグ情報とそのデータの内容をテキスト出力する．また，実行ファイル dcmdjpeg.exe はロスレス JPEG 圧縮された DICOM 画像データを非圧縮形式に変換することができる．

URL https://dicom.offis.de/

5.2 ImageJ を使った画像変換

〔1〕 胸部 X 線画像（DICOM 画像）の入手

DICOM 形式の胸部 X 線画像をダウンロードするため，以下の URL にアクセスし，日本放射線技術学会画像部会のサイトよりダウンロードする．

ここでは，標準ディジタル画像データベース（DICOM 版）に含まれるノジュールを含む 154 枚の DICOM 画像をダウンロードする．**図 5.2-1** のように画像データをダウンロードし，その後，ダウンロードした zip 圧縮ファイルを，ファイル解凍ソフト（もしくは Windows 標準の展開ツール）で展開する．展開後には Nodule154images フォルダが生成され，フォルダ内には 154 枚の DICOM 画像（ファイル拡張子は dcm）が収録されていることが確認できる．

URL http://imgcom.jsrt.or.jp/download/

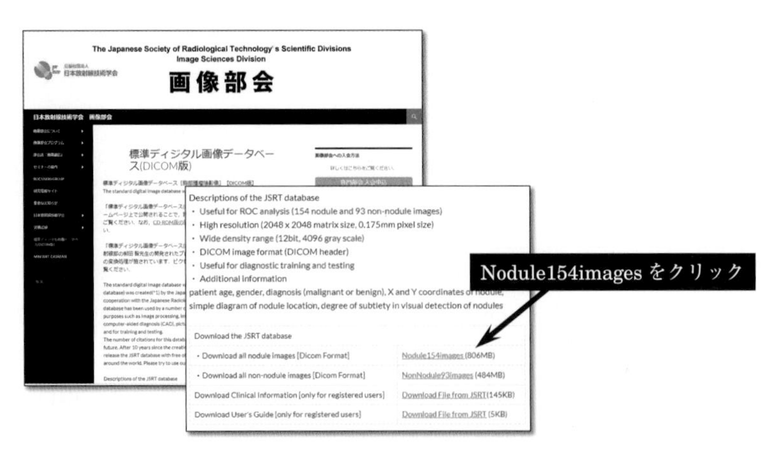

図 5.2-1　胸部X線画像（Dicom 画像）の入手
出典：http://imgcom.jsrt.or.jp/download/

［2］ ウィンドウ（階調）処理

多バイトの画像を，8ビット（256階調）の画像に変換するために，**ウィンドウ処理**（＝入力画像の特定の濃度域を，出力の濃度域（256階調）に変換）を行う．DICOMファイルのヘッダー内には，デフォルトのウィンドウレベル（中心），ウィンドウ幅が保存されているため，デフォルト値を利用する場合には，ウィンドウ処理を必要としない．

図 5.2-2 のように，ImageJ のメニューから「Image」→「Adjust」→「Window/Level…」とクリックして，「W&L」ダイアログを開く．W&L ダイアログの，ウィンドウレベル（中心）である Level の値と，ウィンドウ幅である Window の値を調整しウィンドウ処理を行う．

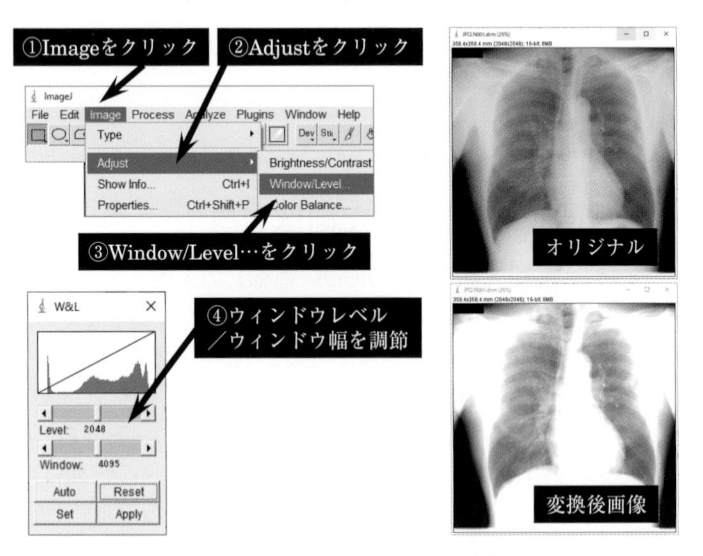

図 5.2-2　画像のウィンドウ処理

［3］　画像サイズの変更

画像サイズは以下のように変更する．**図 5.2-3** のように，「Image」→「Adjust」→「Size…」の順にクリックする．表示される Resize ダイアログにおいて，画像サイズを 128×128 に変換する場合には,「Width」と「Height」にそれぞれ「128」を入力して「OK」をクリックする．

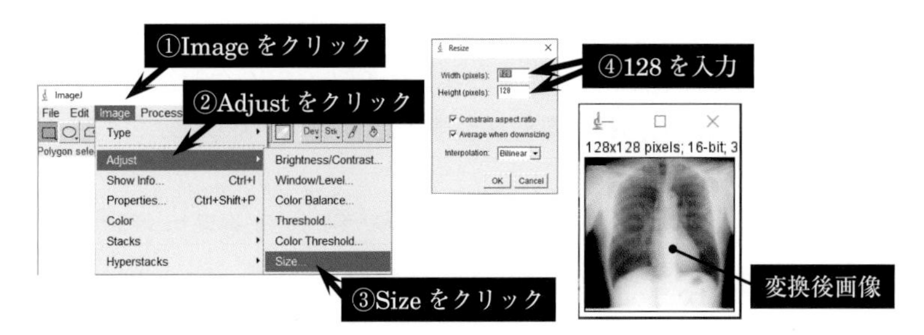

図 5.2-3　画像のサイズの変更

［4］　画像タイプの変換（8 ビット化）

グレースケールで 8 ビット（256 階調）の画像タイプに変換する場合には，**図 5.2-4** に示すように，「Image」→「Type」→「8-bit」の順にクリックし変換する．

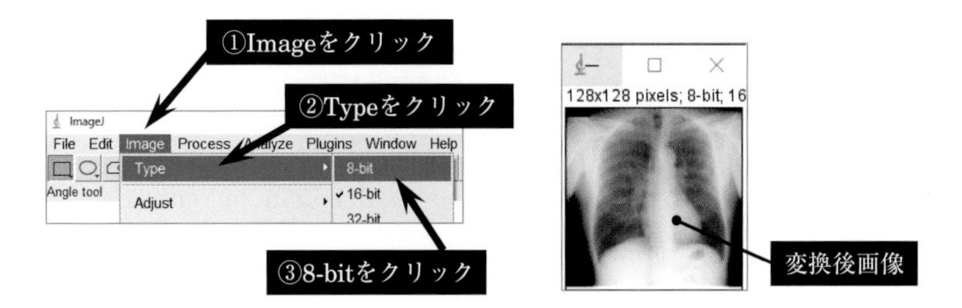

図 5.2-4　画像タイプの変更（8 ビット化）

［5］　PNG 形式ファイルの保存

「File」→「Save As」→「PNG…」と順に選択し，任意の名前を付けて PNG 形式で保存する（**図 5.2-5**）．

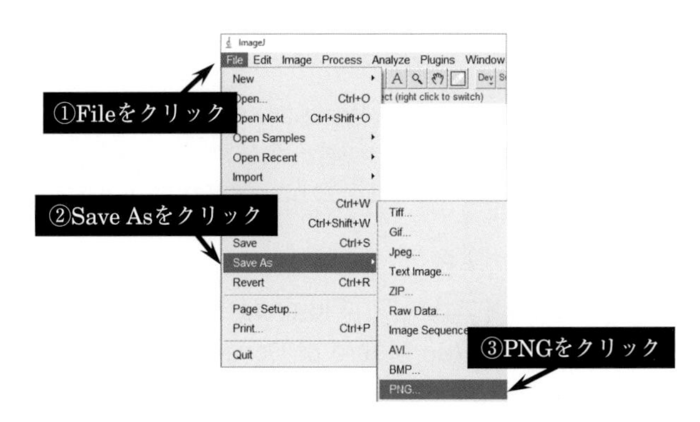

図 5.2-5　画像保存（PNG ファイル形式）

［6］　自動処理機能（マクロ機能）

数百，数千枚の画像ファイルを一括して画像処理するために，自動処理機能である「マクロ機能」を使って，以下の手順でディレクトリ内の画像ファイルを一括変換することができる．

（1）　マクロの作成

テキストエディタを開き，以下のマクロのプログラムリストを入力し，macro.txt ファイルとして任意の場所に保存する．このマクロでは，18 行目で 8 ビット化して，19 行目で画像サイズを 256×256 にリスケールするように指定しているが，目的にあわせ各自調整すること．

プログラムリスト：macro.txt マクロの一例（ディレクトリ内画像の一括変換）：

```
 1 input = getDirectory ("Input directory") ;
 2 output = getDirectory ("Output directory") ;
 3
 4 list = getFileList (input) ;
 5 for (i = 0; i < list.length; i++) {
 6          if (endsWith (list[i], ".dcm"))
 7          {
 8                  srcFilePath=input+list[i];
 9                  destFilePath=output+replace (list[i],".dcm",".png") ;
10                  processFile (srcFilePath,destFilePath) ;
11          }
12 }
13
14 function processFile (srcPath,destPath) {
15          print ("Processing: " + srcPath) ;
16          print ("Saving to: " + destPath) ;
17          open (srcPath) ;
18          run ("8-bit") ;
19          run ("Scale...", "x=- y=- width=256 height=256 interpolation=Bicubi
20 c average create") ;
21          saveAs ("PNG", destPath) ;
22          run ("Close All") ;
23 }
```

■解説

1 行目：入力画像のディレクトリを指定するダイアログ（Input directory）を開く
2 行目：出力画像のディレクトリを指定するダイアログを（Output directory）開く
4 行目：入力画像のディレクトリ内に含まれるファイル名を list に格納する．
5 行目：12 行目まで list の要素数分だけ繰り返し処理をする．
6 行目：list[i] の拡張子が「.dcm」な場合，7～11 行目の処理をする．
10 行目：処理（processFile）を行う．

14 行目：processFile の関数（引数 1：入力ファイルのパス，引数 2：出力ファイルのパス）
17 行目：ファイル（srcPath）を開く
18 行目：画像処理部分：8 bit 化
19 行目：画像処理部分：バイキュービック法でリサイズ（256×256）処理
21 行目：PNG ファイルとして destPath に保存する

（2）　マクロの実行

ImageJ のメニューの「Plugins」→「Macros」→「Run」をクリックする．

表示される「Run Macro of Script…」ダイアログで，前項で作成したテキストファイル（macro.txt）を指定すると**マクロ**を実行できる．

マクロが実行されると，Input directory ダイアログが表示されるので DICOM

ファイルが保存されているディレクトリを指定する．次に Output directory ダイアログが表示されるので出力先となるディレクトリを指定する．

入力元，出力先ディレクトリを指定すると，マクロが実行され，DICOM 画像から 8 bit グレースケール（画像サイズ 256×256）の PNG ファイルに一括変換することができる．8 bit 化のウィンドウ処理には，DICOM ヘッダーに記述されているデフォルトのウィンドウレベル（中心），ウィンドウ幅の値が用いられる．

参考文献

1) W. S. McCulloch and W. Pitts, "A logical calculus of the ideas immanent in nervous activity," *Bull. Math. Biophys.*, vol. 5, no. 4, pp. 115–133, 1943.
2) D. O. Hebb, *The Organization of Behavior: A Neuropsychological Theory*. Wiley, 1949.
3) F. Rosenblatt, "The perceptron: A probabilistic model for information storage and organization in the brain.," *Psychological Review*, vol. 65, no. 6. American Psychological Association, US, pp. 386–408, 1958.
4) 福島邦彦, "位置ずれに影響されないパターン認識機構の神経回路モデル—ネオコグニトロン," 電子通信学会論文誌 A, vol. 62, no. 10, pp. p658–665, 1979.
5) D. E. Rumelhart, G. E. Hinton, and R. J. Williams, "Learning representations by back-propagating errors," *Nature*, vol. 323, no. 6088, pp. 533–536, 1986.
6) G. E. Hinton and R. R. Salakhutdinov, "Reducing the Dimensionality of Data with Neural Networks," *Science (80-.)*., vol. 313, no. 5786, p. 504 LP–507, Jul. 2006.
7) P. H. MEYERS, C. M. J. NICE, H. C. BECKER, W. J. J. NETTLETON, J. W. SWEENEY, and G. R. MECKSTROTH, "AUTOMATED COMPUTER ANALYSIS OF RADIOGRAPHIC IMAGES.," *Radiology*, vol. 83, pp. 1029–1034, Dec. 1964.
8) H. C. Becker, W. J. Nettleton, P. H. Meyers, J. W. Sweeney, and C. M. Nice, "Digital Computer Determination of a Medical Diagnostic Index Directly from Chest X-Ray Images," *IEEE Trans. Biomed. Eng.*, vol. BME-11, no. 3, pp. 67–72, 1964.
9) 鳥脇純一郎, 福村晃夫, 小池和夫, 高木良雄, "胸部 X 線写真の濃度分布の性質と肋骨境界の自動識別," 医用電子と生体工学, vol. 5, no. 3, pp. 182–191, 1967.
10) F. Winsberg, M. Elkin, J. Macy, V. Bordaz, and W. Weymouth, "Detection of Radiographic Abnormalities in Mammograms by Means of Optical Scanning and Computer Analysis," *Radiology*, vol. 89, no. 2, pp. 211–215, Aug. 1967.
11) N. Asada *et al.*, "Potential usefulness of an artificial neural network for differential diagnosis of interstitial lung diseases: pilot study.," *Radiology*, vol. 177, no. 3, pp. 857–860, Dec. 1990.
12) W. Zhang, K. Doi, M. L. Giger, Y. Wu, R. M. Nishikawa, and R. A. Schmidt, "Computerized detection of clustered microcalcifications in digital mammograms using a shift-invariant artificial neural network.," *Med. Phys.*, vol. 21, no. 4, pp. 517–524, Apr. 1994.
13) W. Zhang, K. Doi, M. L. Giger, R. M. Nishikawa, and R. A. Schmidt, "An improved shift-invariant artificial neural network for computerized detection of clustered microcalcifications in digital mammograms.," *Med. Phys.*, vol. 23, no. 4, pp. 595–601, Apr. 1996.
14) H. Fujita, T. Katafuchi, T. Uehara, and T. Nishimura, "Application of artificial neural network to computer-aided diagnosis of coronary artery disease in myocardial SPECT bull's-eye images.," *J. Nucl. Med.*, vol. 33, no. 2, pp. 272–276, Feb. 1992.
15) 藤田広志, 堀田勝平, 遠藤登喜子, 木戸長一郎, 蔡篤儀, 佐久間貞行, "ニューラルネットワークによるマンモグラフィ腫瘤陰影の良悪性の判別," *Med. Imaging Technol.*, vol. 10, no. 2, p. 126, 1992.
16) K. Suzuki, S. G. 3rd Armato, F. Li, S. Sone, and K. Doi, "Massive training artificial neural network (MTANN) for reduction of false positives in computerized

detection of lung nodules in low-dose computed tomography.," *Med. Phys.*, vol. 30, no. 7, pp. 1602–1617, Jul. 2003.
17) K. Suzuki, F. Li, S. Sone, and K. Doi, "Computer-aided diagnostic scheme for distinction between benign and malignant nodules in thoracic low-dose CT by use of massive training artificial neural network.," *IEEE Trans. Med. Imaging*, vol. 24, no. 9, pp. 1138–1150, Sep. 2005.
18) I. J. Goodfellow *et al.*, "Generative Adversarial Networks," Jun. 2014.
19) A. Radford, L. Metz, and S. Chintala, "Unsupervised Representation Learning with Deep Convolutional Generative Adversarial Networks," Nov. 2015.
20) J.-Y. Zhu, T. Park, P. Isola, and A. A. Efros, "Unpaired Image-to-Image Translation using Cycle-Consistent Adversarial Networks," Mar. 2017.
21) S. Ioffe and C. Szegedy, "Batch Normalization: Accelerating Deep Network Training by Reducing Internal Covariate Shift," Feb. 2015.
22) *Neural Network Console Version1.60* 取扱説明書. Inc., Sony Network Communications.
23) J. Shiraishi *et al.*, "Development of a digital image database for chest radiographs with and without a lung nodule: receiver operating characteristic analysis of radiologists' detection of pulmonary nodules.," *AJR. Am. J. Roentgenol.*, vol. 174, no. 1, pp. 71–74, Jan. 2000.
24) Y. Lecun, L. Bottou, Y. Bengio, and P. Haffner, "Gradient-based learning applied to document recognition," *Proc. IEEE*, vol. 86, no. 11, pp. 2278–2324, 1998.
25) O. Ronneberger, P. Fischer, and T. Brox, "U-Net: Convolutional Networks for Biomedical Image Segmentation," May 2015.
26) X.-J. Mao, C. Shen, and Y.-B. Yang, "Image Restoration Using Convolutional Auto-encoders with Symmetric Skip Connections," Jun. 2016.
27) C. Dong, C. C. Loy, K. He, and X. Tang, "Image Super-Resolution Using Deep Convolutional Networks," Dec. 2014.
28) X. Wang, Y. Peng, L. Lu, Z. Lu, M. Bagheri, and R. M. Summers, "ChestX-ray8: Hospital-scale Chest X-ray Database and Benchmarks on Weakly-Supervised Classification and Localization of Common Thorax Diseases," May 2017.
29) A. Krizhevsky, I. Sutskever, and G. E. Hinton, *ImageNet Classification with Deep Convolutional Neural Networks*, vol. 25. 2012.
30) C. Szegedy *et al.*, "Going Deeper with Convolutions," Sep. 2014.
31) J. Long, E. Shelhamer, and T. Darrell, "Fully Convolutional Networks for Semantic Segmentation," Nov. 2014.
32) 岡谷貴之, 深層学習. 講談社, 2015.
33) KOHAVI and R., "A study of cross-validation and bootstrap for accuracy estimation and model selection," *Proc. Fourteenth Int. Jt. Conf. Artif. Intell. 1995*, vol. 2, no. 12, pp. 1137–1143, 1995.
34) 一般社団法人日本画像医療システム工業会, "医療におけるデジタル画像と通信（DICOM）第 5 部：データ構造と符号化." [Online]. Available: http://www.jira-net.or.jp/dicom/file/standard/DICOM_PS3.5j_2009_ref.pdf.
35) http://onnx.ai/
36) https://dl.sony.com/ja/
37) https://developer.nvidia.com/digits
38) K. P. Murphy: Machine Learning: A Probabilistic Perspective. The MIT Press, Cambridge, Massachusetts, 2012.

39）K, Diederik, J. Ba: Adam: A method for stochastic optimization." arXiv preprint arXiv: 1412.6980, 2014.
40）一般社団法人日本画像医療システム工業会, “医療におけるデジタル画像と通信（DICOM）第 6 部：データ辞書.”［Online］. Available: http://www.jira-net.or.jp/dicom/file/standard/DICOM_PS3.6j_2009_ref.pdf.

おわりに

ディープラーニングは，医用画像の分野においても最も注目される分野となっている．

本書は「医療 AI とディープラーニングシリーズ」入門編として，「プログラミングを行わず医用画像に関するディープラーニングを実践できる」というコンセプトで，ディープラーニングツールである Neural Network Console, DIGITS, MATLAB の利用方法を紹介した．これらの GUI を使ったツールは，ディープラーニングを使った医用画像処理の研究や開発をはじめてみようという初心者にとって，ニューラルネットワークの仕組みを理解する上で，非常に有益である．また，上級者にとっても，さまざまなネットワークモデルを試し，ネットワーク構成の検討やハイパーパラメータのチューニングを行うなどの目的で利用できる．本書で紹介したディープラーニングツールは，利便性と生産性の両面を兼ね備えたソフトウェアとなっている．

医用画像処理の世界は，これまでの 30 年で，スクリーンフィルムのアナログ画像からデジタル画像へと変わり，読影方法や画像診断，撮影法，画像処理技術など大きく変化した．また，CT をはじめ PACS といったコンピュータやネットワーク通信などの情報機器の導入も行われ，気が付けば，病院からはフィルムがなくなり，現像機がなくなり，シャウカステンがなくなり，カルテが電子化され，病院内のカルテ搬送システム（自走車やカプセル）もなくなった．「コンピュータの普及」という大きな波で，これまでの 30 年だけでも，医療の世界は大きく変化した．

今後 30 年の医用画像処理の世界では，人工知能の利用が大きな波となり押し寄せ，さらなる変化が起こるものと予想される．近い将来，臨床現場に人工知能を搭載した医療機器が導入され，医師や診療放射線技師であれば，人工知能とともに業務を行う日が来る可能性は非常に高い．

2020 年現在では，「人工知能は何を見て判断しているのか」，「人工知能の判断を，どの程度，信用してもよいのか」，「人工知能が本当に医師の診断を超える日がくるのか」，「人工知能によって仕事がなくなるのか」など，人工知能への興味・関心に加え，疑問，不信感，不安，抵抗なども入り混じった状態となっている．

本書を読み，人工知能の仕組みや原理を理解することが，人工知能に対して不要な不安や抵抗を減らし，「人工知能にはできず，ヒトができることは何か」「人工知能をどう活用する」といった，新たな考察をするきっかけになればと願っている．

本書は「プログラミングを行わず医用画像に関するディープラーニングを実践できる」というコンセプトで執筆されている．本書の読者が，ディープラーニングを実践し，さらなるステップアップをめざすためには，データサイエンス，機械学習，ニューラルネットワークに関する理論や幅広い知識を身につける必要がある．本書を含む「医療 AI とディープラーニングシリーズ」では，シリーズ 1 冊目を「はじめての医用画像ディープラーニング―基礎・応用・事例―」と題し，医用画像関係者全般を対象とした，ニューラルネットワークの理論と，最新の情報を紹介している．また，シリーズ 3 冊目の「標準　医用画像のためのディープラーニング―実践編―」では，プログラミング言語 Python を用いたディープラーニングのプログラミングや，開発環境構築のための知識（パッケージやライブラリ）を紹介している．これらの書籍は，ディープラーニングを用いた医用画像処理を，より深く学びたいという方には，最適な書籍となっているので，ぜひご一読ください．さらに今後，「医療 AI とディープラーニングシリーズ」は，専門性を細分化させバリエーションを増やし出版される予定となっているので，今後の出版にもご期待ください．

執筆者一同

索　引

〈シリーズ監修略歴〉

藤 田 広 志 （ふじた　ひろし）

1976 年　岐阜大学工学部電気工学科　卒業
1978 年　同大学院工学研究科修士課程　修了
1983 年　工学博士（名古屋大学）
1978 年　岐阜工業高等専門学校　助手
1983 年　シカゴ大学カートロスマン放射線像研究所
　　　　 客員研究員
1986 年　岐阜工業高等専門学校　助教授
1991 年　岐阜大学工学部　助教授
1995 年　同工学部　教授
2002 年　同大学院医学系研究科　教授
2017 年　同工学部　教授
2018 年　同　特任教授（研究担当，常勤）／名誉教授
2018 年　中国・鄭州大学　客員教授
2020 年　藤田医科大学　客員教授
現在に至る

医用画像情報学会名誉会長，電子情報通信学会フェロー

著書
医用画像ハンドブック（共編）（オーム社）
実践 医用画像解析ハンドブック（共編）（オーム社）
他，著書多数

〈編者略歴〉

福 岡 大 輔 （ふくおか　だいすけ）

1997 年　岐阜大学工学部電子情報工学科　卒業
1998 年　同大学院工学研究科修士課程　修了
1999 年　岐阜工業高等専門学校　助手
2001 年　岐阜大学工学研究科博士課程　修了（博士（工学））
2003 年　岐阜工業高等専門学校　講師
2005 年　岐阜大学教育学部　助教授
2007 年　同　准教授
現在に至る

医療 AI とディープラーニングシリーズ
2020-2021 年版
標準　医用画像のためのディープラーニング－入門編－

2020 年 4 月 1 日　　第 1 版第 1 刷発行

監 修 者　藤 田 広 志
編　　者　福 岡 大 輔
発 行 者　村 上 和 夫
発 行 所　株式会社 オーム社
　　　　　郵便番号　101-8460
　　　　　東京都千代田区神田錦町 3-1
　　　　　電話　03(3233)0641（代表）
　　　　　URL https://www.ohmsha.co.jp/

印刷・製本　小宮山印刷工業
ISBN978-4-274-22545-1　Printed in Japan

関連書籍の御案内

医用画像ハンドブック

HANDBOOK of MEDICAL IMAGING

◎B5判, 1616頁(フルカラー62頁)
◎定価(本体32000円【税別】)

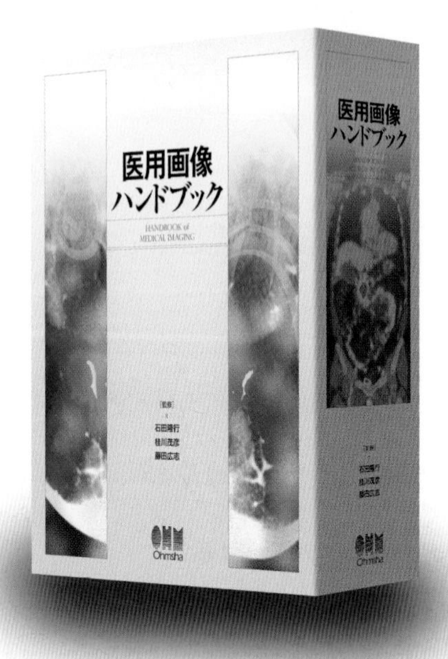

監　修

石田 隆行(広島国際大学)
桂川 茂彦(熊本大学)
藤田 広志(岐阜大学大学院)

編集委員

中森 伸行(京都工芸繊維大学大学院) ……… 第1編
福島 重廣(九州大学大学院) ……… 第1編
杜下 淳次(九州大学大学院) ……… 第2編
市川 勝弘(金沢大学医薬保健研究域) ……… 第3編
宮地 利明(金沢大学医薬保健研究域) ……… 第4編
片渕 哲朗(岐阜医療科学大学) ……… 第5編
椎名 毅(京都大学大学院) ……… 第6編
荒木 不次男(熊本大学) ……… 第7編
奥村 泰彦(明海大学) ……… 第8編
小倉 敏裕(群馬県立県民健康科学大学大学院) ……… 第9編
大倉 保彦(広島国際大学) ……… 第10編

医用画像に関連する精度の高い情報をまとめ上げたハンドブック！

医用画像に関して、モダリティに共通する基礎と、DR、CT、MR、核医学画像などモダリティ別のハードウェア概要、画像生成理論、画像特性の評価、画像処理・解析などを体系的に幅広くその分野を漏洩なく網羅し、かつ、わかりやすくまとめたハンドブック。

診療放射線技師、医師、歯科医師、臨床検査技師、看護師、医療機器メーカの技術者、研究者、工学系の研究者など、医用画像を扱う方、そして医用画像を学ぶ学生のために、わかりやすく記述してある。

主要目次

このような方におすすめ
◎診療放射線技師　◎看護師, 臨床検査技師, など
◎医師, 歯科医師　◎医学部学生, 診療放射線技師養成校学生

もっと詳しい情報をお届けできます.
◎書店に商品がない場合または直接ご注文の場合も右記宛にご連絡ください.

ホームページ https://www.ohmsha.co.jp/
TEL／FAX TEL.03-3233-0643 FAX.03-3233-3440

(定価は変更される場合があります)　E-1103-134